運氣醫學

초창결 · 운기보감해설 및 오행체질

한의학박사 김태희
한의학박사 진승희 공저

성 보 사

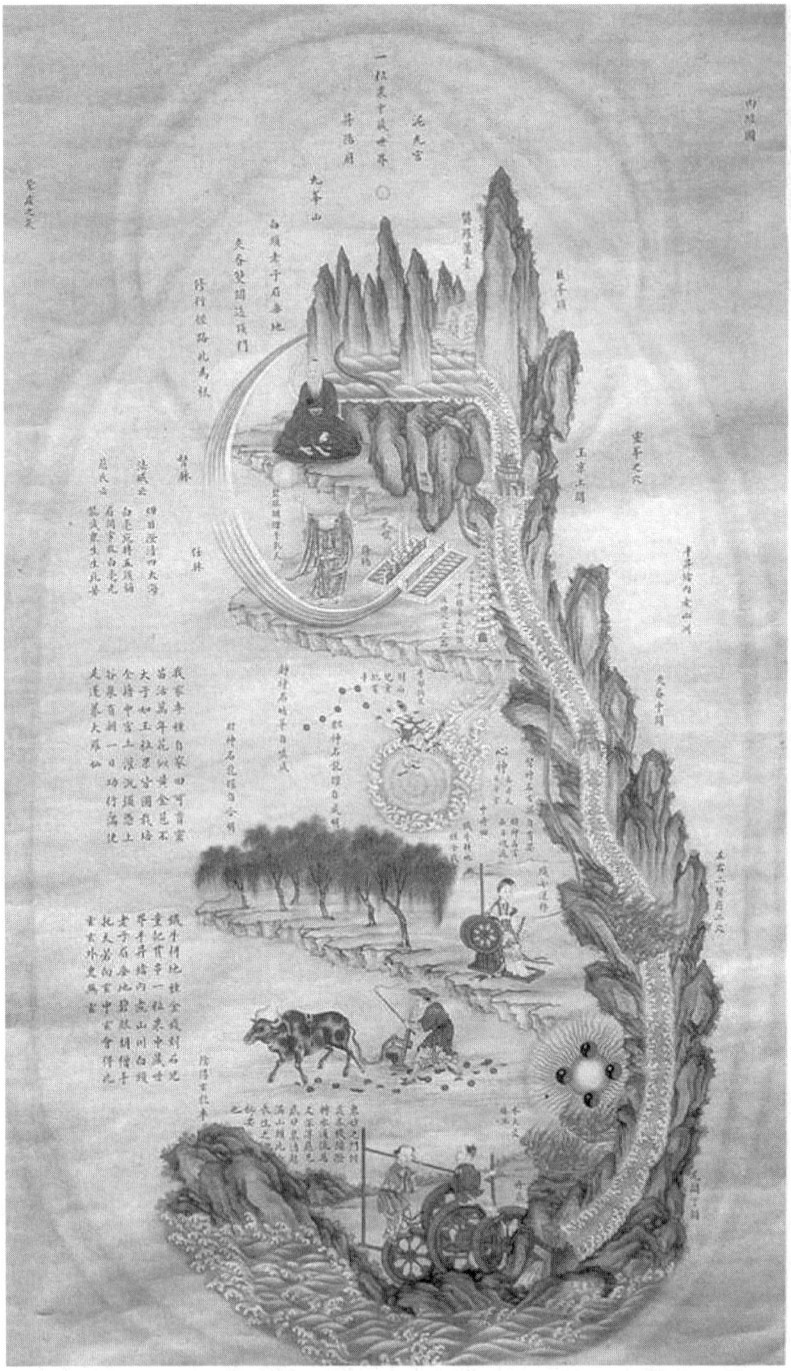

내경도(內景圖)

서문

운기의학을 출판하고 그간 여러 차례 강의도 했으나 오행의 관계와 처방의 운용에 대해 이해하기가 어렵다며 쉽게 이해 할 수 있도록 책을 출판해 달라는 많은 요청이 있었다. 뚜렷한 방법을 제시하지 못해 고민을 하는 중 초창결을 추가하면 운기의학에 대해 훨씬 쉽게 이해 할 수 있겠다고 생각이 되었다.

그래서 운기의학에 초창결을 추가하면서 부제목을 바꾸고 편제를 쓰기 편하도록 만들어 새로 내기로 한 것이다.

운기의학은 초창결과 운기보감으로 구분되어 질 수 있다. 이외에도 격렴진선결과 같이 환자의 내원일시로 보는 방법 등 몇 가지가 있으나 대개 사주를 바탕으로 하는 점에서 의학의 범주에 넣기는 어렵다고 본다.

초창결은 1700년대에 나온 책이다. 삼인방 이후 동의보감까지도 그대로 인용된 십간십이지의 처방 이외에 세분화해서 쓰기 좋게 만든 우리나라에만 있는 의학이론이다.

초창결의 특징은 기후변화에 따라 병을 치료하는데 어떤 기후에서 태어난 사람은 어떤 기후를 만나면 생기는 병에 대한 설명이 자세히 있다는 점이다.

이를 오행을 이용해 설명하였는데 한의학에서 오행의 쓰임에 대한 실제적 설명이라는 점에서도 큰 의의가 있다.

운기보감은 초창결을 바탕으로 시작된 것으로 추측된다. 그 이유는 운기보감에 있는 처방 중 몇 가지들이 초창결에서 사용된 처방에서 인용한 것으로 보이기 때문이다. 예를 들면 우슬과 모과의 경우는 초창결에서 쓰일 때는 간의 승발하는 기운을 보해주는 우슬모과탕의 군약으로 쓰였다. 일반적으로 우슬을 하기 시킨다고 알고 있어 운기처방에서 우슬이나 모과 등의 약이 들어가 있는 처방에 대해 이해가 쉽지 않았었는데 우슬모과탕의 方解를 보면 이해가 된다.

초창결이나 운기보감의 이론이 화에 대한 독특한 병리적 해석이 있으나 어느 한 이론에 치우쳐 있지 않고 독특한 이론을 가지고 있다는 점이 내심 자랑스럽기도 하다.

조선시대 부양론, 사상이론 등과 같이 독창적인 이론 중 하나라고 생각되고 앞으로 더 많은 연구가 필요하다고 생각한다.

그간 운기의학에 관하여 몇몇 사람들이 연구를 하였다. 초창결에 대해서는 운기보감보다는 연구가 좀 더 있었고 운기의학의 임상적 연구는 거의 없고 대개는 원전의 소개에 그쳐 아쉬운 점이 많았다. 그 중 돋보이는 연구가 있었는데 진승희박사의 연구다.

진승희 박사는 그간 운기의학에서 제시된 오운의 특성을 찾아내는 임상적 연구를 논문으로 여러 편 발표하여 운기체질에 대한 연구를 계속 진행하고 있다.

진 박사의 연구는 운기의학을 새로운 방법으로 증명을 하고 정리하게 되었을 뿐 아니라 나의 운기의학에 대한 연구에 박차를 가하는 계기가 되었다.

아직 운기의학이 이해하기 어려운 부분이 있는 것은 사실이고 이를 해결하기 위해 나름 애를 쓰고 있으나 재능이 부족한 탓인지 시원한 해결방법을 제시하지 못하고 있는 점 안타까울 뿐이다.

운기처방은 효능이 매우 빠르고 좋다. 의사 입장에서는 질병 판단 시 내부의 체질적인 파악에 대해 빠른 접근성을 제공한다. 치료효과 면에서는 현대인들이 많이 가지고 있는 원인을 알든 모르든 재발이 잦거나 치료효과가 뚜렷하지 않은 고질병, 혹은 같은 생활을 반복하며 건강관리를 잘함에도 불구하고 발생하는 병에 대해 치료효과가 우수하며 체계적인 설명도 가능하다. 물론 체질적인 면에서 평소 건강관리에 많은 도움을 주고 노화방지에도 뚜렷한 효과가 있으며 누구나 같은 체질을 판별하기 때문에 많은 의료정보를 공유할 수 있는 장점도 있다. 또 오행의 운용이라는 점에서 많은 연구가 필요하다고 본다.

2011년　김태희한의원에서

서문

운기의학을 본과1학년에 처음 접했을 때 천인상응이 이론에만 국한 된 것이라 생각했다. 그러나 실제 임상에서 환자를 운기의학의 범주에서 치료하여 효과를 보았을 때 과연 살아 있는 의학이라고 자신을 했다. 하지만 운기의학을 통해 오장변증을 알아가는 과정에서는 운기보감만 가지고 명확하게 이해되지 못해 단지 운기의학을 10%도 활용하지 못한다는 느낌이 들었다. 그러다 최근 10년 동안 미국에서 내과환자를 한국에서보다 다양하게 보면서 다시 운기의학을 공부하게 되었다. 생년월일을 기준으로 하기 때문에 미국에서 태어난 사람은 운기의학을 적용할 수 없다는 주변 사설을 무시하고, 같은 양력을 사용하는 나라에서 운기의학을 적용하지 못할 이유가 없다고 판단하여 운기의학으로 환자를 치료하였다. 치료효과도 좋았을 뿐더러 환자에게 오운체질에 관한 설명과, 그 환자의 현재 병력이 나타나게 된 동기를 설명하는데 많은 도움이 되었다. 실제 상당수의 미국인 환자들이 자신의 오운체질에 관해 많은 관심을 가졌다. 자신의 체질을 상담만 하기 위해 1회 치료비를 지불하고 상담을 하고 가는 사람도 더러 있었다.

한국에서 부터 운기의학이 반드시 학문적으로 입증이 될 수 있다고 생각하고 있었고, 언젠가는 내가 꼭 해보고 싶었던 연구를 드디어 해 볼 기회가 생겼다. 그 동안 미국에서 보아왔던 한국에서 태어난 환자들을 대상으로 운기체질을 판단하고, 그 환자들의 증상과 검사지표 등을 변수로 하여 과연 체질간의 특징이 나타나는지를 통계를 통해 확인 하는 작업을 하였다. 연구결과 이론에서 제시한 것과 같이, 임상에서 이미 이전의 한의사들이 알고 사용해 왔던 것과 같은 완전한 연구결과를 얻지는 못하였는데 조사 대상의 수가 적었기 때문이었다. 하지만 첫 연구의 기초가 될 수 있는 몇 가지 결과를 얻을 수 있었다. 예를 들면 목체질에서 현훈이 다른 체질에 비해 유효하게 나타날 수 있는 결과를 얻었다. 이를 토대로 수험생·골프선수 등 다양한 연구대상을 선택하여 연구를 하기 시작하였고, 점차 오행변증·운기변증에 한발 다가서는 경로와 방법을 찾기 시작하였다. 운기보감에서 초창결로 활용범위와 연구의 범위를 넓혀가고, 운기변증과 운기의학의 응용 면에서 예전보다 많은 확신과 자신감이 더해졌다.

이에 본인은 앞으로 더욱 많은 연구와 임상에서의 결과를 통해 운기의학이 한국 한의학의 한 분야가 될 것임에 자신을 한다.

운기의학을 꼭 해보고 싶다는 마음이 생기게 지도해 주신 김태희 교수님, 박영배 교수님 그리고 같이 공부한 동기들의 도움 없이는 지금의 연구는 이루어지지 않았을 것이다. 앞으로도 많은 한의사들이 운기의학을 통해 한의학에서 이론에만 국한된 변증이 아닌 실제 임상에서 활용도가 높은 운기변증, 오행변증을 다양하게 이용하여 환자치료에 높은 치료율을 얻을 수 있기를 바란다. 마지막으로 운기의학을 새롭게 수정 편찬하는데 미력한 본인을 참여시켜주시고, 지금까지의 많은 지도편달을 아낌없이 해주신 김태희 교수님께 다시 한 번 감사드린다.

2011년 한의학 박사 진승희

목 차

第一章 운기체질 조견표

第二章 運氣寶鑑處方

第三章 草窓訣處方

第四章 運氣醫學 개설

第五章 운기체질 변증

第六章 운기병리

第一章 운기체질 조견표

一. 운기체질의 판별과 표시

1. 오운육기 체질의 판별

오운육기 체질의 응용은 환자를 진단하고 변증을 할 때 빠른 접근 방법을 제시할 수 있다. 오운육기 辨證에서는 환자의 運과 氣를 운기체질 조견표에서 찾아 運과 氣의 오행관계를 설정한 다음, 증상과 처방을 검토하고 오행관계와 비교하여 환자의 특징을 확정한다. 그리고 臟腑辨證이나 八綱辨證 등 일반적인 변증과정을 통해 얻은 결과와 운기로 판단한 환자의 특징을 비교하여 질병의 진행정도와 현재 상태를 검토하여 진단한다. 이 과정에서 질병을 오행으로 설명하는 것을 五行辨證이라고 한다.

진단에서 운기체질을 먼저 파악하는 것은 장부변증이나 팔강변증 등 일반적인 변증과정에서 예상되는 여러 가지 경우의 수를 제한시켜주는 역할을 하므로, 변증을 할 때 편리성과 정확성을 제공해준다. 예를 들면 환자의 운기체질이 火체질이었다면 土의 병일지라도 火와 관련된 병을 우선적으로 판단해낼 수 있다. 소화를 촉진시키기 위해 消導劑를 쓰면 속쓰림이 생길 확률이 높으므로 가능한 소도제는 쓰지 않는 등 예측 가능한 부분이 많아 변증이나 방제에서 모든 경우의 수를 고려하지 않아도 되므로 변증이 쉬워진다.

1) 운기체질의 판별

운기체질의 판별은 환자의 생일을 가지고 태어난 해의 오운과 육기 중 해당하는 부분의 운과 기를 산출한다. 운기의학에서 잉태의 시점을 고려하기도 하나 저자의 경험에 의하면 출생일을 기준으로 해도 무방하다고 본다. 운과 기의 산출은 交司日時로 판단한다. 交司日時란 지구의 축이 기울어져 태양을 돌고 있어서 일조량이 변하는데 그 변하는 날을 말한다.

생일로 태어난 해의 몇 運과 몇 氣가 산출되었으면 해당하는 운과 기의 오행을 알아야 한다. 운기체질의 판별은 조견표를 보면 쉽게 찾을 수 있다.

다음은 조견표에 의해 운기를 계산하는 예를 설명하였다.

2) 운기체질 판별의 예

환자의 생년월일로 운기체질을 계산하는데, 앞서 말한 기후변화의 시기에 의해 구별한다. 환자의 운과 기는 조견표에 의해 찾는 것이 쉽다. 구별하는 법은 다음과 같다.

① 양력으로 1930년 1월 20일인 경우 : 대한일이 지나지 않았기 때문에 1929년에 속하게 된다. 만약 1월 22일이면 대한일이 지났기 때문에 1930년에 속한다. 대한일 이전이므로 運은 5運이고 氣는 6氣에 해당하여 1929년 己巳年의 5運 6氣이다.

② 양력으로 1930년 1월 22일인 경우 : 대한일이 지났으므로 1930년 庚子年 1運 1氣에 해당한다.

③ 양력으로 1935년 3월 30일인 경우 : 運은 대한일과 청명일 사이에 있으므로 1運에 해당하고 氣는 춘분일이 지났고 소만일 전이므로 2氣에 해당된다. 즉 1935년 乙亥年 1運 2氣에 해당한다.

④ 양력으로 1946년 4월 17일인 경우 : 運은 청명일과 망종일 사이에 있으므로 2運에 해당하고 氣는 춘분일과 소만일 사이에 있으므로 2氣가 된다. 즉 1946년 丙戌年 2運 2氣에 해당한다.

⑤ 양력으로 1952년 6월 1일 인 경우 : 運은 청명일과 망종일 사이에 있으므로 2運에 해당하고 氣는 소만일이 지나고 대서일 사이에 있으므로 3氣가 된다. 즉 1952년 壬辰年 2運 3氣에 해당한다.

⑥ 양력으로 1955년 7월 1일인 경우 : 運은 망종일 후 10일과 처서일 사이에 있으므로 3運이 되고 氣는 소만일과 대서일 사이에 있으므로 3氣가 된다. 즉 1955년 乙未年 3運 3

氣에 해당한다.

⑦ 양력으로 1961년 7월 31일인 경우 : 運은 망종일 후 10일과 처서일 사이에 있으므로 3運이고 氣는 대서일과 추분일 사이에 있으므로 4氣가 된다. 즉 1961년 辛丑年 3運 4氣에 해당한다.

⑧ 음력으로 1964년 8월 3일인 경우 : 運은 처서일 후 7일과 입동일 사이에 있으므로 4運이 되고 氣는 대서일과 추분일 사이에 있으므로 4氣가 된다. 즉 1964년 甲辰年 4運 4氣에 해당한다.

⑨ 음력으로 1967년 9월 29일인 경우 : 運은 처서일과 입동일 사이에 있으므로 4運이 되고 氣는 추분일과 소설일 사이에 있으므로 5氣가 된다. 즉 1967년 丁未年 4運 5氣가 된다.

⑩ 양력으로 1972년 11월 20일인 경우 : 運은 입동일 후 4일과 대한일 사이에 있으므로 5運이 되고 氣는 추분일과 소설일 사이에 있으므로 5氣가 된다. 즉 1972년 壬子年 5運 5氣가 된다.

⑪ 음력으로 1974년 12월 2일인 경우 : 運은 대한일 이전이므로 5運에 해당되고 氣 역시 대한일 이전이므로 6氣에 해당된다. 즉 1974년 甲寅年 5運 6氣에 해당한다.

⑫ 양력으로 1971년 7월 2일인 경우 : 양력으로 7월 2일은 음력으로 윤5월에 해당한다. 절기일과 비교해 보면 運은 망종일 후 10일이 지나고 처서일 전에 있으므로 3運이 되고, 氣는 소만일과 대서일 전에 있으므로 3氣가 된다. 즉 1971년 辛亥年 3運 3氣가 된다.

⑬ 음력으로 1974년 12월 20일인 경우 : 12월 20일은 대한일이 지났기 때문에 1975년 乙卯年으로 본다. 즉 運은 대한일이 지나고 청명일 전이므로 1運이고 氣는 대한일과 춘분일 사이에 있으므로 1氣에 해당된다. 즉 1975년 乙卯年 1運 1氣에 해당한다. 이 경우 사주에서는 입춘일 이전이기 때문에 1974년 甲寅年으로 계산하지만, 운기체질에서는 대한이 지났기 때문에 乙卯年으로 계산하는 것이 다르다.

2. 운기체질의 표시

운기체질의 표시는 세 가지로 할 수 있다.

① 木運·火運 등과 같이 간략히 運으로 표시하고, ② 더 상세하게는 金火, 木水, 土金 등과 같이 運과 氣로 표시하며, ③ 이보다 더 자세하게는 1936년 丙子年 4運 4氣

金火체질이라고 표시한다.

運만 표시하는 경우라도 오행의 성질과 오행의 세력관계에서 유추해낼 수 있고, 運氣를 함께 표시하면 肺金이 太過해서 肝木이 邪氣를 받는 병까지 유추해낼 수 있어 보다 상세히 알 수 있다. 또 같은 金運이라도 陰干인 乙년과 陽干인 庚년은 서로 다른 부분이 있으므로 참고가 될 수 있다.

二. 조견표 찾는 방법

운기체질의 조견표와 처방을 보는 방법은 아래의 방법과 같다.

1910년 庚戌年 p196

양력			음력					운기	오행	
월·일		월·일	월·일	시:분		월·일	시:분			
1·21	~	3·21	12·11	15	~	2·11	20	一運一氣	金	相火
3·21	~	4·3	2·11	20	~	2·24	16	一運二氣	金	金
4·3	~	5·22	2·24	16	~	4·14	8	二運二氣	水	金
5·22	~	6·16	4·14	8	~	5·10	17:15	二運三氣	水	水
6·16	~	7·24	5·10	17:15	~	6·18	3	三運三氣	木	水
7·24	~	8·31	6·18	3	~	7·27	18:30	三運四氣	木	木
8·31	~	9·24	7·27	18:30	~	8·21	8	四運四氣	火	木
9·24	~	11·12	8·21	8	~	10·11	19:45	四運五氣	火	君火
11·12	~	11·23	10·11	19:45	~	10·22	13	五運五氣	土	君火
11·23	~	1·21	10·22	13	~	12·21	21	五運六氣	土	土

○ 음력에서 一運一氣에 있는 12·11은 전년 1909년 12월 11일을 말한다.

○ 양력에서 五運六氣에 있는 1·21은 내년 1911년 1월 21일을 말한다.

○ 시:분은 해당 월일의 몇 시 몇 분을 가리키고, 분이 없는 것은 정각을 의미한다.

○ 년도 옆에 있는 페이지 즉 p176은 해당 처방이 p176에 있다는 표시이다.

≪조견표≫

1910년 庚戌年 p196

양력			음력					운기	오행	
월·일		월·일	월·일	시:분		월·일	시:분			
1·21	~	3·21	12·11	15	~	2·11	20	一運一氣	金	相火
3·21	~	4·3	2·11	20	~	2·24	16	一運二氣	金	金
4·3	~	5·22	2·24	16	~	4·14	8	二運二氣	水	金
5·22	~	6·16	4·14	8	~	5·10	17:15	二運三氣	水	水
6·16	~	7·24	5·10	17:15	~	6·18	3	三運三氣	木	水
7·24	~	8·31	6·18	3	~	7·27	18:30	三運四氣	木	木
8·31	~	9·24	7·27	18:30	~	8·21	8	四運四氣	火	木
9·24	~	11·12	8·21	8	~	10·11	19:45	四運五氣	火	君火
11·12	~	11·23	10·11	19:45	~	10·22	13	五運五氣	土	君火
11·23	~	1·21	10·22	13	~	12·21	21	五運六氣	土	土

1911년 辛亥年 p199

양력			음력					운기	오행	
월·일		월·일	월·일	시:분		월·일	시:분			
1·21	~	3·22	12·21	21	~	2·22	2	一運一氣	水	金
3·22	~	4·3	2·22	2	~	3·5	22	一運二氣	水	水
4·3	~	5·22	3·5	22	~	4·24	14	二運二氣	木	水
5·22	~	6·17	4·24	14	~	5·20	23:15	二運三氣	木	木
6·17	~	7·24	5·20	23:15	~	6·29	9	三運三氣	火	木
7·24	~	8·31	6·29	9	~	7·8	0:30	三運四氣	火	君火
8·31	~	9·24	7·8	0:30	~	8·3	13	四運四氣	土	君火
9·24	~	11·12	8·3	13	~	9·22	1:45	四運五氣	土	土
11·12	~	11·23	9·22	1:45	~	10·3	19	五運五氣	金	土
11·23	~	1·21	10·3	19	~	12·3	3	五運六氣	金	相火

1912년 壬子年 p202

양력			음력					운기	오행	
월·일		월·일	월·일	시:분		월·일	시:분			
1·21	~	3·21	12·3	3	~	2·3	8	一運一氣	木	水
3·21	~	4·2	2·3	8	~	2·15	4	一運二氣	木	木
4·2	~	5·21	2·15	4	~	4·5	19	二運二氣	火	木
5·21	~	6·16	4·5	19	~	5·2	5:15	二運三氣	火	君火
6·16	~	7·23	5·2	5:15	~	6·10	15	三運三氣	土	君火
7·23	~	8·30	6·10	15	~	7·18	6:30	三運四氣	土	土
8·30	~	9·23	7·18	6:30	~	8·13	19	四運四氣	金	土
9·23	~	11·12	8·13	19	~	10·12	7:45	四運五氣	金	相火
11·12	~	11·23	10·12	7:45	~	10·15	1	五運五氣	水	相火
11·23	~	1·21	10·15	1	~	12·15	9	五運六氣	水	金

1913년 癸丑年 p204

양력			음력					운기	오행	
월·일		월·일	월·일	시:분		월·일	시:분			
1·21	~	3·21	12·15	9	~	2·14	14	一運一氣	火	木
3·21	~	4·2	2·14	14	~	2·26	10	一運二氣	火	君火
4·2	~	5·22	2·26	10	~	4·17	1	二運二氣	土	君火
5·22	~	6·16	4·17	1	~	5·12	11:15	二運三氣	土	土
6·16	~	7·23	5·12	11:15	~	6·20	21	三運三氣	金	土
7·23	~	8·31	6·20	21	~	7·30	12:30	三運四氣	金	相火
8·31	~	9·24	7·30	12:30	~	8·24	0	四運四氣	水	相火
9·24	~	11·12	8·24	0	~	10·15	13:45	四運五氣	水	金
11·12	~	11·23	10·15	13:45	~	10·26	6	五運五氣	木	金
11·23	~	1·21	10·26	6	~	12·26	15	五運六氣	木	水

1914년 甲寅年 p207

양력			음력					운기	오행	
월·일		월·일	월·일	시:분		월·일	시:분			
1·21	~	3·21	12·26	15	~	2·25	20	一運一氣	土	君火
3·21	~	4·3	2·25	20	~	3·8	16	一運二氣	土	土
4·3	~	5·22	3·8	16	~	4·28	7	二運二氣	金	土
5·22	~	6·16	4·28	7	~	5·23	17:15	二運三氣	金	相火
6·16	~	7·24	5·23	17:15	~	6·2	2	三運三氣	水	相火
7·24	~	8·31	6·2	2	~	7·11	18:30	三運四氣	水	金
8·31	~	9·24	7·11	18:30	~	8·5	6	四運四氣	木	金
9·24	~	11·12	8·5	6	~	9·25	19:45	四運五氣	木	水
11·12	~	11·23	9·25	19:45	~	10·23	12	五運五氣	火	水
11·23	~	1·21	10·23	12	~	12·7	21	五運六氣	火	木

1915년 乙卯年 p209

양력			음력					운기	오행	
월·일		월·일	월·일	시:분		월·일	시:분			
1·21	~	3·22	12·7	21	~	2·7	1	一運一氣	金	土
3·22	~	4·3	2·7	1	~	2·19	22	一運二氣	金	相火
4·3	~	5·22	2·19	22	~	4·9	13	二運二氣	水	相火
5·22	~	6·17	4·9	13	~	5·4	23:15	二運三氣	水	金
6·17	~	7·24	5·4	23:15	~	6·21	8	三運三氣	木	金
7·24	~	8·31	6·21	8	~	7·21	0:30	三運四氣	木	水
8·31	~	9·24	7·21	0:30	~	8·16	12	四運四氣	火	水
9·24	~	11·12	8·16	12	~	10·6	1:45	四運五氣	火	木
11·12	~	11·23	10·6	1:45	~	10·17	18	五運五氣	土	木
11·23	~	1·21	10·17	18	~	12·17	3	五運六氣	土	君火

1916년 丙辰年 p212

양력			음력					운기	오행	
월·일		월·일	월·일	시:분		월·일	시:분			
1·21	~	3·21	12·17	3	~	2·18	7	一運一氣	水	相火
3·21	~	4·2	2·18	7	~	2·30	4	一運二氣	水	金
4·2	~	5·21	2·30	4	~	4·20	19	二運二氣	木	金
5·21	~	6·16	4·20	19	~	5·16	5:15	二運三氣	木	水
6·16	~	7·23	5·16	5:15	~	6·24	14	三運三氣	火	水
7·23	~	8·30	6·24	14	~	8·2	6:30	三運四氣	火	木
8·30	~	9·23	8·2	6:30	~	8·26	18	四運四氣	土	木
9·23	~	11·12	8·26	18	~	10·17	7:45	四運五氣	土	君火
11·12	~	11·22	10·17	7:45	~	10·27	23	五運五氣	金	君火
11·22	~	1·20	10·27	23	~	12·27	9	五運六氣	金	土

1917년 丁巳年 p214

양력			음력					운기	오행	
월·일		월·일	월·일	시:분		월·일	시:분			
1·20	~	3·21	12·27	9	~	2·28	13	一運一氣	木	金
3·21	~	4·2	2·28	13	~	윤2·11	10	一運二氣	木	水
4·2	~	5·22	윤2·11	10	~	4·2	0	二運二氣	火	水
5·22	~	6·16	4·2	0	~	4·27	11:15	二運三氣	火	木
6·16	~	7·23	4·27	11:15	~	6·5	20	三運三氣	土	木
7·23	~	8·31	6·5	20	~	7·14	12:30	三運四氣	土	君火
8·31	~	9·24	7·14	12:30	~	8·9	0	四運四氣	金	君火
9·24	~	11·12	8·9	0	~	9·28	13:45	四運五氣	金	土
11·12	~	11·23	9·28	13:45	~	10·9	5	五運五氣	水	土
11·23	~	1·21	10·9	5	~	12·9	15	五運六氣	水	相火

1918년 戊午年 p216

양력			음력					운기	오행	
월·일		월·일	월·일	시:분		월·일	시:분			
1·21	~	3·21	12·9	15	~	2·9	19	一運一氣	火	水
3·21	~	4·2	2·9	19	~	2·21	16	一運二氣	火	木
4·2	~	5·22	2·21	16	~	4·13	6	二運二氣	土	木
5·22	~	6·16	4·13	6	~	5·8	17:15	二運三氣	土	君火
6·16	~	7·24	5·8	17:15	~	6·17	1	三運三氣	金	君火
7·24	~	8·31	6·17	1	~	7·25	18:30	三運四氣	金	土
8·31	~	9·24	7·25	18:30	~	8·20	5	四運四氣	水	土
9·24	~	11·12	8·20	5	~	10·9	19:45	四運五氣	水	相火
11·12	~	11·23	10·9	19:45	~	10·20	11	五運五氣	木	相火
11·23	~	1·21	10·20	11	~	12·20	21	五運六氣	木	金

1919년 己未年 p219

양력			음력					운기	오행	
월·일		월·일	월·일	시:분		월·일	시:분			
1·21	~	3·22	12·20	21	~	2·21	1	一運一氣	土	木
3·22	~	4·3	2·21	1	~	3·2	22	一運二氣	土	君火
4·3	~	5·22	3·2	22	~	4·23	12	二運二氣	金	君火
5·22	~	6·17	4·23	12	~	5·19	23:15	二運三氣	金	土
6·17	~	7·24	5·19	23:15	~	6·27	7	三運三氣	水	土
7·24	~	8·31	6·27	7	~	윤7·6	0:30	三運四氣	水	相火
8·31	~	9·24	윤7·6	0:30	~	8·1	11	四運四氣	木	相火
9·24	~	11·12	8·1	11	~	9·20	1:45	四運五氣	木	金
11·12	~	11·23	9·20	1:45	~	10·1	17	五運五氣	火	金
11·23	~	1·21	10·1	17	~	12·1	3	五運六氣	火	水

1920년 庚申年 p221

양력			음력					운기	오행	
월·일		월·일	월·일	시:분		월·일	시:분			
1·21	~	3·21	12·1	3	~	2·2	7	一運一氣	金	君火
3·21	~	4·2	2·2	7	~	2·14	4	一運二氣	金	土
4·2	~	5·21	2·14	4	~	4·4	18	二運二氣	水	土
5·21	~	6·16	4·4	18	~	5·1	5:15	二運三氣	水	相火
6·16	~	7·23	5·1	5:15	~	6·8	13	三運三氣	木	相火
7·23	~	8·30	6·8	13	~	7·17	6:30	三運四氣	木	金
8·30	~	9·23	7·17	6:30	~	8·12	17	四運四氣	火	金
9·23	~	11·12	8·12	17	~	10·12	7:45	四運五氣	火	水
11·12	~	11·22	10·12	7:45	~	10·22	23	五運五氣	土	水
11·22	~	1·20	10·22	23	~	12·12	9	五運六氣	土	木

1921년 辛酉年 p224

양력			음력					운기	오행	
월·일		월·일	월·일	시:분		월·일	시:분			
1·20	~	3·21	12·12	9	~	2·12	12	一運一氣	水	土
3·21	~	4·2	2·12	12	~	2·24	10	一運二氣	水	相火
4·2	~	5·22	2·24	10	~	4·15	0	二運二氣	木	相火
5·22	~	6·16	4·15	0	~	5·11	11:15	二運三氣	木	金
6·16	~	7·23	5·11	11:15	~	6·19	19	三運三氣	火	金
7·23	~	8·31	6·19	19	~	7·28	12:30	三運四氣	火	水
8·31	~	9·23	7·28	12:30	~	8·22	23	四運四氣	土	水
9·23	~	11·12	8·22	23	~	10·13	13:45	四運五氣	土	木
11·12	~	12·23	10·13	13:45	~	10·24	5	五運五氣	金	木
12·23	~	1·21	10·24	5	~	12·24	15	五運六氣	金	君火

1922년 壬戌年 p226

양력			음력					운기	오행	
월・일		월・일	월・일	시:분		월・일	시:분			
1・21	~	3・21	12・24	15	~	2・23	18	一運一氣	木	相火
3・21	~	4・2	2・23	18	~	3・6	16	一運二氣	木	金
4・2	~	5・22	3・6	16	~	4・26	6	二運二氣	火	金
5・22	~	6・16	4・26	6	~	5・21	17:15	二運三氣	火	水
6・16	~	7・24	5・21	17:15	~	6・1	1	三運三氣	土	水
7・24	~	8・31	6・1	1	~	7・9	18:30	三運四氣	土	木
8・31	~	9・24	7・9	18:30	~	8・4	5	四運四氣	金	木
9・24	~	11・12	8・4	5	~	9・24	19:45	四運五氣	金	君火
11・12	~	11・23	9・24	19:45	~	10・5	10	五運五氣	水	君火
11・23	~	1・21	10・5	10	~	12・5	21	五運六氣	水	土

1923년 癸亥年 p229

양력			음력					운기	오행	
월・일		월・일	월・일	시:분		월・일	시:분			
1・21	~	3・22	12・5	21	~	2・6	0	一運一氣	火	金
3・22	~	4・3	2・6	0	~	2・18	22	一運二氣	火	水
4・3	~	5・22	2・18	22	~	4・7	11	二運二氣	土	水
5・22	~	6・17	4・7	11	~	5・3	23:15	二運三氣	土	木
6・17	~	7・24	5・3	23:15	~	6・11	7	三運三氣	金	木
7・24	~	8・31	6・11	7	~	7・20	0:30	三運四氣	金	君火
8・31	~	9・24	7・20	0:30	~	8・14	11	四運四氣	水	君火
9・24	~	11・12	8・14	11	~	10・4	1:45	四運五氣	水	土
11・12	~	11・23	10・4	1:45	~	10・15	16	五運五氣	木	土
11・23	~	1・21	10・15	16	~	12・16	3	五運六氣	木	相火

1924년 甲子年 p83

양력			음력					운기	오행	
월·일		월·일	월·일	시:분		월·일	시:분			
1·21	~	3·21	12·16	3	~	2·16	6	一運一氣	土	水
3·21	~	4·2	2·16	6	~	2·28	4	一運二氣	土	木
4·2	~	5·21	2·28	4	~	4·18	17	二運二氣	金	木
5·21	~	6·16	4·18	17	~	5·15	5:15	二運三氣	金	君火
6·16	~	7·23	5·15	5:15	~	6·22	12	三運三氣	水	君火
7·23	~	8·30	6·22	12	~	8·1	6:30	三運四氣	水	土
8·30	~	9·23	8·1	6:30	~	8·25	16	四運四氣	木	土
9·23	~	11·12	8·25	16	~	10·16	7:45	四運五氣	木	相火
11·12	~	11·22	10·16	7:45	~	10·26	22	五運五氣	火	相火
11·22	~	1·20	10·26	22	~	12·26	9	五運六氣	火	金

1925년 乙丑年 p85

양력			음력					운기	오행	
월·일		월·일	월·일	시:분		월·일	시:분			
1·20	~	3·21	12·26	9	~	2·27	12	一運一氣	金	木
3·21	~	4·2	2·27	12	~	3·10	10	一運二氣	金	君火
4·2	~	5·21	3·10	10	~	4·29	23	二運二氣	水	君火
5·21	~	6·16	4·29	23	~	윤4·25	11:15	二運三氣	水	土
6·16	~	7·23	윤4·25	11:15	~	6·3	18	三運三氣	木	土
7·23	~	8·31	6·3	18	~	7·13	12:30	三運四氣	木	相火
8·31	~	9·23	7·13	12:30	~	8·6	22	四運四氣	火	相火
9·23	~	11·12	8·6	22	~	9·26	13:45	四運五氣	火	金
11·12	~	11·23	9·26	13:45	~	10·23	4	五運五氣	土	金
11·23	~	1·21	10·23	4	~	12·8	15	五運六氣	土	水

1926년 丙寅年 p88

양력			음력					운기	오행	
월·일		월·일	월·일	시:분		월·일	시:분			
1·21	~	3·21	12·8	15	~	2·8	18	一運一氣	水	君火
3·21	~	4·2	2·8	18	~	2·20	16	一運二氣	水	土
4·2	~	5·22	2·20	16	~	4·11	5	二運二氣	木	土
5·22	~	6·16	4·11	5	~	5·7	17:15	二運三氣	木	相火
6·16	~	7·24	5·7	17:15	~	6·15	0	三運三氣	火	相火
7·24	~	8·31	6·15	0	~	7·24	18:30	三運四氣	火	金
8·31	~	9·24	7·24	18:30	~	8·18	4	四運四氣	土	金
9·24	~	11·12	8·18	4	~	10·8	19:45	四運五氣	土	水
11·12	~	11·23	10·8	19:45	~	10·19	10	五運五氣	金	水
11·23	~	1·21	10·19	10	~	12·18	21	五運六氣	金	木

1927년 丁卯年 p90

양력			음력					운기	오행	
월·일		월·일	월·일	시:분		월·일	시:분			
1·21	~	3·21	12·18	21	~	2·18	23	一運一氣	木	土
3·21	~	4·3	2·18	23	~	3·2	22	一運二氣	木	相火
4·3	~	5·22	3·2	22	~	4·22	11	二運二氣	火	相火
5·22	~	6·16	4·22	11	~	5·17	23:15	二運三氣	火	金
6·16	~	7·24	5·17	23:15	~	6·26	6	三運三氣	土	金
7·24	~	8·31	6·26	6	~	8·5	0:30	三運四氣	土	水
8·31	~	9·24	8·5	0:30	~	8·29	10	四運四氣	金	水
9·24	~	11·12	8·29	10	~	10·18	1:45	四運五氣	金	木
11·12	~	11·23	10·18	1:45	~	10·29	16	五運五氣	水	木
11·23	~	1·21	10·29	16	~	12·29	3	五運六氣	水	君火

1928년 戊辰年 p93

양력			음력					운기	오행	
월·일		월·일	월·일	시:분		월·일	시:분			
1·21	~	3·21	12·29	3	~	2·30	5	一運一氣	火	相火
3·21	~	4·2	2·30	5	~	윤2·12	4	一運二氣	火	金
4·2	~	5·22	윤2·12	4	~	4·4	16	二運二氣	土	金
5·22	~	6·16	4·4	16	~	4·29	5:15	二運三氣	土	水
6·16	~	7·23	4·29	5:15	~	6·7	12	三運三氣	金	水
7·23	~	8·30	6·7	12	~	7·16	6:30	三運四氣	金	木
8·30	~	9·23	7·16	6:30	~	8·10	16	四運四氣	水	木
9·23	~	11·12	8·10	16	~	10·1	7:45	四運五氣	水	君火
11·12	~	11·22	10·1	7:45	~	10·11	22	五運五氣	木	君火
11·22	~	1·20	10·11	22	~	12·10	9	五運六氣	木	土

1929년 己巳年 p96

양력			음력					운기	오행	
월·일		월·일	월·일	시:분		월·일	시:분			
1·20	~	3·21	12·10	9	~	2·21	11	一運一氣	土	金
3·21	~	4·2	2·21	11	~	2·23	10	一運二氣	土	水
4·2	~	5·21	2·23	10	~	4·13	22	二運二氣	金	水
5·21	~	6·16	4·13	22	~	5·10	11:15	二運三氣	金	木
6·16	~	7·23	5·10	11:15	~	6·17	17	三運三氣	水	木
7·23	~	8·31	6·17	17	~	7·27	12:30	三運四氣	水	君火
8·31	~	9·23	7·27	12:30	~	8·21	21	四運四氣	木	君火
9·23	~	11·12	8·21	21	~	10·12	13:45	四運五氣	木	土
11·12	~	11·23	10·12	13:45	~	10·23	3	五運五氣	火	土
11·23	~	1·21	10·23	3	~	12·22	15	五運六氣	火	相火

1930년 庚午年 p98

양력			음력					운기	오행	
월·일		월·일	월·일	시:분		월·일	시:분			
1·21	~	3·21	12·22	15	~	2·22	17	一運一氣	金	水
3·21	~	4·2	2·22	17	~	3·4	16	一運二氣	金	木
4·2	~	5·22	3·4	16	~	4·24	4	二運二氣	水	木
5·22	~	6·16	4·24	4	~	5·20	17:15	二運三氣	水	君火
6·16	~	7·23	5·20	17:15	~	6·28	23	三運三氣	木	君火
7·23	~	8·31	6·28	23	~	7·8	18:30	三運四氣	木	土
8·31	~	9·24	7·8	18:30	~	8·3	3	四運四氣	火	土
9·24	~	11·12	8·3	3	~	9·22	19:45	四運五氣	火	相火
11·12	~	11·23	9·22	19:45	~	10·4	9	五運五氣	土	相火
11·23	~	1·21	10·4	9	~	12·3	21	五運六氣	土	金

1931년 辛未年 p101

양력			음력					운기	오행	
월·일		월·일	월·일	시:분		월·일	시:분			
1· 21	~	3·21	12·3	21	~	2·3	23	一運一氣	水	木
3·21	~	4·3	2·3	23	~	2·16	22	一運二氣	水	君火
4·3	~	5·22	2·16	22	~	4·5	8	二運二氣	木	君火
5·22	~	6·16	4·5	8	~	5·1	23:15	二運三氣	木	土
6·16	~	7·24	5·1	23:15	~	6·10	5	三運三氣	火	土
7·24	~	8·31	6·10	5	~	7·18	0:30	三運四氣	火	相火
8·31	~	9·24	7·18	0:30	~	8·13	9	四運四氣	土	相火
9·24	~	11·12	8·13	9	~	10·3	1:45	四運五氣	土	金
11·12	~	11·23	10·3	1:45	~	10·14	15	五運五氣	金	金
11·23	~	1·21	10·14	15	~	12·14	3	五運六氣	金	水

1932년 壬申年 p103

양력			음력					운기	오행	
월·일		월·일	월·일	시:분		월·일	시:분			
1·21	~	3·21	12·14	3	~	2·15	4	一運一氣	木	君火
3·21	~	4·2	2·15	4	~	2·27	4	一運二氣	木	土
4·2	~	5·21	2·27	4	~	4·16	16	二運二氣	火	土
5·21	~	6·16	4·16	16	~	5·13	5:15	二運三氣	火	相火
6·16	~	7·23	5·13	5:15	~	6·20	11	三運三氣	土	相火
7·23	~	8·30	6·20	11	~	7·29	6:30	三運四氣	土	金
8·30	~	9·23	7·29	6:30	~	8·23	15	四運四氣	金	金
9·23	~	11·11	8·23	15	~	10·14	7:45	四運五氣	金	水
11·11	~	11·22	10·14	7:45	~	10·25	21	五運五氣	水	水
11·22	~	1·20	10·25	21	~	12·25	9	五運六氣	水	木

1933년 癸酉年 p106

양력			음력					운기	오행	
월·일		월·일	월·일	시:분		월·일	시:분			
1·20	~	3·21	12·25	9	~	2·26	10	一運一氣	火	土
3·21	~	4·2	2·26	10	~	3·8	10	一運二氣	火	相火
4·2	~	5·21	3·8	10	~	4·27	21	二運二氣	土	相火
5·21	~	6·16	4·27	21	~	5·24	11:15	二運三氣	土	金
6·16	~	7·23	5·24	11:15	~	6·1	17	三運三氣	金	金
7·23	~	8·30	6·1	17	~	7·10	12:30	三運四氣	金	水
8·30	~	9·23	7·10	12:30	~	8·4	21	四運四氣	水	水
9·23	~	11·12	8·4	21	~	9·25	13:45	四運五氣	水	木
11·12	~	11·23	9·25	13:45	~	10·6	2	五運五氣	木	木
11·23	~	1·21	10·6	2	~	12·7	15	五運六氣	木	君火

1934년 甲戌年 p108

양력			음력					운기	오행	
월·일		월·일	월·일	시:분		월·일	시:분			
1·21	~	3·21	12·7	15	~	2·7	16	一運一氣	土	相火
3·21	~	4·2	2·7	16	~	2·19	16	一運二氣	土	金
4·2	~	5·22	2·19	16	~	4·10	3	二運二氣	金	金
5·22	~	6·16	4·10	3	~	5·5	17:15	二運三氣	金	水
6·16	~	7·23	5·5	17:15	~	6·12	22	三運三氣	水	水
7·23	~	8·31	6·12	22	~	7·22	18:30	三運四氣	水	木
8·31	~	9·24	7·22	18:30	~	8·16	2	四運四氣	木	木
9·24	~	11·12	8·16	2	~	1·6	19:45	四運五氣	木	君火
11·12	~	11·23	1·6	19:45	~	10·17	8	五運五氣	火	君火
11·23	~	1·21	10·17	8	~	12·17	21	五運六氣	火	土

1935년 乙亥年 p111

양력			음력					운기	오행	
월·일		월·일	월·일	시:분		월·일	시:분			
1·21	~	3·22	12·17	21	~	2·18	22	一運一氣	金	金
3·22	~	4·3	2·18	22	~	3·1	22	一運二氣	金	水
4·3	~	5·22	3·1	22	~	4·20	9	二運二氣	水	水
5·22	~	6·16	4·20	9	~	5·16	23:15	二運三氣	水	木
6·16	~	7·24	5·16	23:15	~	6·24	4	三運三氣	木	木
7·24	~	8·31	6·24	4	~	8·3	0:30	三運四氣	木	君火
8·31	~	9·24	8·3	0:30	~	8·27	8	四運四氣	火	君火
9·24	~	11·12	8·27	8	~	10·17	1:45	四運五氣	火	土
11·12	~	11·23	10·17	1:45	~	10·28	14	五運五氣	土	土
11·23	~	1·21	10·28	14	~	12·27	3	五運六氣	土	相火

1936년 丙子年 p114

양력			음력					운기	오행	
월·일		월·일	월·일	시:분		월·일	시:분			
1·21	~	3·21	12·27	3	~	2·28	3	一運一氣	水	水
3·21	~	4·2	2·28	3	~	3·11	4	一運二氣	水	木
4·2	~	5·21	3·11	4	~	4·1	15	二運二氣	木	木
5·21	~	6·16	4·1	15	~	4·27	5:15	二運三氣	木	君火
6·16	~	7·23	4·27	5:15	~	6·5	10	三運三氣	火	君火
7·23	~	8·30	6·5	10	~	7·14	6:30	三運四氣	火	土
8·30	~	9·23	7·14	6:30	~	8·8	14	四運四氣	土	土
9·23	~	11·11	8·8	14	~	9·28	7:45	四運五氣	土	相火
11·11	~	11·22	9·28	7:45	~	10·9	20	五運五氣	金	相火
11·22	~	1·20	10·9	20	~	12·8	9	五運六氣	金	金

1937년 丁丑年 p116

양력			음력					운기	오행	
월·일		월·일	월·일	시:분		월·일	시:분			
1·20	~	3·21	12·8	9	~	2·9	9	一運一氣	木	木
3·21	~	4·2	2·9	9	~	2·21	10	一運二氣	木	君火
4·2	~	5·21	2·21	10	~	4·12	20	二運二氣	火	君火
5·21	~	6·16	4·12	20	~	5·8	11:15	二運三氣	火	土
6·16	~	7·23	5·8	11:15	~	6·16	16	三運三氣	土	土
7·23	~	8·30	6·16	16	~	7·25	12:30	三運四氣	土	相火
8·30	~	9·23	7·25	12:30	~	8·19	20	四運四氣	金	相火
9·23	~	11·12	8·19	20	~	10·10	13:45	四運五氣	金	金
11·12	~	11·23	10·10	13:45	~	10·21	2	五運五氣	水	金
11·23	~	1·21	10·21	2	~	12·20	15	五運六氣	水	水

1938년 戊寅年 p118

양력			음력					운기	오행	
월·일		월·일	월·일	시:분		월·일	시:분			
1·21	~	3·21	12·20	15	~	2·20	15	一運一氣	火	君火
3·21	~	4·2	2·20	15	~	3·2	16	一運二氣	火	土
4·2	~	5·22	3·2	16	~	4·23	2	二運二氣	土	土
5·22	~	6·16	4·23	2	~	5·19	17:15	二運三氣	土	相火
6·16	~	7·23	5·19	17:15	~	6·26	21	三運三氣	金	相火
7·23	~	8·31	6·26	21	~	윤7·7	18:30	三運四氣	金	金
8·31	~	9·24	윤7·7	18:30	~	8·1	2	四運四氣	水	金
9·24	~	11·12	8·1	2	~	9·21	19:45	四運五氣	水	水
11·12	~	11·23	9·21	19:45	~	10·2	8	五運五氣	木	水
11·23	~	1·21	10·2	8	~	12·2	21	五運六氣	木	木

1939년 己卯年 p121

양력			음력					운기	오행	
월·일		월·일	월·일	시:분		월·일	시:분			
1·21	~	3·21	12·2	21	~	2·1	21	一運一氣	土	土
3·21	~	4·3	2·1	21	~	2·14	22	一運二氣	土	相火
4·3	~	5·21	2·14	22	~	4·3	8	二運二氣	金	相火
5·21	~	6·15	4·3	8	~	4·28	23:15	二運三氣	金	金
6·15	~	7·24	4·28	23:15	~	6·8	3	三運三氣	水	金
7·24	~	8·31	6·8	3	~	7·17	0:30	三運四氣	水	水
8·31	~	9·24	7·17	0:30	~	8·12	7	四運四氣	木	水
9·24	~	11·12	8·12	7	~	10·2	1:45	四運五氣	木	木
11·12	~	11·23	10·2	1:45	~	10·13	13	五運五氣	火	木
11·23	~	1·21	10·13	13	~	12·13	3	五運六氣	火	君火

1940년 庚辰年 p123

양력			음력					운기	오행	
월·일		월·일	월·일	시:분		월·일	시:분			
1·21	~	3·21	12·13	3	~	2·13	3	一運一氣	金	相火
3·21	~	4·2	2·13	3	~	2·25	4	一運二氣	金	金
4·2	~	5·21	2·25	4	~	4·15	14	二運二氣	水	金
5·21	~	6·16	4·15	14	~	5·11	5:15	二運三氣	水	水
6·16	~	7·23	5·11	5:15	~	6·19	9	三運三氣	木	水
7·23	~	8·30	6·19	9	~	7·27	6:30	三運四氣	木	木
8·30	~	9·23	7·27	6:30	~	8·22	13	四運四氣	火	木
9·23	~	11·11	8·22	13	~	10·12	7:45	四運五氣	火	君火
11·11	~	11·22	10·12	7:45	~	10·23	19	五運五氣	土	君火
11·22	~	1·20	10·23	19	~	12·23	9	五運六氣	土	土

1941년 辛巳年 p126

양력			음력					운기	오행	
월·일		월·일	월·일	시:분		월·일	시:분			
1·20	~	3·21	12·23	9	~	2·24	9	一運一氣	水	金
3·21	~	4·2	2·24	9	~	3·6	10	一運二氣	水	水
4·2	~	5·21	3·6	10	~	4·26	20	二運二氣	木	水
5·21	~	6·18	4·26	20	~	5·24	11:15	二運三氣	木	木
6·18	~	7·23	5·24	11:15	~	6·29	15	三運三氣	火	木
7·23	~	8·30	6·29	15	~	7·8	12:30	三運四氣	火	君火
8·30	~	9·23	7·8	12:30	~	8·3	19	四運四氣	土	君火
9·23	~	11·12	8·3	19	~	9·24	13:45	四運五氣	土	土
11·12	~	11·23	9·24	13:45	~	10·5	1	五運五氣	金	土
11·23	~	1·21	10·5	1	~	12·5	15	五運六氣	金	相火

1942년 壬午年 p128

양력			음력					운기	오행	
월·일		월·일	월·일	시:분		월·일	시:분			
1·21	~	3·21	12·5	15	~	2·5	15	一運一氣	木	水
3·21	~	4·2	2·5	15	~	2·17	16	一運二氣	木	木
4·2	~	5·22	2·17	16	~	4·8	2	二運二氣	火	木
5·22	~	6·16	4·8	2	~	5·3	17:15	二運三氣	火	君火
6·16	~	7·23	5·3	17:15	~	6·11	21	三運三氣	土	君火
7·23	~	8·31	6·11	21	~	7·20	18:30	三運四氣	土	土
8·31	~	9·24	7·20	18:30	~	8·14	1	四運四氣	金	土
9·24	~	11·12	8·14	1	~	10·4	19:45	四運五氣	金	相火
11·12	~	11·23	10·4	19:45	~	10·15	7	五運五氣	水	相火
11·23	~	1·21	10·15	7	~	12·16	21	五運六氣	水	金

1943년 癸未年 p131

양력			음력					운기	오행	
월·일		월·일	월·일	시:분		월·일	시:분			
1·21	~	3·21	12·16	21	~	2·16	21	一運一氣	火	木
3·21	~	4·3	2·16	21	~	2·29	22	一運二氣	火	君火
4·3	~	5·22	2·29	22	~	4·19	8	二運二氣	土	君火
5·22	~	6·15	4·19	8	~	5·15	23:15	二運三氣	土	土
6·15	~	7·24	5·15	23:15	~	6·23	3	三運三氣	金	土
7·24	~	8·31	6·23	3	~	8·1	0:30	三運四氣	金	相火
8·31	~	9·24	8·1	0:30	~	8·25	7	四運四氣	水	相火
9·24	~	11·12	8·25	7	~	10·15	1:45	四運五氣	水	金
11·12	~	11·23	10·15	1:45	~	10·26	13	五運五氣	木	金
11·23	~	1·21	10·26	13	~	12·26	3	五運六氣	木	水

1944년 甲申年 p133

양력			음력					운기	오행	
월·일		월·일	월·일	시:분		월·일	시:분			
1·21	~	3·21	12·26	3	~	2·27	2	一運一氣	土	君火
3·21	~	4·2	2·27	2	~	3·10	4	一運二氣	土	土
4·2	~	5·21	3·10	4	~	4·29	13	二運二氣	金	土
5·21	~	6·16	4·29	13	~	윤4·26	5:15	二運三氣	金	相火
6·16	~	7·23	윤4·26	5:15	~	6·4	8	三運三氣	水	相火
7·23	~	8·30	6·4	8	~	7·12	6:30	三運四氣	水	金
8·30	~	9·23	7·12	6:30	~	8·7	13	四運四氣	木	金
9·23	~	11·11	8·7	13	~	9·26	7:45	四運五氣	木	水
11·11	~	11·22	9·26	7:45	~	10·7	19	五運五氣	火	水
11·22	~	1·22	10·7	19	~	12·9	9	五運六氣	火	木

1945년 乙酉年 p136

양력			음력					운기	오행	
월·일		월·일	월·일	시:분		월·일	시:분			
1·22	~	3·21	12·9	9	~	2·8	8	一運一氣	金	土
3·21	~	4·2	2·8	8	~	2·20	10	一運二氣	金	相火
4·2	~	5·21	2·20	10	~	4·10	19	二運二氣	水	相火
5·21	~	6·16	4·10	19	~	5·7	11:15	二運三氣	水	金
6·16	~	7·23	5·7	11:15	~	6·15	14	三運三氣	木	金
7·23	~	8·30	6·15	14	~	7·23	12:30	三運四氣	木	水
8·30	~	9·23	7·23	12:30	~	8·18	18	四運四氣	火	水
9·23	~	11·12	8·18	18	~	10·8	13:45	四運五氣	火	木
11·12	~	11·23	10·8	13:45	~	10·19	0	五運五氣	土	木
11·23	~	1·21	10·19	0	~	12·19	15	五運六氣	土	君火

1946년 丙戌年 p138

양력			음력					운기	오행	
월·일		월·일	월·일	시:분		월·일	시:분			
1·21	~	3·21	12·9	15	~	2·18	14	一運一氣	水	相火
3·21	~	4·2	2·18	14	~	3·1	16	一運二氣	水	金
4·2	~	5·22	3·1	16	~	4·22	1	二運二氣	木	金
5·22	~	6·16	4·22	1	~	5·17	17:15	二運三氣	木	水
6·16	~	7·23	5·17	17:15	~	6·25	20	三運三氣	火	水
7·23	~	8·31	6·25	20	~	8·5	18:30	三運四氣	火	木
8·31	~	9·24	8·5	18:30	~	8·29	0	四運四氣	土	木
9·24	~	11·12	8·29	0	~	10·19	19:45	四運五氣	土	君火
11·12	~	11·23	10·19	19:45	~	10·30	6	五運五氣	金	君火
11·23	~	1·21	10·30	6	~	12·30	21	五運六氣	金	土

1947년 丁亥年 p140

양력			음력					운기	오행	
월·일		월·일	월·일	시:분		월·일	시:분			
1·21	~	3·21	12·30	21	~	2·29	18	一運一氣	木	金
3·21	~	4·3	2·29	18	~	윤2·12	22	一運二氣	木	水
4·3	~	5·22	윤2·12	22	~	4·3	7	二運二氣	火	水
5·22	~	6·15	4·3	7	~	4·27	23:15	二運三氣	火	木
6·15	~	7·24	4·27	23:15	~	6·7	2	三運三氣	土	木
7·24	~	8·31	6·7	2	~	7·16	0:30	三運四氣	土	君火
8·31	~	9·24	7·16	0:30	~	8·10	6	四運四氣	金	君火
9·24	~	11·12	8·10	6	~	9·30	1:45	四運五氣	金	土
11·12	~	11·23	9·30	1:45	~	10·11	12	五運五氣	水	土
11·23	~	1·21	10·11	12	~	12·11	3	五運六氣	水	相火

1948년 戊子年 p143 (summer time 음력 4/23 子時 ~ 8/10 亥時)

양력			음력					운기	오행	
월·일		월·일	월·일	시:분		월·일	시:분			
1·21	~	3·21	12·11	3	~	2·11	1	一運一氣	火	水
3·21	~	4·2	2·11	1	~	2·23	4	一運二氣	火	木
4·2	~	5·21	2·23	4	~	4·13	12	二運二氣	土	木
5·21	~	6·16	4·13	12	~	5·10	6:15	二運三氣	土	君火
6·16	~	7·23	5·10	6:15	~	6·17	9	三運三氣	金	君火
7·23	~	8·30	6·17	9	~	7·26	7:30	三運四氣	金	土
8·30	~	9·23	7·26	7:30	~	8·21	12	四運四氣	水	土
9·23	~	11·11	8·21	12	~	10·11	7:45	四運五氣	水	相火
11·11	~	11·22	10·11	7:45	~	10·22	18	五運五氣	木	相火
11·22	~	1·20	10·22	18	~	12·22	9	五運六氣	木	金

1949년 己丑年 p146 (summer time 음력 3/3 子時 ~ 8/2 亥時)

양력			음력					운기	오행	
월·일		월·일	월·일	시:분		월·일	시:분			
1·20	~	3·21	12·22	9	~	2·22	7	一運一氣	土	木
3·21	~	4·2	2·22	7	~	3·4	11	一運二氣	土	君火
4·2	~	5·21	3·4	11	~	4·24	19	二運二氣	金	君火
5·21	~	6·16	4·24	19	~	5·20	12:15	二運三氣	金	土
6·16	~	7·23	5·20	12:15	~	6·28	14	三運三氣	水	土
7·23	~	8·30	6·28	14	~	윤7·7	13:30	三運四氣	水	相火
8·30	~	9·23	윤7·7	13:30	~	8·2	18	四運四氣	木	相火
9·23	~	11·12	8·2	18	~	9·22	13:45	四運五氣	木	金
11·12	~	11·23	9·22	13:45	~	10·4	0	五運五氣	火	金
11·23	~	1·21	10·4	0	~	12·4	15	五運六氣	火	水

1950년 庚寅年 p148 (summer time 음력 2/14 子時 ~ 8/12 亥時)

양력			음력					운기	오행	
월·일		월·일	월·일	시:분		월·일	시:분			
1·21	~	3·21	12·4	15	~	2·2	13	一運一氣	金	君火
3·21	~	4·2	2·2	13	~	2·15	17	一運二氣	金	土
4·2	~	5·22	2·15	17	~	4·6	1	二運二氣	水	土
5·22	~	6·16	4·6	1	~	5·1	18:15	二運三氣	水	相火
6·16	~	7·23	5·1	18:15	~	6·9	20	三運三氣	木	相火
7·23	~	8·31	6·9	20	~	7·18	19:30	三運四氣	木	金
8·31	~	9·23	7·18	19:30	~	8·12	24	四運四氣	火	金
9·23	~	11·12	8·12	24	~	10·3	19:45	四運五氣	火	水
11·12	~	11·23	10·3	19:45	~	10·14	6	五運五氣	土	水
11·23	~	1·21	10·14	6	~	12·14	21	五運六氣	土	木

1951년 辛卯年 p150 (summer time 음력 4/1 子時 ~ 8/8 亥時)

양력			음력					운기	오행	
월·일		월·일	월·일	시:분		월·일	시:분			
1·21	~	3·21	12·14	21	~	2·14	19	一運一氣	水	土
3·21	~	4·2	2·14	19	~	2·26	22	一運二氣	水	相火
4·2	~	5·22	2·26	22	~	4·17	7	二運二氣	木	相火
5·22	~	6·15	4·17	7	~	5·12	0:15	二運三氣	木	金
6·15	~	7·24	5·12	0:15	~	6·21	2	三運三氣	火	金
7·24	~	8·31	6·21	2	~	7·29	1:30	三運四氣	火	水
8·31	~	9·24	7·29	1:30	~	8·24	5	四運四氣	土	水
9·24	~	11·12	8·24	5	~	10·14	1:45	四運五氣	土	木
11·12	~	11·23	10·14	1:45	~	10·25	11	五運五氣	金	木
11·23	~	1·21	10·25	11	~	12·25	3	五運六氣	金	君火

1952년 壬辰年 p153

양력			음력					운기	오행	
월·일		월·일	월·일	시:분		월·일	시:분			
1·21	~	3·21	12·25	3	~	2·26	1	一運一氣	木	相火
3·21	~	4·2	2·26	1	~	3·8	4	一運二氣	木	金
4·2	~	5·21	3·8	4	~	4·28	12	二運二氣	火	金
5·21	~	6·16	4·28	12	~	5·24	5:15	二運三氣	火	水
6·16	~	7·23	5·24	5:15	~	6·2	7	三運三氣	土	水
7·23	~	8·30	6·2	7	~	7·10	6:30	三運四氣	土	木
8·30	~	9·23	7·10	6:30	~	8·5	11	四運四氣	金	木
9·23	~	11·11	8·5	11	~	9·24	7:45	四運五氣	金	君火
11·11	~	11·22	9·24	7:45	~	10·6	17	五運五氣	水	君火
11·22	~	1·20	10·6	17	~	12·6	9	五運六氣	水	土

1953년 癸巳年 p155

양력			음력					운기	오행	
월·일		월·일	월·일	시:분		월·일	시:분			
1·20	~	3·21	12·6	9	~	2·7	7	一運一氣	火	金
3·21	~	4·2	2·7	7	~	2·19	10	一運二氣	火	水
4·2	~	5·21	2·19	10	~	4·9	17	二運二氣	土	水
5·21	~	6·16	4·9	17	~	5·6	11:15	二運三氣	土	木
6·16	~	7·23	5·6	11:15	~	6·13	12	三運三氣	金	木
7·23	~	8·30	6·13	12	~	7·21	12:30	三運四氣	金	君火
8·30	~	9·23	7·21	12:30	~	8·16	17	四運四氣	水	君火
9·23	~	11·12	8·16	17	~	10·6	13:45	四運五氣	水	土
11·12	~	11·22	10·6	13:45	~	10·16	23	五運五氣	木	土
11·22	~	1·20	10·16	23	~	12·16	15	五運六氣	木	相火

1954년 甲午年 p158

양력			음력					운기	오행	
월・일		월・일	월・일	시:분		월・일	시:분			
1・20	~	3・21	12・16	15	~	2・17	12	一運一氣	土	水
3・21	~	4・2	2・17	12	~	2・29	16	一運二氣	土	木
4・2	~	5・21	2・29	16	~	4・19	23	二運二氣	金	木
5・21	~	6・16	4・19	23	~	5・16	17:15	二運三氣	金	君火
6・16	~	7・23	5・16	17:15	~	6・24	18	三運三氣	水	君火
7・23	~	8・31	6・24	18	~	8・4	18:30	三運四氣	水	土
8・31	~	9・23	8・4	18:30	~	8・27	22	四運四氣	木	土
9・23	~	11・12	8・27	22	~	10:12	19:45	四運五氣	木	相火
11・12	~	11・23	10・12	19:45	~	10・28	5	五運五氣	火	相火
11・23	~	1・21	10・28	5	~	12・28	21	五運六氣	火	金

1955년 乙未年 p160 (summer time 음력 3/14 子時 ~ 8/6 亥時)

양력			음력					운기	오행	
월・일		월・일	월・일	시:분		월・일	시:분			
1・21	~	3・21	12・28	21	~	2・27	18	一運一氣	金	木
3・21	~	4・2	2・27	18	~	3・10	22	一運二氣	金	君火
4・2	~	5・22	3・10	22	~	4・1	6	二運二氣	水	君火
5・22	~	6・15	4・1	6	~	4・26	0:15	二運三氣	水	土
6・15	~	7・24	4・26	0:15	~	6・6	1	三運三氣	木	土
7・24	~	8・31	6・6	1	~	7・14	1:30	三運四氣	木	相火
8・31	~	9・24	7・14	1:30	~	8・9	4	四運四氣	火	相火
9・24	~	11・12	8・9	4	~	9・28	1:45	四運五氣	火	金
11・12	~	11・23	9・28	1:45	~	10・10	11	五運五氣	土	金
11・23	~	1・21	10・10	11	~	12・9	3	五運六氣	土	水

1956년 丙申年 p163 (summer time 음력 4/11 子時 ~ 8/25 亥時)

양력			음력					운기	오행	
월·일		월·일	월·일	시:분		월·일	시:분			
1·21	~	3·21	12·9	3	~	2·10	0	一運一氣	水	君火
3·21	~	4·2	2·10	0	~	2·22	4	一運二氣	水	土
4·2	~	5·21	2·22	4	~	4·12	11	二運二氣	木	土
5·21	~	6·16	4·12	11	~	5·8	6:15	二運三氣	木	相火
6·16	~	7·23	5·8	6:15	~	6·16	7	三運三氣	火	相火
7·23	~	8·30	6·16	7	~	7·25	7:30	三運四氣	火	金
8·30	~	9·23	7·25	7:30	~	8·19	11	四運四氣	土	金
9·23	~	11·11	8·19	11	~	10·9	7:45	四運五氣	土	水
11·11	~	11·22	10·9	7:45	~	10·20	15	五運五氣	金	水
11·22	~	1·20	10·20	15	~	12·20	9	五運六氣	金	木

1957년 丁酉年 p165 (summer time 음력 4/6 子時 ~ 8/28 亥時)

양력			음력					운기	오행	
월·일		월·일	월·일	시:분		월·일	시:분			
1·20	~	3·21	12·20	9	~	2·20	5	一運一氣	木	土
3·21	~	4·2	2·20	5	~	3·3	10	一運二氣	木	相火
4·2	~	5·21	3·3	10	~	4·22	18	二運二氣	火	相火
5·21	~	6·16	4·22	18	~	5·19	12:15	二運三氣	火	金
6·16	~	7·23	5·19	12:15	~	6·26	13	三運三氣	土	金
7·23	~	8·30	6·26	13	~	8·6	13:30	三運四氣	土	水
8·30	~	9·23	8·6	13:30	~	8·30	16	四運四氣	金	水
9·23	~	11·12	8·30	16	~	9·21	13:45	四運五氣	金	木
11·12	~	11·22	9·21	13:45	~	10·1	22	五運五氣	水	木
11·22	~	1·20	10·1	22	~	12·1	15	五運六氣	水	君火

1958년 戊戌年 p168 (summer time 음력 3/16 子時 ~ 8/8 亥時)

양력			음력					운기	오행	
월·일		월·일	월·일	시:분		월·일	시:분			
1·20	~	3·21	12·1	15	~	2·2	11	一運一氣	火	相火
3·21	~	4·2	2·2	11	~	2·14	16	一運二氣	火	金
4·2	~	5·21	2·14	16	~	4·3	23	二運二氣	土	金
5·21	~	6·16	4·3	23	~	4·29	18:15	二運三氣	土	水
6·16	~	7·23	4·29	18:15	~	6·7	18	三運三氣	金	水
7·23	~	8·31	6·7	18	~	7·17	19:30	三運四氣	金	木
8·31	~	9·23	7·17	19:30	~	8·11	21	四運四氣	水	木
9·23	~	11·12	8·11	21	~	10·2	19:45	四運五氣	水	君火
11·12	~	11·23	10·2	19:45	~	10·13	4	五運五氣	木	君火
11·23	~	1· 21	10·13	4	~	12·13	21	五運六氣	木	土

1959년 己亥年 p170 (summer time 음력 3/27 子時 ~ 8/17 亥時)

양력			음력					운기	오행	
월·일		월·일	월·일	시:분		월·일	시:분			
1·21	~	3·21	12·13	21	~	2·13	17	一運一氣	土	金
3·21	~	4·2	2·13	17	~	2·25	22	一運二氣	土	水
4·2	~	5·22	2·25	22	~	4·15	5	二運二氣	金	水
5·22	~	6·15	4·15	5	~	5·11	0:15	二運三氣	金	木
6·15	~	7·23	5·11	0:15	~	6·19	0	三運三氣	水	木
7·23	~	8·31	6·19	0	~	7·28	1:30	三運四氣	水	君火
8·31	~	9·24	7·28	1:30	~	8·22	3	四運四氣	木	君火
9·24	~	11·12	8·22	3	~	10·12	1:45	四運五氣	木	土
11·12	~	11·23	10·12	1:45	~	10·23	9	五運五氣	火	土
11·23	~	1·21	10·23	9	~	12·23	9	五運六氣	火	相火

1960년 庚子年 p172 (summer time 음력 4/6 子時 ~ 7/27 亥時)

양력			음력					운기	오행	
월·일		월·일	월·일	시:분		월·일	시:분			
1·21	~	3·20	12·23	3	~	2·23	23	一運一氣	金	水
3·20	~	4·2	2·23	23	~	3·7	4	一運二氣	金	木
4·2	~	5·21	3·7	4	~	4·26	11	二運二氣	水	木
5·21	~	6·16	4·26	11	~	5·23	6:15	二運三氣	水	君火
6·16	~	7·23	5·23	6:15	~	6·30	6	三運三氣	木	君火
7·23	~	8·30	6·30	6	~	7·9	7:30	三運四氣	木	土
8·30	~	9·23	7·9	7:30	~	8·3	9	四運四氣	火	土
9·23	~	11·11	8·3	9	~	9·23	7:45	四運五氣	火	相火
11·11	~	11·22	9·23	7:45	~	10·4	15	五運五氣	土	相火
11·22	~	1·20	10·4	15	~	12·4	9	五運六氣	土	金

1961년 辛丑年 p175

양력			음력					운기	오행	
월·일		월·일	월·일	시:분		월·일	시:분			
1·20	~	3·21	12·4	9	~	2·5	5	一運一氣	水	木
3·21	~	4·2	2·5	5	~	2·17	10	一運二氣	水	君火
4·2	~	5·21	2·17	10	~	4·7	15	二運二氣	木	君火
5·21	~	6·16	4·7	15	~	5·4	11:15	二運三氣	木	土
6·16	~	7·23	5·4	11:15	~	6·11	10	三運三氣	火	土
7·23	~	8·30	6·11	10	~	7·20	12:30	三運四氣	火	相火
8·30	~	9·23	7·20	12:30	~	8·14	15	四運四氣	土	相火
9·23	~	11·12	8·14	15	~	10·5	13:45	四運五氣	土	金
11·12	~	11·22	10·5	13:45	~	10·15	22	五運五氣	金	金
11·22	~	1·20	10·15	22	~	12·15	15	五運六氣	金	水

1962년 壬寅年 p177

양력			음력					운기	오행	
월·일		월·일	월·일	시:분		월·일	시:분			
1·20	~	3·21	12·15	15	~	2·16	11	一運一氣	木	君火
3·21	~	4·2	2·16	11	~	2·28	16	一運二氣	木	土
4·2	~	5·21	2·28	16	~	4·18	22	二運二氣	火	土
5·21	~	6·16	4·18	22	~	5·15	17:15	二運三氣	火	相火
6·16	~	7·23	5·15	17:15	~	6·22	17	三運三氣	土	相火
7·23	~	8·31	6·22	17	~	8·2	18:30	三運四氣	土	金
8·31	~	9·23	8·2	18:30	~	8·25	21	四運四氣	金	金
9·23	~	11·12	8·25	21	~	10·16	19:45	四運五氣	金	水
11·12	~	11·23	10·16	19:45	~	10·27	4	五運五氣	水	水
11·23	~	1·21	10·27	4	~	12·26	21	五運六氣	水	木

1963년 癸卯年 p180

양력			음력					운기	오행	
월·일		월·일	월·일	시:분		월·일	시:분			
1·21	~	3·21	12·26	21	~	2·26	17	一運一氣	火	土
3·21	~	4·2	2·26	17	~	3·9	22	一運二氣	火	相火
4·2	~	5·22	3·9	22	~	4·29	3	二運二氣	土	相火
5·22	~	6·16	4·29	3	~	윤4·25	23:15	二運三氣	土	金
6·16	~	7·23	윤4·25	23:15	~	6·3	22	三運三氣	金	金
7·23	~	8·31	6·3	22	~	7·13	0:30	三運四氣	金	水
8·31	~	9·24	7·13	0:30	~	8·7	3	四運四氣	水	水
9·24	~	11·12	8·7	3	~	9·12	1:45	四運五氣	水	木
11·12	~	11·23	9·12	1:45	~	10·8	9	五運五氣	木	木
11·23	~	1·21	10·8	9	~	12·7	3	五運六氣	木	君火

1964년 甲辰年 p182

양력			음력					운기	오행	
월·일		월·일	월·일	시:분		월·일	시:분			
1·21	~	3·21	12·7	3	~	2·7	23	一運一氣	土	相火
3·21	~	4·2	2·7	23	~	2·20	4	一運二氣	土	金
4·2	~	5·21	2·20	4	~	4·10	9	二運二氣	金	金
5·21	~	6·16	4·10	9	~	5·7	5:15	二運三氣	金	水
6·16	~	7·23	5·7	5:15	~	6·15	4	三運三氣	水	水
7·23	~	8·30	6·15	4	~	7·23	6:30	三運四氣	水	木
8·30	~	9·23	7·23	6:30	~	8·18	9	四運四氣	木	木
9·23	~	11·11	8·18	9	~	10·8	7:45	四運五氣	木	君火
11·11	~	11·22	10·8	7:45	~	10·19	15	五運五氣	火	君火
11·22	~	1·20	10·19	15	~	12·18	9	五運六氣	火	土

1965년 乙巳年 p184

양력			음력					운기	오행	
월·일		월·일	월·일	시:분		월·일	시:분			
1·20	~	3·21	12·18	9	~	2·21	5	一運一氣	金	金
3·21	~	4·2	2·21	5	~	3·1	10	一運二氣	金	水
4·2	~	5·21	3·1	10	~	4·21	15	二運二氣	水	水
5·21	~	6·16	4·21	15	~	5·17	11:15	二運三氣	水	木
6·16	~	7·23	5·17	11:15	~	6·25	10	三運三氣	木	木
7·23	~	8·30	6·25	10	~	8·4	12:30	三運四氣	木	君火
8·30	~	9·23	8·4	12:30	~	8·28	15	四運四氣	火	君火
9·23	~	11·12	8·28	15	~	10·20	13:45	四運五氣	火	土
11·12	~	11·22	10·20	13:45	~	10·30	21	五運五氣	土	土
11·22	~	1·20	10·30	21	~	12·29	15	五運六氣	土	相火

1966년 丙午年 p187

양력			음력					운기	오행	
월·일		월·일	월·일	시:분		월·일	시:분			
1·20	~	3·21	12·29	15	~	2·30	10	一運一氣	水	水
3·21	~	4·2	2·30	10	~	3·12	16	一運二氣	水	木
4·2	~	5·21	3·12	16	~	4·2	21	二運二氣	木	木
5·21	~	6·16	4·2	21	~	4·28	17:15	二運三氣	木	君火
6·16	~	7·23	4·28	17:15	~	6·6	16	三運三氣	火	君火
7·23	~	8·30	6·6	16	~	7·15	18:30	三運四氣	火	土
8·30	~	9·23	7·15	18:30	~	8·9	19	四運四氣	土	土
9·23	~	11·12	8·9	19	~	10·1	19:45	四運五氣	土	相火
11·12	~	11·23	10·1	19:45	~	10·12	3	五運五氣	金	相火
11·23	~	1· 21	10·12	3	~	12·11	21	五運六氣	金	金

1967년 丁未年 p189

양력			음력					운기	오행	
월·일		월·일	월·일	시:분		월·일	시:분			
1·21	~	3·21	12·11	21	~	2·11	16	一運一氣	木	木
3·21	~	4·2	2·11	16	~	2·23	22	一運二氣	木	君火
4·2	~	5·22	2·23	22	~	4·14	3	二運二氣	火	君火
5·22	~	6·15	4·14	3	~	5·8	23:15	二運三氣	火	土
6·15	~	7·23	5·8	23:15	~	6·16	22	三運三氣	土	土
7·23	~	8·31	6·16	22	~	7·26	0:30	三運四氣	土	相火
8·31	~	9·24	7·26	0:30	~	8·21	2	四運四氣	金	相火
9·24	~	11·12	8·21	2	~	10·11	1:45	四運五氣	金	金
11·12	~	11·23	10·11	1:45	~	10·22	9	五運五氣	水	金
11·23	~	1·21	10·22	9	~	12·22	3	五運六氣	水	水

1968년 戊申年 p192

양력			음력					운기	오행	
월·일		월·일	월·일	시:분		월·일	시:분			
1·21	~	3·20	12·22	3	~	2·22	22	一運一氣	火	君火
3·20	~	4·2	2·22	22	~	3·5	4	一運二氣	火	土
4·2	~	5·21	3·5	4	~	4·24	9	二運二氣	土	土
5·21	~	6·16	4·24	9	~	5·21	5:15	二運三氣	土	相火
6·16	~	7·23	5·21	5:15	~	6·28	4	三運三氣	金	相火
7·23	~	8·30	6·28	4	~	윤7·7	6:30	三運四氣	金	金
8·30	~	9·23	윤7·7	6:30	~	8·2	8	四運四氣	水	金
9·23	~	11·11	8·2	8	~	9·21	7:45	四運五氣	水	水
11·11	~	11·22	9·21	7:45	~	10·3	14	五運五氣	木	水
11·22	~	1·20	10·3	14	~	12·3	9	五運六氣	木	木

1969년 己酉年 p194

양력			음력					운기	오행	
월·일		월·일	월·일	시:분		월·일	시:분			
1·20	~	3·21	12·3	9	~	2·4	4	一運一氣	土	土
3·21	~	4·2	2·4	4	~	2·16	10	一運二氣	土	相火
4·2	~	5·21	2·16	10	~	4·6	14	二運二氣	金	相火
5·21	~	6·16	4·6	14	~	5·2	11:15	二運三氣	金	金
6·16	~	7·23	5·2	11:15	~	6·10	9	三運三氣	水	金
7·23	~	8·30	6·10	9	~	7·18	12:30	三運四氣	水	水
8·30	~	9·23	7·18	12:30	~	8·12	14	四運四氣	木	水
9·23	~	11·11	8·12	14	~	10·2	13:45	四運五氣	木	木
11·11	~	11·22	10·2	13:45	~	10·13	20	五運五氣	火	木
11·22	~	1·20	10·13	20	~	12·13	15	五運六氣	火	君火

1970년 庚戌年 p196

양력			음력					운기	오행	
월·일		월·일	월·일	시:분		월·일	시:분			
1·20	~	3·21	12·13	15	~	2·14	9	一運一氣	金	相火
3·21	~	4·2	2·14	9	~	2·26	16	一運二氣	金	金
4·2	~	5·21	2·26	16	~	4·17	20	二運二氣	水	金
5·21	~	6·16	4·17	20	~	5·13	17:15	二運三氣	水	水
6·16	~	7·23	5·13	17:15	~	6·20	15	三運三氣	木	水
7·23	~	8·30	6·20	15	~	7·29	18:30	三運四氣	木	木
8·30	~	9·23	7·29	18:30	~	8·23	19	四運四氣	火	木
9·23	~	11·12	8·23	19	~	10·14	19:45	四運五氣	火	君火
11·12	~	11·23	10·14	19:45	~	10·25	2	五運五氣	土	君火
11·23	~	1·21	10·25	2	~	12·25	21	五運六氣	土	土

1971년 辛亥年 p199

양력			음력					운기	오행	
월·일		월·일	월·일	시:분		월·일	시:분			
1·21	~	3·21	12·25	21	~	2·25	15	一運一氣	水	金
3·21	~	4·2	2·25	15	~	3·7	22	一運二氣	水	水
4·2	~	5·22	3·7	22	~	4·28	2	二運二氣	木	水
5·22	~	6·15	4·28	2	~	5·23	23:15	二運三氣	木	木
6·15	~	7·23	5·23	23:15	~	6·2	21	三運三氣	火	木
7·23	~	8·31	6·2	21	~	7·11	0:30	三運四氣	火	君火
8·31	~	9·24	7·11	0:30	~	8·6	1	四運四氣	土	君火
9·24	~	11·12	8·6	1	~	9·25	1:45	四運五氣	土	土
11·12	~	11·23	9·25	1:45	~	10·6	8	五運五氣	金	土
11·23	~	1·21	10·6	8	~	12·6	3	五運六氣	金	相火

1972년 壬子年 p202

양력			음력					운기	오행	
월·일		월·일	월·일	시:분		월·일	시:분			
1·21	~	3·20	12·6	3	~	2·6	21	一運一氣	木	水
3·20	~	4·2	2·6	21	~	2·19	4	一運二氣	木	木
4·2	~	5·21	2·19	4	~	4·9	7	二運二氣	火	木
5·21	~	6·15	4·9	7	~	5·5	5:15	二運三氣	火	君火
6·15	~	7·23	5·5	5:15	~	6·13	3	三運三氣	土	君火
7·23	~	8·30	6·13	3	~	7·22	6:30	三運四氣	土	土
8·30	~	9·23	7·22	6:30	~	8·16	7	四運四氣	金	土
9·23	~	11·11	8·16	7	~	10·6	7:45	四運五氣	金	相火
11·11	~	11·22	10·6	7:45	~	10·17	14	五運五氣	水	相火
11·22	~	1·20	10·17	14	~	12·16	9	五運六氣	水	金

1973년 癸丑年 p204

양력			음력					운기	오행	
월·일		월·일	월·일	시:분		월·일	시:분			
1·20	~	3·21	12·16	9	~	2·17	3	一運一氣	火	木
3·21	~	4·2	2·17	3	~	2·29	10	一運二氣	火	君火
4·2	~	5·21	2·29	10	~	4·19	13	二運二氣	土	君火
5·21	~	6·16	4·19	13	~	5·16	11:15	二運三氣	土	土
6·16	~	7·23	5·16	11:15	~	6·24	8	三運三氣	金	土
7·23	~	8·30	6·24	8	~	8·3	12:30	三運四氣	金	相火
8·30	~	9·23	8·3	12:30	~	8·27	13	四運四氣	水	相火
9·23	~	11·11	8·27	13	~	10·17	13:45	四運五氣	水	金
11·11	~	11·22	10·17	13:45	~	10·28	19	五運五氣	木	金
11·22	~	1·20	10·28	19	~	12·27	15	五運六氣	木	水

1974년 甲寅年 p207

양력			음력					운기	오행	
월·일		월·일	월·일	시:분		월·일	시:분			
1·20	~	3·21	12·27	15	~	2·28	9	一運一氣	土	君火
3·21	~	4·2	2·28	9	~	3·10	16	一運二氣	土	土
4·2	~	5·21	3·10	16	~	4·30	19	二運二氣	金	土
5·21	~	6·16	4·30	19	~	윤4·26	17:15	二運三氣	金	相火
6·16	~	7·23	윤4·26	17:15	~	6·5	14	三運三氣	水	相火
7·23	~	8·30	6·5	14	~	7·13	18:30	三運四氣	水	金
8·30	~	9·23	7·13	18:30	~	8·8	18	四運四氣	木	金
9·23	~	11·12	8·8	18	~	9·29	19:45	四運五氣	木	水
11·12	~	11·23	9·29	19:45	~	10·10	1	五運五氣	火	水
11·23	~	1·21	10·10	1	~	12·10	21	五運六氣	火	木

1975년 乙卯年 p209

양력			음력					운기	오행	
월·일		월·일	월·일	시:분		월·일	시:분			
1·21	~	3·21	12·10	21	~	2·9	14	一運一氣	金	土
3·21	~	4·2	2·9	14	~	2·21	22	一運二氣	金	相火
4·2	~	5·22	2·21	22	~	4·12	1	二運二氣	水	相火
5·22	~	6·15	4·12	1	~	5·6	23:15	二運三氣	水	金
6·15	~	7·23	5·6	23:15	~	6·15	20	三運三氣	木	金
7·23	~	8·31	6·15	20	~	7·25	0:30	三運四氣	木	水
8·31	~	9·24	7·25	0:30	~	8·19	0	四運四氣	火	水
9·24	~	11·12	8·19	0	~	10·10	1:45	四運五氣	火	木
11·12	~	11·23	10·10	1:45	~	10·21	7	五運五氣	土	木
11·23	~	1·21	10·21	7	~	12·21	3	五運六氣	土	君火

1976년 丙辰年 p212

양력			음력					운기	오행	
월·일		월·일	월·일	시:분		월·일	시:분			
1·21	~	3·20	12·21	3	~	2·20	20	一運一氣	水	相火
3·20	~	4·2	2·20	20	~	3·3	4	一運二氣	水	金
4·2	~	5·21	3·3	4	~	4·23	7	二運二氣	木	金
5·21	~	6·15	4·23	7	~	5·18	5:15	二運三氣	木	水
6·15	~	7·23	5·18	5:15	~	6·27	2	三運三氣	火	水
7·23	~	8·30	6·27	2	~	8·6	6:30	三運四氣	火	木
8·30	~	9·23	8·6	6:30	~	8·30	6	四運四氣	土	木
9·23	~	11·11	8·30	6	~	9·20	7:45	四運五氣	土	君火
11·11	~	11·22	9·20	7:45	~	10·1	13	五運五氣	金	君火
11·22	~	1·20	10·1	13	~	12·2	9	五運六氣	金	土

1977년 丁巳年 p214

양력			음력					운기	오행	
월·일		월·일	월·일	시:분		월·일	시:분			
1·20	~	3·21	12·2	9	~	2·2	2	一運一氣	木	金
3·21	~	4·2	2·2	2	~	2·14	10	一運二氣	木	水
4·2	~	5·21	2·14	10	~	4·4	13	二運二氣	火	水
5·21	~	6·16	4·4	13	~	4·30	11:15	二運三氣	火	木
6·16	~	7·23	4·30	11:15	~	6·8	8	三運三氣	土	木
7·23	~	8·30	6·8	8	~	7·16	12:30	三運四氣	土	君火
8·30	~	9·23	7·16	12:30	~	8·23	12	四運四氣	金	君火
9·23	~	11·11	8·23	12	~	10·1	13:45	四運五氣	金	土
11·11	~	11·22	10·1	13:45	~	10·22	19	五運五氣	水	土
11·22	~	1·20	10·22	19	~	12·12	15	五運六氣	水	相火

1978년 戊午年 p216

양력			음력					운기	오행	
월·일		월·일	월·일	시:분		월·일	시:분			
1·20	~	3·21	12·12	15	~	2·13	8	一運一氣	火	水
3·21	~	4·2	2·13	8	~	2·25	16	一運二氣	火	木
4·2	~	5·21	2·25	16	~	4·15	19	二運二氣	土	木
5·21	~	6·16	4·15	19	~	5·11	17:15	二運三氣	土	君火
6·16	~	7·23	5·11	17:15	~	6·19	14	三運三氣	金	君火
7·23	~	8·30	6·19	14	~	7·27	18:30	三運四氣	金	土
8·30	~	9·23	7·27	18:30	~	8·21	18	四運四氣	水	土
9·23	~	11·12	8·21	18	~	10·12	19:45	四運五氣	水	相火
11·12	~	11·23	10·12	19:45	~	10·23	1	五運五氣	木	相火
11·23	~	1·21	10·23	1	~	12·23	21	五運六氣	木	金

1979년 己未年 p219

양력			음력					운기	오행	
월·일		월·일	월·일	시:분		월·일	시:분			
1·21	~	3·21	12·23	21	~	3·21	14	一運一氣	土	木
3·21	~	4·2	3·21	14	~	3·6	22	一運二氣	土	君火
4·2	~	5·21	3·6	22	~	4·27	0	二運二氣	金	君火
5·21	~	6·15	4·27	0	~	5·21	23:15	二運三氣	金	土
6·15	~	7·23	5·21	23:15	~	6·30	19	三運三氣	水	土
7·23	~	8·31	6·30	19	~	7·9	0:30	三運四氣	水	相火
8·31	~	9·24	7·9	0:30	~	8·4	0	四運四氣	木	相火
9·24	~	11·12	8·4	0	~	9·23	1:45	四運五氣	木	金
11·12	~	11·23	9·23	1:45	~	10·4	6	五運五氣	火	金
11·23	~	1·21	10·4	6	~	12·4	3	五運六氣	火	水

1980년 庚申年 p221

양력			음력					운기	오행	
월 · 일		월 · 일	월 · 일	시:분		월 · 일	시:분			
1 · 21	~	3 · 20	12 · 4	3	~	2 · 4	19	一運一氣	金	君火
3 · 20	~	4 · 2	2 · 4	19	~	2 · 17	4	一運二氣	金	土
4 · 2	~	5 · 21	2 · 17	4	~	4 · 8	6	二運二氣	水	土
5 · 21	~	6 · 15	4 · 8	6	~	5 · 3	5:15	二運三氣	水	相火
6 · 15	~	7 · 23	5 · 3	5:15	~	6 · 12	1	三運三氣	木	相火
7 · 23	~	8 · 30	6 · 12	1	~	7 · 20	6:30	三運四氣	木	金
8 · 30	~	9 · 23	7 · 20	6:30	~	8 · 15	6	四運四氣	火	金
9 · 23	~	11 · 11	8 · 15	6	~	10 · 4	7:45	四運五氣	火	水
11 · 11	~	11 · 22	10 · 4	7:45	~	10 · 15	12	五運五氣	土	水
11 · 22	~	1 · 20	10 · 15	12	~	12 · 15	9	五運六氣	土	木

1981년 辛酉年 p224

양력			음력					운기	오행	
월 · 일		월 · 일	월 · 일	시:분		월 · 일	시:분			
1 · 20	~	3 · 21	12 · 15	9	~	2 · 16	1	一運一氣	水	土
3 · 21	~	4 · 2	2 · 16	1	~	2 · 28	10	一運二氣	水	相火
4 · 2	~	5 · 21	2 · 28	10	~	4 · 18	12	二運二氣	木	相火
5 · 21	~	6 · 16	4 · 18	12	~	5 · 15	11:15	二運三氣	木	金
6 · 16	~	7 · 23	5 · 15	11:15	~	6 · 22	7	三運三氣	火	金
7 · 23	~	8 · 30	6 · 22	7	~	8 · 2	12:30	三運四氣	火	水
8 · 30	~	9 · 23	8 · 2	12:30	~	8 · 26	11	四運四氣	土	水
9 · 23	~	11 · 11	8 · 26	11	~	10 · 15	13:45	四運五氣	土	木
11 · 11	~	11 · 22	10 · 15	13:45	~	10 · 26	18	五運五氣	金	木
11 · 22	~	1 · 20	10 · 26	18	~	12 · 26	15	五運六氣	金	君火

1982년 壬戌年 p226

양력			음력					운기	오행	
월·일		월·일	월·일	시:분		월·일	시:분			
1·20	~	3·21	12·26	15	~	2·26	7	一運一氣	木	相火
3·21	~	4·2	2·26	7	~	3·9	16	一運二氣	木	金
4·2	~	5·21	3·9	16	~	4·28	18	二運二氣	火	金
5·21	~	6·16	4·28	18	~	윤4·25	17:15	二運三氣	火	水
6·16	~	7·23	윤4·25	17:15	~	6·3	13	三運三氣	土	水
7·23	~	8·30	6·3	13	~	7·12	18:30	三運四氣	土	木
8·30	~	9·23	7·12	18:30	~	8·7	17	四運四氣	金	木
9·23	~	11·12	8·7	17	~	9·27	19:45	四運五氣	金	君火
11·12	~	11·23	9·27	19:45	~	10·8	0	五運五氣	水	君火
11·23	~	1·21	10·8	0	~	12·8	21	五運六氣	水	土

1983년 癸亥年 p229

양력			음력					운기	오행	
월·일		월·일	월·일	시:분		월·일	시:분			
1·21	~	3·21	12·8	21	~	2·7	13	一運一氣	火	金
3·21	~	4·2	2·7	13	~	2·19	22	一運二氣	火	水
4·2	~	5·22	2·19	22	~	4·10	23	二運二氣	土	水
5·22	~	6·15	4·10	23	~	5·5	23:15	二運三氣	土	木
6·15	~	7·23	5·5	23:15	~	6·14	18	三運三氣	金	木
7·23	~	8·31	6·14	18	~	7·23	0:30	三運四氣	金	君火
8·31	~	9·24	7·23	0:30	~	8·18	23	四運四氣	水	君火
9·24	~	11·12	8·18	23	~	10·8	1:45	四運五氣	水	土
11·12	~	11·23	10·8	1:45	~	10·19	6	五運五氣	木	土
11·23	~	1·20	10·19	6	~	12·18	3	五運六氣	木	相火

1984년 甲子年 p83

양력			음력					운기	오행	
월·일		월·일	월·일	시:분		월·일	시:분			
1·20	~	3·20	12·18	3	~	2·18	19	一運一氣	土	水
3·20	~	4·1	2·18	19	~	3·1	4	一運二氣	土	木
4·1	~	5·21	3·1	4	~	4·21	5	二運二氣	金	木
5·21	~	6·15	4·21	5	~	5·16	5:15	二運三氣	金	君火
6·15	~	7·23	5·16	5:15	~	6·25	0	三運三氣	水	君火
7·23	~	8·30	6·25	0	~	8·4	6:30	三運四氣	水	土
8·30	~	9·23	8·4	6:30	~	8·28	5	四運四氣	木	土
9·23	~	11·11	8·28	5	~	10·19	7:45	四運五氣	木	相火
11·11	~	11·22	10·19	7:45	~	10·30	11	五運五氣	火	相火
11·22	~	1·20	10·30	11	~	11·30	9	五運六氣	火	金

1985년 乙丑年 p85

양력			음력					운기	오행	
월·일		월·일	월·일	시:분		월·일	시:분			
1·20	~	3·21	11·30	9	~	2·1	0	一運一氣	金	木
3·21	~	4·2	2·1	0	~	2·13	10	一運二氣	金	君火
4·2	~	5·21	2·13	10	~	4·2	11	二運二氣	水	君火
5·21	~	6·16	4·2	11	~	4·28	11:15	二運三氣	水	土
6·16	~	7·23	4·28	11:15	~	6·6	6	三運三氣	木	土
7·23	~	8·30	6·6	6	~	7·15	12:30	三運四氣	木	相火
8·30	~	9·23	7·15	12:30	~	8·9	11	四運四氣	火	相火
9·23	~	11·11	8·9	11	~	9·29	13:45	四運五氣	火	金
11·11	~	11·22	9·29	13:45	~	10·11	17	五運五氣	土	金
11·22	~	1·20	10·11	17	~	12·11	15	五運六氣	土	水

1986년 丙寅年 p88

양력			음력					운기	오행	
월·일		월·일	월·일	시:분		월·일	시:분			
1·20	~	3·21	12·11	15	~	2·12	6	一運一氣	水	君火
3·21	~	4·2	2·12	6	~	2·24	16	一運二氣	水	土
4·2	~	5·21	2·24	16	~	4·13	17	二運二氣	木	土
5·21	~	6·16	4·13	17	~	5·10	17:15	二運三氣	木	相火
6·16	~	7·23	5·10	17:15	~	6·17	12	三運三氣	火	相火
7·23	~	8·30	6·17	12	~	7·25	18:30	三運四氣	火	金
8·30	~	9·23	7·25	18:30	~	8·20	16	四運四氣	土	金
9·23	~	11·12	8·20	16	~	10·11	19:45	四運五氣	土	水
11·12	~	11·23	10·11	19:45	~	10·21	23	五運五氣	金	水
11·23	~	1·20	10·21	23	~	12·21	21	五運六氣	金	木

1987년 丁卯年 p90 (summer time 음력 4/13, 2:00→3:00~8/19, 3:00→2:00)

양력			음력					운기	오행	
월·일		월·일	월·일	시:분		월·일	시:분			
1·20	~	3·21	12·21	21	~	2·22	12	一運一氣	木	土
3·21	~	4·2	2·22	12	~	3·5	22	一運二氣	木	相火
4·2	~	5·21	3·5	22	~	4·25	0	二運二氣	火	相火
5·21	~	6·15	4·25	0	~	5·20	0:15	二運三氣	火	金
6·15	~	7·23	5·20	0:15	~	6·28	19	三運三氣	土	金
7·23	~	8·31	6·28	19	~	7·8	1:30	三運四氣	土	水
8·31	~	9·23	7·8	1:30	~	8·1	23	四運四氣	金	水
9·23	~	11·12	8·1	23	~	9·21	1:45	四運五氣	金	木
11·12	~	11·23	9·21	1:45	~	10·3	5	五運五氣	水	木
11·23	~	1·21	10·3	5	~	12·3	3	五運六氣	水	君火

1988년 戊辰年 p93 (summer time 음력 3/23, 2:00→3:00~8/29, 3:00→2:00)

양력			음력					운기	오행	
월·일		월·일	월·일	시:분		월·일	시:분			
1·21	~	3·20	12·3	3	~	2·3	18	一運一氣	火	相火
3·20	~	4·1	2·3	18	~	2·15	4	一運二氣	火	金
4·1	~	5·21	2·15	4	~	4·6	5	二運二氣	土	金
5·21	~	6·15	4·6	5	~	5·2	6:15	二運三氣	土	水
6·15	~	7·22	5·2	6:15	~	6·10	0	三運三氣	金	水
7·22	~	8·30	6·10	0	~	7·19	7:30	三運四氣	金	木
8·30	~	9·23	7·19	7:30	~	8·13	5	四運四氣	水	木
9·23	~	11·11	8·13	5	~	10·3	7:45	四運五氣	水	君火
11·11	~	11·22	10·3	7:45	~	10·14	11	五運五氣	木	君火
11·22	~	1·20	10·14	11	~	12·13	9	五運六氣	木	土

1989년 己巳年 p96

양력			음력					운기	오행	
월·일		월·일	월·일	시:분		월·일	시:분			
1·20	~	3·21	12·13	9	~	2·14	0	一運一氣	土	金
3·21	~	4·2	2·14	0	~	2·26	10	一運二氣	土	水
4·2	~	5·21	2·26	10	~	4·17	10	二運二氣	金	水
5·21	~	6·16	4·17	10	~	5·13	11:15	二運三氣	金	木
6·16	~	7·23	5·13	11:15	~	6·21	5	三運三氣	水	木
7·23	~	8·30	6·21	5	~	7·29	12:30	三運四氣	水	君火
8·30	~	9·23	7·29	12:30	~	8·24	10	四運四氣	木	君火
9·23	~	11·11	8·24	10	~	10·13	13:45	四運五氣	木	土
11·11	~	11·22	10·13	13:45	~	10·24	16	五運五氣	火	土
11·22	~	1·20	10·24	16	~	12·24	15	五運六氣	火	相火

1990년 庚午年 p98

양력			음력					운기	오행	
월·일		월·일	월·일	시:분		월·일	시:분			
1·20	~	3·21	12·24	15	~	2·25	6	一運一氣	金	水
3·21	~	4·2	2·25	6	~	3·7	16	一運二氣	金	木
4·2	~	5·21	3·7	16	~	4·27	16	二運二氣	水	木
5·21	~	6·16	4·27	16	~	5·24	17:15	二運三氣	水	君火
6·16	~	7·23	5·24	17:15	~	6·2	11	三運三氣	木	君火
7·23	~	8·30	6·2	11	~	7·11	18:30	三運四氣	木	土
8·30	~	9·23	7·11	18:30	~	8·5	16	四運四氣	火	土
9·23	~	11·12	8·5	16	~	9·25	19:45	四運五氣	火	相火
11·12	~	11·22	9·25	19:45	~	10·6	22	五運五氣	土	相火
11·22	~	1·20	10·6	22	~	12·5	21	五運六氣	土	金

1991년 辛未年 p101

양력			음력					운기	오행	
월·일		월·일	월·일	시:분		월·일	시:분			
1·20	~	3·21	12·5	21	~	2·6	11	一運一氣	水	木
3·21	~	4·2	2·6	11	~	2·18	22	一運二氣	水	君火
4·2	~	5·21	2·18	22	~	4·8	22	二運二氣	木	君火
5·21	~	6·15	4·8	22	~	5·4	23:15	二運三氣	木	土
6·15	~	7·23	5·4	23:15	~	6·12	17	三運三氣	火	土
7·23	~	9·1	6·12	17	~	7·23	0:30	三運四氣	火	相火
9·1	~	9·23	7·23	0:30	~	8·16	21	四運四氣	土	相火
9·23	~	11·12	8·16	21	~	10·7	1:45	四運五氣	土	金
11·12	~	11·23	10·7	1:45	~	10·18	4	五運五氣	金	金
11·23	~	1·21	10·18	4	~	12·17	3	五運六氣	金	水

1992년 壬申年 p103

양력			음력					운기	오행	
월·일		월·일	월·일	시:분		월·일	시:분			
1·21	~	3·20	12·17	3	~	2·17	17	一運一氣	木	君火
3·20	~	4·1	2·17	17	~	2·29	4	一運二氣	木	土
4·1	~	5·21	2·29	4	~	4·19	4	二運二氣	火	土
5·21	~	6·15	4·19	4	~	5·15	5:15	二運三氣	火	相火
6·15	~	7·22	5·15	5:15	~	6·23	23	三運三氣	土	相火
7·22	~	8·30	6·23	23	~	8·3	6:30	三運四氣	土	金
8·30	~	9·23	8·3	6:30	~	8·27	3	四運四氣	金	金
9·23	~	11·11	8·27	3	~	10·17	7:45	四運五氣	金	水
11·11	~	11·22	10·17	7:45	~	10·28	10	五運五氣	水	水
11·22	~	1·20	10·28	10	~	12·28	9	五運六氣	水	木

1993년 癸酉年 p106

양력			음력					운기	오행	
월·일		월·일	월·일	시:분		월·일	시:분			
1·20	~	3·20	12·28	9	~	2·28	23	一運一氣	火	土
3·20	~	4·2	2·28	23	~	3·11	10	一運二氣	火	相火
4·2	~	5·21	3·11	10	~	4·1	9	二運二氣	土	相火
5·21	~	6·16	4·1	9	~	4·27	11:15	二運三氣	土	金
6·16	~	7·23	4·27	11:15	~	6·5	4	三運三氣	金	金
7·23	~	8·30	6·5	4	~	7·13	12:30	三運四氣	金	水
8·30	~	9·23	7·13	12:30	~	8·8	9	四運四氣	水	水
9·23	~	11·11	8·8	9	~	9·28	13:45	四運五氣	水	木
11·11	~	11·22	9·28	13:45	~	10·9	16	五運五氣	木	木
11·22	~	1·20	10·9	16	~	12·9	15	五運六氣	木	君火

1994년 甲戌年 p108

양력			음력					운기	오행	
월·일		월·일	월·일	시:분		월·일	시:분			
1·20	~	3·21	12·9	15	~	2·10	5	一運一氣	土	相火
3·21	~	4·2	2·10	5	~	2·22	16	一運二氣	土	金
4·2	~	5·21	2·22	16	~	4·11	15	二運二氣	金	金
5·21	~	6·16	4·11	15	~	5·8	17:15	二運三氣	金	水
6·16	~	7·23	5·8	17:15	~	6·15	10	三運三氣	水	水
7·23	~	8·30	6·15	10	~	7·24	18:30	三運四氣	水	木
8·30	~	9·23	7·24	18:30	~	8·18	15	四運四氣	木	木
9·23	~	11·12	8·18	15	~	10·10	19:45	四運五氣	木	君火
11·12	~	11·23	10·10	19:45	~	10·20	22	五運五氣	火	君火
11·23	~	1·20	10·20	22	~	1·20	21	五運六氣	火	土

1995년 乙亥年 p111

양력			음력					운기	오행	
월·일		월·일	월·일	시:분		월·일	시:분			
1·20	~	3·21	1·20	21	~	2·21	11	一運一氣	金	金
3·21	~	4·2	2·21	11	~	3·3	22	一運二氣	金	水
4·2	~	5·21	3·3	22	~	4·22	21	二運二氣	水	水
5·21	~	6·15	4·22	21	~	5·18	23:15	二運三氣	水	木
6·15	~	7·23	5·18	23:15	~	6·26	16	三運三氣	木	木
7·23	~	8·30	6·26	16	~	8·5	0:30	三運四氣	木	君火
8·30	~	9·23	8·5	0:30	~	8·29	21	四運四氣	火	君火
9·23	~	11·12	8·29	21	~	9·20	1:45	四運五氣	火	土
11·12	~	11·23	9·20	1:45	~	10·1	4	五運五氣	土	土
11·23	~	1·21	10·1	4	~	12·2	3	五運六氣	土	相火

1996년 丙子年 p114

양력			음력					운기	오행	
월·일		월·일	월·일	시:분		월·일	시:분			
1·21	~	3·20	12·2	3	~	2·2	17	一運一氣	水	水
3·20	~	4·1	2·2	17	~	2·14	4	一運二氣	水	木
4·1	~	5·21	2·14	4	~	4·5	3	二運二氣	木	木
5·21	~	6·15	4·5	3	~	4·30	5:15	二運三氣	木	君火
6·15	~	7·22	4·30	5:15	~	6·7	22	三運三氣	火	君火
7·22	~	8·30	6·7	22	~	7·17	6:30	三運四氣	火	土
8·30	~	9·23	7·17	6:30	~	8·11	2	四運四氣	土	土
9·23	~	11·11	8·11	2	~	10·1	7:45	四運五氣	土	相火
11·11	~	11·22	10·1	7:45	~	10·12	9	五運五氣	金	相火
11·22	~	1·20	10·12	9	~	12·12	9	五運六氣	金	金

1997년 丁丑年 p116

양력			음력					운기	오행	
월·일		월·일	월·일	시:분		월·일	시:분			
1·20	~	3·20	12·12	9	~	2·12	22	一運一氣	木	木
3·20	~	4·2	2·12	22	~	2·25	10	一運二氣	木	君火
4·2	~	5·21	2·25	10	~	4·15	9	二運二氣	火	君火
5·21	~	6·16	4·15	9	~	5·12	11:15	二運三氣	火	土
6·16	~	7·23	5·12	11:15	~	6·19	4	三運三氣	土	土
7·23	~	8·30	6·19	4	~	7·28	12:30	三運四氣	土	相火
8·30	~	9·23	7·28	12:30	~	8·22	8	四運四氣	金	相火
9·23	~	11·11	8·22	8	~	10·12	13:45	四運五氣	金	金
11·11	~	11·22	10·12	13:45	~	10·23	15	五運五氣	水	金
11·22	~	1·20	10·23	15	~	12·22	15	五運六氣	水	水

1998년 戊寅年 p118

양력			음력					운기	오행	
월·일		월·일	월·일	시:분		월·일	시:분			
1·20	~	3·21	12·22	15	~	2·23	4	一運一氣	火	君火
3·21	~	4·2	2·23	4	~	3·6	16	一運二氣	火	土
4·2	~	5·21	3·6	16	~	4·26	15	二運二氣	土	土
5·21	~	6·16	4·26	15	~	5·22	17:15	二運三氣	土	相火
6·16	~	7·23	5·22	17:15	~	6·23	10	三運三氣	金	相火
7·23	~	8·30	6·23	10	~	7·9	18:30	三運四氣	金	金
8·30	~	9·23	7·9	18:30	~	8·3	14	四運四氣	水	金
9·23	~	11·11	8·3	14	~	9·23	19:45	四運五氣	水	水
11·11	~	11·22	9·23	19:45	~	10·4	21	五運五氣	木	水
11·22	~	1·20	10·4	21	~	12·3	21	五運六氣	木	木

1999년 己卯年 p121

양력			음력					운기	오행	
월·일		월·일	월·일	시:분		월·일	시:분			
1·20	~	3·21	12·3	21	~	2·4	10	一運一氣	土	土
3·21	~	4·2	2·4	10	~	2·16	22	一運二氣	土	相火
4·2	~	5·21	2·16	22	~	4·7	20	二運二氣	金	相火
5·21	~	6·15	4·7	20	~	5·2	23:15	二運三氣	金	金
6·15	~	7·23	5·2	23:15	~	6·11	15	三運三氣	水	金
7·23	~	8·30	6·11	15	~	7·20	0:30	三運四氣	水	水
8·30	~	9·23	7·20	0:30	~	8·14	20	四運四氣	木	水
9·23	~	11·12	8·14	20	~	10·5	1:45	四運五氣	木	木
11·12	~	11·23	10·5	1:45	~	10·16	3	五運五氣	火	木
11·23	~	1·21	10·16	3	~	12·15	3	五運六氣	火	君火

2000년 庚辰年 p123

양력			음력					운기	오행	
월·일		월·일	월·일	시:분		월·일	시:분			
1·21	~	3·20	12·15	3	~	2·15	16	一運一氣	金	相火
3·20	~	4·1	2·15	16	~	2·27	4	一運二氣	金	金
4·1	~	5·21	2·27	4	~	4·18	2	二運二氣	水	金
5·21	~	6·15	4·18	2	~	5·14	5:15	二運三氣	水	水
6·15	~	7·22	5·14	5:15	~	6·21	21	三運三氣	木	水
7·22	~	8·30	6·21	21	~	8·2	6:30	三運四氣	木	木
8·30	~	9·23	8·2	6:30	~	8·26	2	四運四氣	火	木
9·23	~	11·11	8·26	2	~	10·16	7:45	四運五氣	火	君火
11·11	~	11·22	10·16	7:45	~	10·27	9	五運五氣	土	君火
11·22	~	1·20	10·27	9	~	12·26	9	五運六氣	土	土

2001년 辛巳年 p126

양력			음력					운기	오행	
월·일		월·일	월·일	시:분		월·일	시:분			
1·20	~	3·20	12·26	9	~	2·26	22	一運一氣	水	金
3·20	~	4·2	2·26	22	~	3·9	10	一運二氣	水	水
4·2	~	5·21	3·9	10	~	4·28	8	二運二氣	木	水
5·21	~	6·15	4·28	8	~	윤4·24	11:15	二運三氣	木	木
6·15	~	7·23	윤4·24	11:15	~	6·3	3	三運三氣	火	木
7·23	~	8·30	6·3	3	~	7·12	12:30	三運四氣	火	君火
8·30	~	9·23	7·12	12:30	~	8·7	8	四運四氣	土	君火
9·23	~	11·11	8·7	8	~	9·26	13:45	四運五氣	土	土
11·11	~	11·22	9·26	13:45	~	10·8	14	五運五氣	金	土
11·22	~	1·20	10·8	14	~	12·8	15	五運六氣	金	相火

2002년 壬午年 p128

양력			음력					운기	오행	
월·일		월·일	월·일	시:분		월·일	시:분			
1·20	~	3·21	12·8	15	~	2·8	3	一運一氣	木	水
3·21	~	4·2	2·8	3	~	2·20	16	一運二氣	木	木
4·2	~	5·21	2·20	16	~	4·10	14	二運二氣	火	木
5·21	~	6·16	4·10	14	~	5·6	17:15	二運三氣	火	君火
6·16	~	7·23	5·6	17:15	~	6·14	9	三運三氣	土	君火
7·23	~	8·30	6·14	9	~	7·22	18:30	三運四氣	土	土
8·30	~	9·23	7·22	18:30	~	8·17	13	四運四氣	金	土
9·23	~	11·11	8·17	13	~	10·7	19:45	四運五氣	金	相火
11·11	~	11·22	10·7	19:45	~	10·18	20	五運五氣	水	相火
11·22	~	1·20	10·18	20	~	12·18	21	五運六氣	水	金

2003년 癸未年 p131

양력			음력					운기	오행	
월·일		월·일	월·일	시:분		월·일	시:분			
1·20	~	3·21	12·18	21	~	2·19	9	一運一氣	火	木
3·21	~	4·2	2·19	9	~	3·1	22	一運二氣	火	君火
4·2	~	5·21	3·1	22	~	4·21	20	二運二氣	土	君火
5·21	~	6·15	4·21	20	~	5·16	23:15	二運三氣	土	土
6·15	~	7·23	5·16	23:15	~	6·24	14	三運三氣	金	土
7·23	~	8·30	6·24	14	~	8·3	0:30	三運四氣	金	相火
8·30	~	9·23	8·3	0:30	~	8·27	19	四運四氣	水	相火
9·23	~	11·12	8·27	19	~	10·19	1:45	四運五氣	水	金
11·12	~	11·23	10·19	1:45	~	10·30	2	五運五氣	木	金
11·23	~	1·21	10·30	2	~	12·30	3	五運六氣	木	水

2004년 甲申年 p133

양력			음력					운기	오행	
월·일		월·일	월·일	시:분		월·일	시:분			
1·21	~	3·20	12·30	3	~	2·30	15	一運一氣	土	君火
3·20	~	4·1	2·30	15	~	윤2·12	4	一運二氣	土	土
4·1	~	5·21	윤2·12	4	~	4·3	1	二運二氣	金	土
5·21	~	6·15	4·3	1	~	4·28	5:15	二運三氣	金	相火
6·15	~	7·23	4·28	5:15	~	6·6	20	三運三氣	水	相火
7·23	~	8·30	6·6	20	~	7·15	6:30	三運四氣	水	金
8·30	~	9·23	7·15	6 : 30	~	8·10	1	四運四氣	木	金
9·23	~	11·11	8·10	1	~	9·29	7:45	四運五氣	木	水
11·11	~	11·22	9·29	7:45	~	10·11	8	五運五氣	火	水
11·22	~	1·20	10·11	8	~	12·11	9	五運六氣	火	木

2005년 乙酉年 p136

양력			음력					운기	오행	
월·일		월·일	월·일	시:분		월·일	시:분			
1·20	~	3·20	12·11	9	~	2·11	21	一運一氣	金	土
3·20	~	4·2	2·11	21	~	2·24	10	一運二氣	金	相火
4·2	~	5·21	2·24	10	~	4·14	7	二運二氣	水	相火
5·21	~	6·15	4·14	7	~	5·9	11:15	二運三氣	水	金
6·15	~	7·23	5·9	11:15	~	6·18	2	三運三氣	木	金
7·23	~	8·30	6·18	2	~	7·26	12:30	三運四氣	木	水
8·30	~	9·23	7·26	12:30	~	8·20	7	四運四氣	火	水
9·23	~	11·11	8·20	7	~	10·10	13:45	四運五氣	火	木
11·11	~	11·22	10·10	13:45	~	10·21	14	五運五氣	土	木
11·22	~	1·20	10·21	14	~	12·21	15	五運六氣	土	君火

2006년 丙戌年 p138

양력			음력					운기	오행	
월·일		월·일	월·일	시:분		월·일	시:분			
1·20	~	3·21	12·21	15	~	2·22	3	一運一氣	水	相火
3·21	~	4·2	2·22	3	~	3·5	16	一運二氣	水	金
4·2	~	5·21	3·5	16	~	4·24	13	二運二氣	木	金
5·21	~	6·16	4·24	13	~	5·21	17:15	二運三氣	木	水
6·16	~	7·23	5·21	17:15	~	6·28	8	三運三氣	火	水
7·23	~	8·30	6·28	8	~	윤7·7	18:30	三運四氣	火	木
8·30	~	9·23	윤7·7	18:30	~	8·2	13	四運四氣	土	木
9·23	~	11·11	8·2	13	~	9·21	19:45	四運五氣	土	君火
11·11	~	11·23	9·21	19:45	~	10·3	20	五運五氣	金	君火
11·23	~	1·20	10·3	20	~	12·2	21	五運六氣	金	土

2007년 丁亥年 p140

양력			음력					운기	오행	
월·일		월·일	월·일	시:분		월·일	시:분			
1·20	~	3·21	12·2	21	~	2·3	9	一運一氣	木	金
3·21	~	4·2	2·3	9	~	2·15	22	一運二氣	木	水
4·2	~	5·21	2·15	22	~	4·5	19	二運二氣	火	水
5·21	~	6·15	4·5	19	~	5·1	23:15	二運三氣	火	木
6·15	~	7·23	5·1	23:15	~	6·10	14	三運三氣	土	木
7·23	~	8·30	6·10	14	~	7·18	0:30	三運 四氣	土	君火
8·30	~	9·23	7·18	0:30	~	8·13	19	四運四氣	金	君火
9·23	~	10·12	8·13	19	~	10·3	1:45	四運五氣	金	土
10·12	~	10·23	10·3	1:45	~	10·14	1	五運五氣	水	土
10·23	~	1·21	10·14	1	~	12·14	3	五運六氣	水	相火

2008년 戊子年 p143

양력			음력					운기	오행	
월·일		월·일	월·일	시:분		월·일	시:분			
1·21	~	3·20	12·14	3	~	2·13	14	一運一氣	火	水
3·20	~	4·1	2·13	14	~	2·25	4	一運二氣	火	木
4·1	~	5·21	2·25	4	~	4·17	1	二運二氣	土	木
5·21	~	6·15	4·17	1	~	5·12	5:15	二運三氣	土	君火
6·15	~	7·22	5·12	5:15	~	6·20	19	三運三氣	金	君火
7·22	~	8·30	6·20	19	~	7·30	6:30	三運四氣	金	土
8·30	~	9·23	7·30	6:30	~	8·24	0	四運四氣	水	土
9·23	~	11·11	8·24	0	~	10·14	7:45	四運五氣	水	相火
11·11	~	11·22	10·14	7:45	~	10·25	7	五運五氣	木	相火
11·22	~	1·20	10·25	7	~	12·25	9	五運六氣	木	金

2009년 己丑年 p146

양력			음력					운기	오행	
월·일		월·일	월·일	시:분		월·일	시:분			
1·20	~	3·20	12·25	9	~	2·24	20	一運一氣	土	木
3·20	~	4·2	2·24	20	~	3·7	10	一運二氣	土	君火
4·2	~	5·21	3·7	10	~	4·27	6	二運二氣	金	君火
5·21	~	6·15	4·27	6	~	5·23	11:15	二運三氣	金	土
6·15	~	7·23	5·23	11:15	~	6·2	1	三運三氣	水	土
7·23	~	8·30	6·2	1	~	7·11	12:30	三運四氣	水	相火
8·30	~	9·23	7·11	12:30	~	8·5	6	四運四氣	木	相火
9·23	~	11·11	8·5	6	~	9·25	13:45	四運五氣	木	金
11·11	~	11·22	9·25	13:45	~	10·6	13	五運五氣	火	金
11·22	~	1·20	10·6	13	~	12·6	15	五運六氣	火	水

2010년 庚寅年 p148

양력			음력					운기	오행	
월·일		월·일	월·일	시:분		월·일	시:분			
1·20	~	3·21	12·6	15	~	2·6	2	一運一氣	金	君火
3·21	~	4·2	2·6	2	~	2·18	16	一運二氣	金	土
4·2	~	5·21	2·18	16	~	4·8	12	二運二氣	水	土
5·21	~	6·16	4·8	12	~	5·5	17:15	二運三氣	水	相火
6·16	~	7·23	5·5	17:15	~	6·12	7	三運三氣	木	相火
7·23	~	8·30	6·12	7	~	7·21	18:30	三運四氣	木	金
8·30	~	9·23	7·21	18:30	~	8·16	12	四運四氣	火	金
9·23	~	11·11	8·16	12	~	10 ·6	19:45	四運五氣	火	水
11·11	~	11·22	10·6	19:45	~	10·17	19	五運五氣	土	水
11·22	~	1·20	10·17	19	~	12·17	21	五運六氣	土	木

2011년 辛卯年 p150

양력			음력					운기	오행	
월·일		월·일	월·일	시:분		월·일	시:분			
1·20	~	3·21	12·17	21	~	2·17	19	一運一氣	水	土
3·21	~	4·2	2·17	19	~	2·29	22	一運二氣	水	相火
4·2	~	5·21	2·29	22	~	4·19	7	二運二氣	木	相火
5·21	~	6·16	4·19	7	~	5·15	0:15	二運三氣	木	金
6·16	~	7·23	5·15	0:15	~	6·23	2	三運三氣	火	金
7·23	~	8·30	6·23	2	~	8·2	1:30	三運四氣	火	水
8·30	~	9·23	8·2	1:30	~	8·26	5	四運四氣	土	水
9·23	~	11·12	8·26	5	~	10·17	1:45	四運五氣	土	木
11·12	~	11·23	10·17	1:45	~	10·28	11	五運五氣	金	木
11·23	~	1·21	10·28	11	~	12·28	3	五運六氣	金	君火

2012년 壬辰年 p153

양력			음력					운기	오행	
월·일		월·일	월·일	시:분		월·일	시:분			
1·21	~	3·20	12·28	3	~	2·28	1	一運一氣	木	相火
3·20	~	4·1	2·28	1	~	3·11	4	一運二氣	木	金
4·1	~	5·21	3·11	4	~	4·1	12	二運二氣	火	金
5·21	~	6·15	4·1	12	~	4·26	5:15	二運三氣	火	水
6·15	~	7·22	4·26	5:15	~	6·4	7	三運三氣	土	水
7·22	~	8·30	6·4	7	~	7·13	6:30	三運四氣	土	木
8·30	~	9·22	7·13	6:30	~	8·7	11	四運四氣	金	木
9·22	~	11·11	8·7	11	~	9·28	7:45	四運五氣	金	君火
11·11	~	11·21	9·28	7:45	~	10·9	17	五運五氣	水	君火
11·21	~	1·20	10·9	17	~	12·9	9	五運六氣	水	土

2013년 癸巳年 p155

양력			음력					운기	오행	
월·일		월·일	월·일	시:분		월·일	시:분			
1·20	~	3·20	12·9	9	~	2·9	7	一運一氣	火	金
3·20	~	4·1	2·9	7	~	2·21	10	一運二氣	火	水
4·1	~	5·21	2·21	10	~	4·12	17	二運二氣	土	水
5·21	~	6·15	4·12	17	~	5·7	11:15	二運三氣	土	木
6·15	~	7·23	5·7	11:15	~	6·16	12	三運三氣	金	木
7·23	~	8·30	6·16	12	~	7·24	12:30	三運四氣	金	君火
8·30	~	9·23	7·24	12:30	~	8·19	17	四運四氣	水	君火
9·23	~	11·11	8·19	17	~	10·9	13:45	四運五氣	水	土
11·11	~	11·22	10·9	13:45	~	10·20	23	五運五氣	木	土
11·22	~	1·20	10·20	23	~	12·20	15	五運六氣	木	相火

2014년 甲午年 p158

양력			음력					운기	오행	
월·일		월·일	월·일	시:분		월·일	시:분			
1·20	~	3·21	12·20	15	~	2·21	12	一運一氣	土	水
3·21	~	4·2	2·21	12	~	3·3	16	一運二氣	土	木
4·2	~	5·21	3·3	16	~	4·23	23	二運二氣	金	木
5·21	~	6·16	4·23	23	~	5·19	17:15	二運三氣	金	君火
6·16	~	7·23	5·19	17:15	~	6·27	18	三運三氣	水	君火
7·23	~	8·30	6·27	18	~	8·6	18:30	三運四氣	水	土
8·30	~	9·23	8·6	18:30	~	8·30	22	四運四氣	木	土
9·23	~	11·11	8·30	22	~	윤9·19	19:45	四運五氣	木	相火
11·11	~	11·22	윤9·19	19:45	~	10·1	5	五運五氣	火	相火
11·22	~	1·20	10·1	5	~	12·1	21	五運六氣	火	金

2015년 乙未年 p160

양력			음력					운기	오행	
월·일		월·일	월·일	시:분		월·일	시:분			
1·20	~	3·21	12·1	21	~	2·2	18	一運一氣	金	木
3·21	~	4·2	2·2	18	~	2·14	22	一運二氣	金	君火
4·2	~	5·22	2·14	22	~	4·4	6	二運二氣	水	君火
5·22	~	6·16	4·4	6	~	5·1	0:15	二運三氣	水	土
6·16	~	7·23	5·1	0:15	~	6·8	1	三運三氣	木	土
7·23	~	8·30	6·8	1	~	7·17	1:30	三運四氣	木	相火
8·30	~	9·23	7·17	1:30	~	8·11	4	四運四氣	火	相火
9·23	~	11·12	8·11	4	~	10·1	1:45	四運五氣	火	金
11·12	~	11·23	10·1	1:45	~	10·12	11	五運五氣	土	金
11·23	~	1·21	10·12	11	~	12·12	3	五運六氣	土	水

2016년 丙申年 p163

양력			음력					운기	오행	
월·일		월·일	월·일	시:분		월·일	시:분			
1·21	~	3·20	12·12	3	~	2·12	0	一運一氣	水	君火
3·20	~	4·1	2·12	0	~	2·24	4	一運二氣	水	土
4·1	~	5·20	2·24	4	~	4·14	11	二運二氣	木	土
5·20	~	6·15	4·14	11	~	5·11	6:15	二運三氣	木	相火
6·15	~	7·22	5·11	6:15	~	6·19	7	三運三氣	火	相火
7·22	~	8·30	6·19	7	~	7·28	7:30	三運四氣	火	金
8·30	~	9·22	7·28	7:30	~	8·22	11	四運四氣	土	金
9·22	~	11·10	8·22	11	~	10·11	7:45	四運五氣	土	水
11·10	~	11·22	10·11	7:45	~	10·23	15	五運五氣	金	水
11·22	~	1·20	10·23	15	~	12·23	9	五運六氣	金	木

2017년 丁酉年 p165

양력			음력					운기	오행	
월·일		월·일	월·일	시:분		월·일	시:분			
1·20	~	3·20	12·23	9	~	2·22	5	一運一氣	木	土
3·20	~	4·1	2·22	5	~	3·5	10	一運二氣	木	相火
4·1	~	5·21	3·5	10	~	4·26	18	二運二氣	火	相火
5·21	~	6·15	4·26	18	~	5·21	12:15	二運三氣	火	金
6·15	~	7·23	5·21	12:15	~	6·1	13	三運三氣	土	金
7·23	~	8·30	6·1	13	~	7·9	13:30	三運四氣	土	水
8·30	~	9·23	7·9	13:30	~	8·4	16	四運四氣	金	水
9·23	~	11·11	8·4	16	~	9·23	13:45	四運五氣	金	木
11·11	~	11·22	9·23	13:45	~	10·5	22	五運五氣	水	木
11·22	~	1·20	10·5	22	~	12·4	15	五運六氣	水	君火

2018년 戊戌年 p168

양력			음력					운기	오행	
월·일		월·일	월·일	시:분		월·일	시:분			
1·20	~	3·21	12·4	15	~	2·5	11	一運一氣	火	相火
3·21	~	4·2	2·5	11	~	2·17	16	一運二氣	火	金
4·2	~	5·21	2·17	16	~	4·7	23	二運二氣	土	金
5·21	~	6·16	4·7	23	~	5·3	18:15	二運三氣	土	水
6·16	~	7·23	5·3	18:15	~	6·11	18	三運三氣	金	水
7·23	~	8·30	6·11	18	~	7·20	19:30	三運四氣	金	木
8·30	~	9·23	7·20	19:30	~	8·14	21	四運四氣	水	木
9·23	~	11·11	8·14	21	~	10·4	19:45	四運五氣	水	君火
11·11	~	11·22	10·4	19:45	~	10·15	4	五運五氣	木	君火
11·22	~	1·21	10·15	4	~	12·13	21	五運六氣	木	土

2019년 己亥年 p170

양력			음력					운기	오행	
월·일		월·일	월·일	시:분		월·일	시:분			
1·21	~	3·21	12·13	21	~	2·15	17	一運一氣	土	金
3·21	~	4·2	2·15	17	~	2·27	22	一運二氣	土	水
4·2	~	5·21	2·27	22	~	4·17	5	二運二氣	金	水
5·21	~	6·16	4·17	5	~	5·14	0:15	二運三氣	金	木
6·16	~	7·23	5·14	0:15	~	6·21	0	三運三氣	水	木
7·23	~	8·30	6·21	0	~	8·1	1:30	三運四氣	水	君火
8·30	~	9·23	8·1	1:30	~	8·25	3	四運四氣	木	君火
9·23	~	11·12	8·25	3	~	10·16	1:45	四運五氣	木	土
11·12	~	11·22	10·16	1:45	~	10·26	9	五運五氣	火	土
11·22	~	1·20	10·26	9	~	12·26	3	五運六氣	火	相火

2020년 庚子年 p172

양력			음력					운기	오행	
월·일		월·일	월·일	시:분		월·일	시:분			
1·20	~	3·20	12·26	3	~	2·26	23	一運一氣	金	水
3·20	~	4·1	2·26	23	~	3·9	4	一運二氣	金	木
4·1	~	5·20	3·9	4	~	4·28	11	二運二氣	水	木
5·20	~	6·15	4·28	11	~	윤4·24	6:15	二運三氣	水	君火
6·15	~	7·22	윤4·24	6:15	~	6·2	6	三運三氣	木	君火
7·22	~	8·30	6·2	6	~	7·12	7:30	三運四氣	木	土
8·30	~	9·22	7·12	7:30	~	8·6	9	四運四氣	火	土
9·22	~	11·11	8·6	9	~	9·26	7:45	四運五氣	火	相火
11·11	~	11·22	9·26	7:45	~	10·8	15	五運五氣	土	相火
11·22	~	1·20	10·8	15	~	12·8	9	五運六氣	土	金

2021년 辛丑年 p175

양력			음력					운기	오행	
월·일		월·일	월·일	시:분		월·일	시:분			
1·20	~	3·20	12·8	9	~	2·8	5	一運一氣	水	木
3·20	~	3·31	2·8	5	~	2·19	10	一運二氣	水	君火
3·31	~	5·21	2·19	10	~	4·10	15	二運二氣	木	君火
5·21	~	6·15	4·10	15	~	5·6	11:15	二運三氣	木	土
6·15	~	7·22	5·6	11:15	~	6·13	10	三運三氣	火	土
7·22	~	8·30	6·13	10	~	7·23	12:30	三運四氣	火	相火
8·30	~	9·23	7·23	12:30	~	8·17	15	四運四氣	土	相火
9·23	~	11·11	8·17	15	~	10·7	13:45	四運五氣	土	金
11·11	~	11·22	10·7	13:45	~	10·18	22	五運五氣	金	金
11·22	~	1·20	10·18	22	~	12·18	15	五運六氣	金	水

2022년 壬寅年 p177

양력			음력					운기	오행	
월・일		월・일	월・일	시:분		월・일	시:분			
1・20	~	3・21	12・18	15	~	2・19	11	一運一氣	木	君火
3・21	~	4・2	2・19	11	~	3・2	16	一運二氣	木	土
4・2	~	5・21	3・2	16	~	4・21	22	二運二氣	火	土
5・21	~	6・16	4・21	22	~	5・18	17:15	二運三氣	火	相火
6・16	~	7・23	5・18	17:15	~	6・25	17	三運三氣	土	相火
7・23	~	8・30	6・25	17	~	8・4	18:30	三運四氣	土	金
8・30	~	9・23	8・4	18:30	~	8・28	21	四運四氣	金	金
9・23	~	11・11	8・28	21	~	10・18	19:45	四運五氣	金	水
11・12	~	11・22	10・18	19:45	~	10・29	4	五運五氣	水	水
11・22	~	1・20	10・29	4	~	12・29	21	五運六氣	水	木

2023년 癸卯年 p180

양력			음력					운기	오행	
월・일		월・일	월・일	시:분		월・일	시:분			
1・20	~	3・21	12・29	21	~	2・30	17	一運一氣	火	土
3・21	~	4・2	2・30	17	~	윤2・12	22	一運二氣	火	相火
4・2	~	5・21	윤2・12	22	~	4・2	3	二運二氣	土	相火
5・21	~	6・16	4・2	3	~	4・28	23:15	二運三氣	土	金
6・16	~	7・23	4・28	23:15	~	6・6	22	三運三氣	金	金
7・23	~	8・30	6・6	22	~	7・15	0:30	三運四氣	金	水
8・30	~	9・23	7・15	0:30	~	8・9	3	四運四氣	水	水
9・23	~	11・12	8・9	3	~	9・29	1:45	四運五氣	水	木
11・12	~	11・22	9・29	1:45	~	10・10	9	五運五氣	木	木
11・22	~	1・20	10・10	9	~	12・10	3	五運六氣	木	君火

2024년 甲辰年 p182

양력			음력					운기	오행	
월·일		월·일	월·일	시:분		월·일	시:분			
1·20	~	3·20	12·10	3	~	2·11	23	一運一氣	土	相火
3·20	~	4·1	2·11	23	~	2·23	4	一運二氣	土	金
4·1	~	5·20	2·23	4	~	4·13	9	二運二氣	金	金
5·20	~	6·15	4·13	9	~	5·10	5:15	二運三氣	金	水
6·15	~	7·22	5·10	5:15	~	6·17	4	三運三氣	水	水
7·22	~	8·29	6·17	4	~	7·26	6:30	三運四氣	水	木
8·29	~	9·22	7·26	6:30	~	8·20	9	四運四氣	木	木
9·22	~	11·11	8·20	9	~	10·11	7:45	四運五氣	木	君火
11·11	~	11·22	10·11	7:45	~	10·22	15	五運五氣	火	君火
11·22	~	1·20	10·22	15	~	12·21	9	五運六氣	火	土

2025년 乙巳年 p184

양력			음력					운기	오행	
월·일		월·일	월·일	시:분		월·일	시:분			
1·20	~	3·22	12·21	9	~	2·23	5	一運一氣	金	金
3·22	~	4·1	2·23	5	~	3·4	10	一運二氣	金	水
4·1	~	5·21	3·4	10	~	4·24	15	二運二氣	水	水
5·21	~	6·15	4·24	15	~	5·20	11:15	二運三氣	水	木
6·15	~	7·22	5·20	11:15	~	6·28	10	三運三氣	木	木
7·22	~	8·30	6·28	10	~	8·8	12:30	三運四氣	木	君火
8·30	~	9·23	8·8	12:30	~	8·2	15	四運四氣	火	君火
9·23	~	11·11	8·2	15	~	10·22	13:45	四運五氣	火	土
11·11	~	11·22	10·22	13:45	~	10·3	21	五運五氣	土	土
11·22	~	1·20	10·3	21	~	12·2	15	五運六氣	土	相火

2026년 丙午年 p187

양력			음력					운기	오행	
월·일		월·일	월·일	시:분		월·일	시:분			
1·20	~	3·20	12·2	15	~	2·2	10	一運一氣	水	水
3·20	~	4·2	2·2	10	~	2·15	16	一運二氣	水	木
4·2	~	5·21	2·15	16	~	4·5	21	二運二氣	木	木
5·21	~	6·16	4·5	21	~	5·2	17:15	二運三氣	木	君火
6·16	~	7·23	5·2	17:15	~	6·10	16	三運三氣	火	君火
7·23	~	8·30	6·10	16	~	7·18	18:30	三運四氣	火	土
8·30	~	9·23	7·18	18:30	~	8·13	19	四運四氣	土	土
9·23	~	11·11	8·13	19	~	10·3	19:45	四運五氣	土	相火
11·11	~	11·22	10·3	19:45	~	10·14	3	五運五氣	金	相火
11·22	~	1·20	10·14	3	~	12·13	21	五運六氣	金	金

2027년 丁未年 p189

양력			음력					운기	오행	
월·일		월·일	월·일	시:분		월·일	시:분			
1·20	~	3·21	12·13	21	~	2· 14	16	一運一氣	木	木
3·21	~	4·1	2·14	16	~	2· 25	22	一運二氣	木	君火
4·1	~	5·21	2·25	22	~	4· 16	3	二運二氣	火	君火
5·21	~	6·16	4·16	3	~	5· 22	23:15	二運三氣	火	土
6·16	~	7·23	5·22	23:15	~	6· 20	22	三運三氣	土	土
7·23	~	8·30	6·20	22	~	7· 29	0:30	三運四氣	土	相火
8·30	~	9·23	7·29	0:30	~	8· 23	2	四運四氣	金	相火
9·23	~	11·12	8·23	2	~	10·15	1:45	四運五氣	金	金
11·12	~	11·22	10·15	1:45	~	10·25	9	五運五氣	水	金
11·22	~	1·20	10·25	9	~	12·24	3	五運六氣	水	水

2028년 戊申年 p192

양력			음력					운기	오행	
월·일		월·일	월·일	시:분		월·일	시:분			
1·20	~	3·20	12·24	3	~	2·25	22	一運一氣	火	君火
3·20	~	4·1	2·25	22	~	3·7	4	一運二氣	火	土
4·1	~	5·20	3·7	4	~	4·26	9	二運二氣	土	土
5·20	~	6·15	4·26	9	~	5·23	5:15	二運三氣	土	相火
6·15	~	7·22	5·23	5:15	~	6·1	4	三運三氣	金	相火
7·22	~	8·29	6·1	4	~	7·10	6:30	三運四氣	金	金
8·29	~	9·22	7·10	6:30	~	8·4	8	四運四氣	水	金
9·22	~	11·11	8·4	8	~	9·25	7:45	四運五氣	水	水
11·11	~	11·22	9·25	7:45	~	10·7	14	五運五氣	木	水
11·22	~	1·20	10·7	14	~	12·6	9	五運六氣	木	木

2029년 己酉年 p194

양력			음력					운기	오행	
월·일		월·일	월·일	시:분		월·일	시:분			
1·20	~	3·20	12·6	9	~	2·6	4	一運一氣	土	土
3·20	~	4·1	2·6	4	~	2·18	10	一運二氣	土	相火
4·1	~	5·21	2·18	10	~	4·9	14	二運二氣	金	相火
5·21	~	6·15	4·9	14	~	5·4	11:15	二運三氣	金	金
6·15	~	7·22	5·4	11:15	~	6·11	9	三運三氣	水	金
7·22	~	8·30	6·11	9	~	7·21	12:30	三運四氣	水	水
8·30	~	9·23	7·21	12:30	~	8·16	14	四運四氣	木	水
9·23	~	11·11	8·16	14	~	10·6	13:45	四運五氣	木	木
11·11	~	11·22	10·6	13:45	~	10·17	20	五運五氣	火	木
11·22	~	1·20	10·17	20	~	12·17	15	五運六氣	火	君火

2030년 庚戌年 p196

양력			음력					운기	오행	
월·일		월·일	월·일	시:분		월·일	시:분			
1·20	~	3·20	12·17	15	~	2·17	9	一運一氣	金	相火
3·20	~	4·2	2·17	9	~	2·30	16	一運二氣	金	金
4·2	~	5·21	2·30	16	~	4·20	20	二運二氣	水	金
5·21	~	6·15	4·20	20	~	5·15	17:15	二運三氣	水	水
6·15	~	7·23	5·15	17:15	~	6·23	15	三運三氣	木	水
7·23	~	8·30	6·23	15	~	8·2	18:30	三運四氣	木	木
8·30	~	9·23	8·2	18:30	~	8·26	19	四運四氣	火	木
9·23	~	11·11	8·26	19	~	10·16	19:45	四運五氣	火	君火
11·11	~	11·22	10·16	19:45	~	10·27	2	五運五氣	土	君火
11·22	~	1·20	10·27	2	~	12·27	21	五運六氣	土	土

第二章 運氣寶鑑處方

一. 운기보감처방 사용법

① 운기보감처방은 天干藥과 中元藥으로 나눈다. 天干藥은 運과 氣가 같은 一運一氣·二運二氣·三運三氣·四運四氣·五運五氣의 기본처방이고, 中元藥은 運과 氣가 다른 一運二氣·二運三氣·三運四氣·四運五氣·五運六氣의 기본처방이다. 天干藥과 中元藥은 매년 첫머리에 표시하였고, 기본처방을 이용한 경우는 각 운기처방에 (天干藥) 또는 (中元藥)으로 표시하였다.

② 기본처방(天干藥 또는 中元藥)을 이용하지 않은 경우는 기본처방을 기재하지 않았다.

③ 처방 중에는 중복된 약물이 있는 경우가 있다. 예컨대 丙寅年 五運六氣에 보면 기본처방에는 白朮을 君藥으로 2錢을 쓰라고 되어 있으나, 오운육기처방에는 當歸를 君藥으로 쓰되 2錢으로 하라고 되어 있다. 이런 경우 白朮을 다른 약과 같이 1錢으로 수정하면 된다.

④ 爲君으로 하라고 제시는 하였으나 用量이 없는 경우도 있다. 예컨대 丁卯年 四運四氣에 보면 白茯苓을 君藥으로 하라고 되어있으나 用量이 없다. 이 경우는 증상에 따라 적절한 量을 정하여 사용한다.

⑤ 기본처방에서 加하는 약물이 있고 각 運氣에서 또 加減하는 약물이 있다. 예컨대 壬申年 二運二氣에 보면 天干藥에서 陽虛하면 鹿茸과 五味子를 加하라고 하였고, 二運二氣에서는 知母·黃柏을 去하고 枸杞子·肉從容 등을 加하라고 하였다.

⑥ 약물이 중복되는 경우 많은 쪽을 선택하여 쓰면 된다. 예컨대 己巳年 二運二氣에 보면 天干藥에 五味子가 7分 들어가 있으나, 二運二氣에서는 五味子를 1錢으로 쓰라고

하였다. 이런 경우 많은 쪽을 선택하여 1錢을 쓰면 된다.

⑦ 간혹 없는 약을 去하라고 한 경우도 있다. 예컨대 庚子 五五 土相火의 加減法 '天干藥 去 蒼朮 木香 加 龜板 7錢 牛膝 砂仁 麥門冬 各 2錢 鹿茸酒炙 1錢'에서 蒼朮은 庚子年 天干藥에 원래 없다. 이런 경우는 출판할 때 誤字 또는 脫字로 보이나 참고한 문헌 모두가 같아서 확인할 방법이 없어 수정하지 않았다.

⑧ 附子는 의사 판단에 따라 신중히 사용해야 한다.

⑨ 혹 誤字로 보이나 특별한 이유가 없는 한 그대로 실었다. 예컨대 甲午 三三 水君火의 〔加減八診湯〕에서 '診'은 '珍' 혹은 '陳'의 誤字로 보이나 그대로 診을 고치지 않았다.

⑩ 운기보감 처방은 조원희 선생의 『운기보감』과 오대영 원장의 『운기보감』을 위주로 하였으며, 조원희 선생의 책은 "趙本"으로, 오대영 원장의 책은 "吳本"으로 표시하였다.

⑪ 초창결은 한국의학대계 권 43과 청구한의학연구회 本을 위주로 하였다.

1. 甲子年

☯ 甲子年 天干藥

〔加味附子山茱萸湯〕

附子炮 山藥 山茱萸 烏梅 各 2錢5分, 丁香 藿香 甘草 五味子 鹿茸 各 2錢, 肉蓯蓉 熟地黃 各 1錢, 薑三棗二

☯ 甲子年 中元藥

〔復元湯〕

澤瀉 2錢5分, 柯子肉 2錢, 木香 回香酒炒 獨活 厚朴薑製 吳茱萸湯炮 橘皮 各 2錢, 肉荳蔻煨 檳榔 蘇葉 甘草 川椒去目 各 1錢

(1) 甲子 一一 土水

胃經濕痰流行 四肢骨節痛 上焦虛熱 下焦冷.

〔加味苓附湯〕

白茯苓 2錢5分, 當歸 川芎 香附子 白朮 陳皮 各 1錢, 桔梗 2錢, 枳殼 附子 肉桂 各 1錢 5分, 五味子 7分, 薑三棗二

(2) 甲子 一二 土木

肝經瘀血 胃經濕痰 眩暈 消化不良 滯症 陽氣不足 或 浮症.

〔加減復元湯〕

白茯苓 3錢, 乾薑 附子 肉桂 澤瀉 各 2錢, 柯子肉 回香酒炒 陳皮 青皮 厚朴 蘇子炒研 木香 各 1錢, 甘草 7分

(3) 甲子 二二 金木

脾經痰生 故 肝經不足 脚氣 蛔蟲痛 精神 眩暈.

〔加味四六湯〕

白茯苓 4錢, 當歸 川芎 熟地黃 山藥 山茱萸 白芍藥 牧丹皮 澤瀉 各 2錢, 肉桂 附子 鹿茸酒灸 各 1錢5分, 五味子 7分, 薑三棗二

(4) 甲子 二三 金君火

火克金 肝胃經熱痰 腹痛 四肢骨節痛.

〔加減正元湯〕

熟地黃 5錢, 桂皮 乾薑 當歸 各 1錢, 大黃酒炒黑 7分, 獨活 吳茱萸湯炮 各 2錢, 檳榔 蘇葉 川椒去目 各 1錢, 鹿茸酒灸 1錢5分, 五味子 5分, 薑三棗二

(5) 甲子 三三 水君火

水旺 病在心經 消化不良 夢煩 或 頭痛.

〔加味八味湯〕

人蔘 3錢, 附子 乾薑 各 2錢, 肉桂 白朮 麥門冬 白茯苓 吳茱萸湯炮 肉荳蔲煨 各 1錢5分, 貢砂仁炒研 藿香 各 1錢, 五味子 5分, 薑三棗二

(6) 甲子 三四 水土

水克火 故 不能火生土 胃經虛 食無味 滯症 冷痰 四肢骨節痛.

〔加味附茸湯〕

熟地黃 10錢, 當歸 5錢, 肉桂 附子 各 2錢, 乾薑 五味子 鹿茸酒灸 肉蓯蓉 各 1錢, 桔梗 3錢, 白芥子炒研 2錢, 薑三棗二

(7) 甲子 四四 木土

肝經木旺 精神 眩暈 或 血症 頭痛 食味不足.

〔加味朮厚湯〕

白朮 2錢, 厚朴 白芷 川芎 沙蔘 各 1錢5分, 青皮 柴胡 桂枝 枸杞子 各 1錢, 肉蓯蓉 五味子 7分, 薑三棗二

(8) 甲子 四五 木相火

肝經木旺 木克土 火痰入脾經 精神 眩暈 驚痰瘀血流行 四肢脚痛 頭痛 怔忡.

〔加味養血湯〕

當歸 川芎 白芍藥 熟地黃 木香 砂仁炒研 麥門冬 五味子 桂皮 人蔘 黃芪 枸杞子 肉蓯蓉 各 1錢, 鹿茸酒灸 3錢, 青皮 白朮土炒 各 1錢

(9) 甲子 五五 火相火

心胃經熱 火痰得虛 火克金 肺不足 腹痛 水枯 上火.

〔降火補陰煎〕

玄參 7錢, 熟地黃 3錢, 白朮 白茯苓 當歸 川芎 白芍藥 各 2錢, 香附子 黃芪蜜灸 鹿茸酒炙 各 1錢5分, 五味子 甘草 各 1錢

(10) 甲子 五六 火金

心傷 故 肺經濕痰 或乾咳嗽 急性浮症 消化不良.

〔復元湯(中元藥)〕

澤瀉 2錢 5分, 柯子肉 2錢, 木香 回香酒炒 獨活 厚朴薑製 吳茱萸湯炮 橘皮 各 2錢, 肉荳蔻煨 檳榔 蘇葉 甘草 川椒去目 各 1錢

加 熟地黃 3錢, 白芍藥 石昌蒲 遠志去骨 麥門冬去心 各 1錢, 薑三棗二.

2. 乙丑年

☯ 乙丑年 天干藥

〔補中治濕湯〕

人蔘 白朮 蒼朮 陳皮 各 1錢, 赤茯苓 麥門冬 木通 各 7分, 當歸 黃芩 厚朴 甘草 各 5分

☯ 乙丑年 中元藥

〔加味降火湯〕

蘇子炒研 2錢, 半夏薑製 白朮 肉桂 陳皮 當歸 川芎 各 1錢5分, 柴胡 厚朴 麥門冬 木香 五味子 桑白皮 各 1錢

(1) 乙丑 —— 金木

肺經濕痰 血分不足 左尺不能 或 痲木 風症.

〔加味補肝湯〕

桂皮 3錢, 白芍藥 2錢, 熟地黃 當歸 川芎 人蔘 各 1錢, 甘草 5分, 鹿茸酒灸 2錢, 乾薑炮 1錢

(2) 乙丑 一二 金君火

肺經旺 膽大心小 故 心傷 煩熱 精神眩暈 咳喘 陽小陰大 痲疾症.

〔加味降火湯(中元藥)〕

蘇子炒研 2錢, 半夏薑製 白朮 肉桂 陳皮 當歸 川芎 各 1錢5分, 柴胡 厚朴 麥門冬 木香 五味子 桑白皮 各 1錢

去 蘇子 麥門冬, 加 當歸 白茯苓 枸杞子 肉蓯蓉 各 1錢5分, 五味子 黃芩炒 白芥子炒研 各 1錢, 薑五.

(3) 乙丑 二二 水君火

冷痰入五臟 精神不足 全身不能 骨節痛.

〔補中治濕湯(天干藥)〕

人蔘 白朮 蒼朮 陳皮 各 1錢, 赤茯苓 麥門冬 木通 各 7分, 當歸 黃芩 厚朴 甘草 各 5分

去 蒼朮 赤茯苓 木通 黃芩, 加 熟地黃 3錢, 當歸 肉蓯蓉 枸杞子 鹿茸酒灸 山藥 山茱萸 附子 各 2錢, 肉桂 1錢.

(4) 乙丑 二三 水土

金不生水 故 陰虛火動 夢中水生 水克火 不生火 故 冷滯 消化不良.

〔加味鎭陰煎〕

熟地黃 10錢, 附子 牛膝 澤瀉 各 1錢5分, 肉桂 甘草灸 鹿茸 五味子 各 1錢, 薑三

(5) 乙丑 三三 木土

肝痰風入胃經 怔忡 精神不足 消化不良.

〔加味歸茸湯〕

熟地黃 5錢, 當歸 3錢, 鹿茸酒灸 山藥 山茱萸 枸杞子 肉蓯蓉 白茯苓 甘草 五味子 各 2錢, 石昌蒲 遠志去骨 各 1錢, 薑三

(6) 乙丑 三四 木相火

肝火生 入胃經 痰滯 精神不足 或 血症 痲風症 頭痛.

〔加味補脾飮〕

人蔘 白朮 柴胡 各 2錢, 半夏薑製 砂仁炒研 鹿茸酒灸 枸杞子 各 1錢5分, 當歸 川

芎 草果 厚朴 麥門冬去心 各 1錢, 甘草 7分, 薑三棗二

(7) 乙丑 四四 火相火

心大肺虛로 乾泉 乾咳 血分不足 精神 眩暈 心傷 有滯症 虛陽發生 或 吐血病 頭冷.

〔補中治濕湯(天干藥)〕

人蔘 白朮 蒼朮 陳皮 各 1錢, 赤茯苓 麥門冬 木通 各 7分, 當歸 黃芩 厚朴 甘草 各 5分

去 黃芩 木通 蒼朮, 加 熟地黃(爲君) 3錢, 白茯神 鹿茸酒灸 各 2錢, 五味子 三七根 海馬人乳灸 蛤蚧酒灸 各 5錢, 薑五棗四.

(8) 乙丑 四五 火金

肺經熱 火痰 消化不良 四肢骨節痛 腹中痰痛 咽喉症.

〔開氣消痰湯〕

桔梗 香附子 白殭蠶 各 2錢, 陳皮 片金 枳殼 各 1錢 前胡 半夏 羌活 荊芥 檳榔 良薑 各 7分, 甘草 5分, 鹿茸酒灸 1錢, 五味子 7分

(9) 乙丑 五五 土金

胃肺經濕痰 膝浮 骨節痛 咳喘急 或 腹痛 陰多陽小.

〔加味六君子湯〕

人蔘 鹿茸酒灸 3錢, 白朮 龍眼肉 使君子肉 乾薑 各 2錢, 砂仁炒研 肉桂 各 1錢, 五味子 甘草 各 5分, 桔梗 3錢, 枳殼 2錢, 白芥子 7分, 薑五

(10) 乙丑 五六 土水

土克水 故 下焦腎水不足 上焦濕痰 滯症 四肢骨節痛.

〔加味降火湯(中元藥)〕

蘇子炒研 2錢, 半夏薑製 白朮 肉桂 陳皮 當歸 川芎 各 1錢5分, 柴胡 厚朴 麥門冬 木香 五味子 桑白皮 各 1錢

加 鹿茸酒灸 3錢, 丁香 白荳蔻炒 乾薑炮 益智仁炒研 各 1錢, 五味子 5分, 薑五.

3. 丙寅年

☯ 丙寅年 天干藥

〔加味補益湯〕

人蔘 3錢, 白朮 甘草 當歸 川芎 陳皮 升麻 柴胡 黃芪 白茯苓 各 1錢5分, 知母鹽酒炒 黃柏鹽酒炒 各 7分

☯ 丙寅年 中元藥

〔加味養胃湯〕

白朮 2錢, 人蔘 甘菊 陳皮 玄參 當歸 川芎 白芷 各 1錢, 荊芥 白茯苓 防風 薄荷 甘草 各 5分, 薑三棗二

(1) 丙寅 一一 水君火

裏冷 全部冷痰 水克火 心傷 虛熱發生 消化不良.

〔加味八味湯〕

白茯苓 4錢 山藥 山茱萸 各 2錢, 熟地黃 澤瀉 牧丹皮 各 1錢5分, 肉桂 附子 各 5分, 鹿茸 枸杞子 各 1錢 五味子 5分, 薑三棗二

(2) 丙寅 一二 水土

冷腹痛 四肢骨節痛 消化不良 滯症 手足冷症.

〔加減八味湯〕

附子 3錢, 沙蔘 人蔘 白朮 各 2錢, 鹿茸酒灸 熟地黃 乾薑土炒 1錢5分, 肉桂 五味子 當歸 川芎 枸杞子 各 1錢, 甘草 7分, 薑三

(3) 丙寅 二二 木土

肝經風木 皮膚痒痲 精神 眩暈 胃經入驚痰 瘀血 眼疾 血淋 小便多少白赤 頭痛.

〔加味補益湯(天干藥)〕

人蔘 3錢, 白朮 甘草 當歸 川芎 陳皮 升麻 柴胡 黃芪 白茯苓 各 1錢5分, 知母鹽酒炒 黃柏鹽酒炒 各 7分

加 白芷 天麻 各 1錢, 白芍藥 鹿茸酒灸 各 2錢, 知母鹽酒炒 黃柏鹽酒炒 各 8分, 梔子

炒 7分.

(4) 丙寅 二三 木相火

肝火 頭痛 瘀血 目赤 似瘧非瘧症 痛.

〔加味養胃湯(中元藥)〕

白朮 2錢, 人蔘 甘菊 陳皮 玄參 當歸 川芎 白芷 各 1錢, 荊芥 白茯苓 防風 薄荷 甘草 各 5分, 薑三棗二

去 當歸, 加 白芷 荊芥 肉荳蔻煨 熟地黃(爲君) 枸杞子 五味子 各 1錢5分, 柴胡 青皮 各 7分.

(5) 丙寅 三三 火相火

性急 心傷 肺經不足 腎水乾泉 上焦熱 下焦冷.

〔黃連淸心飮〕

黃連 生地黃 當歸 甘草 白茯神 酸棗仁炒 遠志去骨 人蔘 蓮子肉 各 1錢

(6) 丙寅 三四 火金

心肺經熱 火痰 脇痛 脚氣痛.

〔加味二陳湯〕

半夏薑製 南星 黃芩 赤茯苓 梔子 陳皮 蒼朮 桔梗 遠志 柴胡 石昌蒲 各 1錢, 木果 黃柏鹽酒炒 知母鹽酒炒 各 7分, 薑三

(7) 丙寅 四四 土金

胃肺經濕痰 四肢骨節痛 頭痛 風濕痰流注於全體.

〔加味補益湯(天干藥)〕

人蔘 3錢, 白朮 甘草 當歸 川芎 陳皮 升麻 柴胡 黃芪 白茯苓 各 1錢5分, 黃柏鹽酒炒 知母鹽酒炒 各 7分

去 當歸 知母 黃柏, 加 熟地黃(爲君), 龜板酒灸 2錢, 柯子肉 五味子 砂仁炒研 各 1錢, 鹿茸酒灸 2錢.

(8) 丙寅 四五 土水

胃經濕痰 下焦冷 腎水枯渴 手足不仁.

〔加味養胃湯(中元藥)〕

白朮 2錢, 人蔘 甘菊 陳皮 玄參 當歸 川芎 白芷 各 1錢, 荊芥 白茯苓 防風 薄荷 甘草 各 5分, 薑三棗二

去 玄參 荊芥, 加 附子 肉桂 破古紙鹽酒炒研 各 1錢5分, 杜冲薑製 7分, 五味子 5分, 鹿茸酒炙 2錢.

(9) 丙寅 五五 金水

肺經咳喘急 或痰 積聚症 四肢骨節痛.

〔加味四茸湯〕

當歸 5錢, 川芎 熟地黃 白芍藥 鹿茸酒炙 各 2錢, 五味子 桂枝 各 1錢, 薑三棗二

(10) 丙寅 五六 金木

肝經血分不足 陽虛 水氣枯 咳嗽 膽乾.

〔加味養胃湯(中元藥)〕

白朮 2錢, 人蔘 甘菊 陳皮 玄參 當歸 川芎 白芷 各 1錢, 荊芥 白茯苓 防風 薄荷 甘草 各 5分, 薑三棗二

去 荊芥, 加 當歸(爲君) 2錢, 枸杞子 蓮子肉 熟地黃 乾薑 車前子 五味子 各 1錢.

4. 丁卯年

☯ 丁卯年 天干藥

〔加味双和湯〕

白芍藥 2錢5分, 熟地黃 黃芪 當歸 川芎 陳皮 蒼朮 厚朴 各 1錢, 半夏 藿香 甘草 肉桂 各 5分, 薑三棗二

☯ 丁卯年 中元藥

〔加味双補湯〕

白芍藥 2錢5分, 熟地黃 當歸 川芎 牛膝 木果 桂皮 桂枝 半夏 乾薑 黃芪 各 1錢5分, 檳榔 甘草 各 7分

(1) 丁卯 一一 木土

肝經血分太過 怔忡 胃虛症 有滯症.

〔加味八物湯〕

人蔘 白茯苓 白朮 香附子 當歸 川芎 白芍藥 砂仁炒研 各 1錢5分, 薑三棗二

(2) 丁卯 一二 木相火

木肝經血屬旺 不得木生火 心胃經虛 滯脈 瘀血 怔忡 眩暈 頭痛 客來瘧症.

〔加味大補湯〕

人蔘 白朮 當歸 川芎 白芍藥 枸杞子 肉桂 熟地黃 木香 甘草 各 1錢5分, 玄參 五味子 各 1錢, 薑三棗二

(3) 丁卯 二二 火相火

金火相克 心肺經血小 未能木生火 木則血屬 故 血分病.

〔加味雙和湯(天干藥)〕

白芍藥 2錢5分, 熟地黃 黃芪 當歸 川芎 陳皮 蒼朮 厚朴 各 1錢, 半夏 藿香 甘草 肉桂 各 5分, 薑三棗二

去 半夏 藿香, 加 遠志去骨 石菖蒲 白茯神 天門冬 各 1錢, 鹿茸酒灸 2錢, 五味子 7分, 薑三棗二

(4) 丁卯 二三 火金

心經火邪 火克金 故 未能生金水 而病在腎經 故 陰虛火動 上焦煩熱 眩暈 怔忡 消化不良 下冷 乾泉也.

〔加味雙補湯(中元藥)〕

白芍藥 2錢5分, 熟地黃 當歸 川芎 牛膝 木果 桂皮 桂枝 半夏 乾薑 黃芪 各 1錢5分, 檳榔 甘草 各 7分

去 木果 桂皮 半夏 檳榔, 加 蓮子肉 巴戟 鹿茸酒灸 各 2錢, 肉蓯蓉 五味子 枸杞子 各 1錢.

(5) 丁卯 三三 土金

胃肺經濕痰 入肝血分 陽虛 鼻乾 咳喘 陰多 虛陽動 多用水氣生病.

〔加味雙和湯(天干藥)〕

白芍藥 2錢5分, 熟地黃 黃芪 當歸 川芎 陳皮 蒼朮 厚朴 各 1錢, 半夏 藿香 甘草 肉桂 各 5分, 薑三棗二

去 蒼朮 厚朴 半夏 藿香, 加 白朮 山茱萸 人蔘 黃芪蜜炙 貢砂仁炒研 各 1錢, 鹿茸酒炙 2錢, 五味子 7分, 薑三棗二.

(6) 丁卯 三四 土水

胃强受邪 胃經滯痰 四肢不筋 下焦不足.

〔加味雙補湯(中元藥)〕

白芍藥 2錢5分, 熟地黃 當歸 川芎 牛膝 木果 桂皮 桂枝 半夏 乾薑 黃芪 各 1錢5分, 檳榔 甘草 各 7分

去 桂皮 檳榔 牛膝 木果, 加 柏子仁 枸杞子 附子 各 1錢, 鹿茸酒炙 1錢5分.

(7) 丁卯 四四 金水

肺金燥冷 上焦虛煩症 下焦陰虛 或 脚氣 骨節痛 精神不足.

〔加味雙和湯(天干藥)〕

白芍藥 2錢5分, 熟地黃 黃芪 當歸 川芎 陳皮 蒼朮 厚朴 各 1錢, 半夏 藿香 甘草 肉桂 各 5分, 薑三棗二

去 白芍藥 半夏 藿香, 加 白茯苓(爲君) 白荳蔲 人蔘 五味子 天門冬 各 1錢5分, 鹿茸酒炙 8分.

(8) 丁卯 四五 金木

肺强肝邪 血分虛 心弱 肺鬱 咳嗽急 陽虛 無力症.

〔加味雙補湯(中元藥)〕

白芍藥 2錢5分, 熟地黃 當歸 川芎 牛膝 木果 桂皮 桂枝 半夏 乾薑 黃芪 各 1錢5分, 檳榔 甘草 各 7分

加 人蔘(爲君) 3錢, 鹿茸酒炙 2錢, 白芍藥 1錢5分, 五味子 7分.

(9) 丁卯 五五 水木

心冷 腹痛 陰陽虛中 胃虛 乾嘔症.

〔加味滋腎湯〕

熟地黃 5錢, 當歸 枸杞子 鹿茸酒灸 肉蓯蓉 附子 肉桂 五味子 各 1錢, 杜冲薑製炒 柴胡 各 5分, 薑三棗二

(10) 丁卯 五六 水君火

腎克心 心邪 裏冷 消化不良 寒邪 肢節痛 精神鬱鬱 心悲症.

〔加味補精湯〕

土龜板酒灸 10錢, 附子 5錢, 當歸 枸杞子 肉桂 肉蓯蓉 各 3錢, 五味子 知母 黃柏 各 1錢, 乾薑 7分

5. 戊辰年

☯ 戊辰年 天干藥

〔加味解鬱湯〕

香附子 2錢, 蘇葉 升麻 赤芍藥 麻黃 陳皮 川芎 葛根 白芷 蒼朮 桂枝 各 1錢, 甘草 5分, 薑三棗二

☯ 戊辰年 中元藥

〔加味生脈散〕

當歸 2錢, 川芎 熟地黃 白芍藥 麥門冬 人蔘 五味子 各 1錢5分, 肉桂 香附子 甘草 各 1錢

(1) 戊辰 一一 火相火

心克肺 邪金不足 故 痰喘 未能金生水 腎水不足 陽虛 消化不良.

〔加味滋腎湯〕

熟地黃 枸杞子 肉蓯蓉 山藥 各 3錢, 巴戟 破古紙鹽酒炒 元杜冲薑製 鹿茸酒灸 各 2錢, 唐木香 砂仁炒研 五味子 各 1錢

(2) 戊辰 一二 火金

心火太過 故 肺金受邪 未能金生水 腎水不足 心煩 虛熱 或 乾咳 血症.

〔加味大補湯〕

乾地黃 3錢, 巴戟 山藥 山茱萸 肉蓯蓉 白茯苓 五味子 麥門冬 官桂 各 1錢, 甘草 玄參 鹿茸酒灸 各 5分

(3) 戊辰 二二 土金

胃弱心强 金不生水 瀉土補腎 或 浮症.

〔加減壯原湯〕

人蔘 白朮 各 2錢, 赤茯苓 破古紙鹽酒炒研 陳皮 肉桂 乾薑 肉蓯蓉 枸杞子 五味子 各 1錢, 唐木香 貢砂仁炒研 各 7分, 黃芩酒炒 5分, 甘草 3分, 薑三

(4) 戊辰 二三 土水

脾土太過 腎水受邪 未能水生木 肝經血分 陽氣不足 裏冷 消化不良 四肢骨痛

〔加味生脈散(中元藥)〕

當歸 2錢, 川芎 熟地黃 白芍藥 麥門冬 人蔘 五味子 各 1錢5分, 肉桂 香附子 甘草 各 1錢

去 白芍藥, 加 白茯苓 陳皮 白朮 砂仁炒研 枳殼麸炒 桔梗 各 2錢, 鹿茸酒灸 肉蓯蓉 枸杞子 各 1錢, 肉桂 附子 各 5分, 薑三棗二.

(5) 戊辰 三三 金水

肺强 肝木受邪 血分陽虛 火痰入腎 流注上焦 故 頭痛 骨節痛 四肢不筋.

〔加減鎭陰煎〕

熟地黃 7錢, 肉蓯蓉 5錢, 肉桂 覆盆子 蓮子肉 香附子 乾薑 五味子 各 2錢, 鹿茸酒灸 1錢5分, 半夏薑製 7分

(6) 戊辰 三四 金木

肺金太過 肝木受邪 未能木生火 故 心冷 血虛 消化不良 骨節痛 眩暈.

〔加味生脈散(中元藥)〕

當歸 2錢, 川芎 熟地黃 白芍藥 麥門冬 人蔘 五味子 各 1錢5分, 肉桂 香附子 甘草 各 1錢

去 麥門冬, 加 砂仁 白茯苓 唐木香 烏藥 防已 牛膝酒洗 各 1錢, 薑五.

간혹 腹痛·血虛頭痛이 발생하면 白芷·半夏 각 1錢을 가한다.

(7) 戊辰 四四 水木

水克火 心臟受邪 順性用心 脾土不足 故滯症.

〔加味附茸湯〕

當歸 5錢, 熟地黃 枸杞子 各 2錢, 肉蓯蓉 鹿茸酒炙 各 1錢5分, 肉桂 附子 乾薑 各 5分, 薑三棗二

만약 血症·嘔吐가 발생하면 五味子·白朮 각 1錢을 가한다.

(8) 戊辰 四五 水君火

腎水太過 水克火 故心腸冷 消化不良 客邪犯胃 骨節痛.

〔加味補心湯〕

當歸 川芎 各 3錢, 白茯苓 沈香 鬼絲子酒炒研 熟地黃 黃芪蜜炙 各 2錢, 附子 肉桂 巴戟 破古紙鹽酒炒 柏子仁研炒 肉蓯蓉 各 1錢, 薑三棗二

만약 腎水不足한 경우에는 胡蘆巴酒炒 8分과 鹿茸酒炙·五味子 각 5分을 가한다.

(9) 戊辰 五五 木君火

肝木太强 脾土受邪 不能土生金 血滯 驚痰 瘀血 怔忡 筋縮 皮膚痒痲.

〔加味解鬱湯(天干藥)〕

香附子 2錢, 蘇葉 升麻 赤芍藥 麻黃 陳皮 川芎 葛根 白芷 蒼朮 桂枝 各 1錢, 甘草 5分, 薑三棗二

去 香附子 麻黃, 加 砂仁 熟地黃 各 1錢 青皮 黃連 各 6分.

(10) 戊辰 五六 木土

肝木太過 胃土受邪 消化不良 怔忡 俠疹風痒症.

〔加味生脈散(中元藥)〕

當歸 2錢, 川芎 熟地黃 白芍藥 麥門冬 人蔘 五味子 各 1錢5分, 肉桂 香附子 甘草 各 1錢

加 白朮 砂仁炒研 白荳蔻炒研 各 1錢.

6. 己巳年

☯ 己巳年 天干藥

〔加減双補湯〕

當歸 2錢, 川芎 熟地黃 黃芪蜜炙 人蔘 鹿茸酒炙 枸杞子 白茯苓 各 1錢5分, 白朮土炒 肉蓯蓉 肉桂 青皮 砂仁炒研 五味子 各 7分

☯ 己巳年 中元藥

〔二氣飮子〕

熟地黃 3錢, 當歸 川芎 枸杞子 白芍藥 各 1錢5分, 細辛 白芷 附子 甘草 白芥子炒研 蒼朮 各 1錢, 薑三

(1) 己巳 一一 土金

胃土太過 胃肺經濕痰 腎水受邪 下冷上熱 痰滯症 四肢腰痛.

〔加減和中湯〕

白朮 厚朴薑製 桂心 藿香 草果仁炒研 乾薑 砂仁炒研 各 1錢5分, 鹿茸酒炙 五味子 各 1錢

(2) 己巳 一二 土水

胃强 水邪 病在腎經 下冷 不得水昇火降 消化不良 四肢腰痛.

〔二氣飮子(中元藥)〕

熟地黃 3錢, 當歸 川芎 枸杞子 白芍藥 各 1錢5分, 細辛 白芷 附子 甘草 白芥子炒研 蒼朮 各 1錢, 薑三

去 白芷 細辛, 加 杜冲 牛膝酒洗 五味子 五加皮 玄參 各 1錢.

(3) 己巳 二二 金水

相合 土克水 腎水受邪 肢節痛 頭痛 眩暈 嘔吐 或 血症.

〔加減雙補湯〕

當歸 2錢, 川芎 熟地黃 黃芪蜜炙 人蔘 鹿茸酒炙 枸杞子 白茯苓 各 1錢5分, 白朮土炒 肉蓯蓉 肉桂 青皮 砂仁炒研 各 1錢, 五味子 7分

加 牧丹皮 澤瀉 熟地黃(爲君) 人蔘 黃芪 沙蔘 五味子 肉蓯蓉 各 1錢.

(4) 己巳 二三 金木

肺金旺 肝經血分受邪 陰多陽小 四肢骨節痛 脇痛.

〔二氣飮子(中元藥)〕

熟地黃 3錢, 當歸 川芎 枸杞子 白芍藥 各1錢5分, 細辛 白芷 附子 甘草 白芥子炒研 蒼朮 各 1錢, 薑三

去 附子, 加 當歸(爲君).

병이 本症과 같지 않으면 蒼朮·細辛·白芷를 빼고 杜冲·牛膝·肉蓯蓉·鹿茸酒灸 각 2錢, 五味子 7分, 薑三을 가한다.

(5) 己巳 三三 水木

腎水太過 未能水生木 心經受邪 裏冷 消化不良 骨節痛 眩暈.

〔加減養胃湯〕

沙蔘 3錢, 白茯苓 白朮土炒 當歸 川芎 各 2錢, 柴胡 枸杞子 肉蓯蓉 五味子 青皮 砂仁 各 1錢, 鹿茸酒灸 肉桂 甘草 各 7分, 薑三棗二

(6) 己巳 三四 水君火

腎水太過 水克火 病在心經 裏冷 消化不良 眩暈 或 寒熱 頭痛 肢節痛.

〔二氣飮子(中元藥)〕

熟地黃 3錢, 當歸 川芎 枸杞子 白芍藥 各 1錢5分, 細辛 白芷 附子 甘草 白芥子炒研 蒼朮 各 1錢, 薑三

加〔八味湯: 熟地黃 4錢 山藥 山茱萸 各 2錢, 白茯苓 牧丹皮 澤瀉 各 1錢5分, 肉桂 附子 各 5分〕.

(7) 己巳 四四 木君火

肝木太過 胃經受邪 脾虛弱 嘔吐 或 滯症 頭痛 眩暈.

〔加減柴四湯〕

人蔘 2錢, 白朮土炒 白茯苓 柴胡 當歸 川芎 白芷 熟地黃 各 1錢5分, 乾地黃 肉桂 砂仁炒研 甘草 各 1錢

(8) 己巳 四五 木土

肝木太過 胃土受邪 急性 痰滯症 消化不良 或血風 皮風.

〔加味養胃湯〕

蒼朮 2錢, 白朮 白茯苓 人蔘 白芍藥 柴胡 玄參 砂仁炒研 青皮 白芷 防風 各 1錢, 羌活 甘草 各 7分, 薑三棗二

(9) 己巳 五五 火土

心動火 故 火克金 肺經 血管不足 陰陽俱虛 消化不良 肢節痛.

〔加減八味湯〕

白茯苓 4錢, 山藥 山茱萸 熟地黃 各 3錢, 肉桂 牧丹皮 附子 麥門冬去心 川芎 鹿茸酒灸 五味子 各 1錢5分

(10) 己巳 五六 火相火

心經太過 肺經受邪 病在血管 心熱 血症 骨節痛 四肢無力.

〔二氣飮子(中元藥)〕

熟地黃 3錢, 當歸 川芎 枸杞子 白芍藥 各 1錢5分, 細辛 白芷 附子 甘草 白芥子炒研 蒼朮 各 1錢, 薑三

去 白芷 細辛 白芥子, 加 牛膝酒洗 鹿茸酒灸 各 2錢, 五味子 蓮子肉 各 1錢, 薑三.

7. 庚午年

☯ 庚午年 天干藥

〔加味八味湯〕

白茯苓 4錢, 山藥 山茱萸 熟地黃 各 1錢5分, 杜冲薑製 牛膝酒洗 澤瀉 牧丹皮 肉桂 人蔘 鹿茸酒灸 各 1錢

☯ 庚午年 中元藥

〔加減双金散〕

白芍藥 2錢5分, 當歸 川芎 熟地黃 黃芪酒洗 人蔘 陳皮 肉蓯蓉 各 1錢5分, 牛膝酒

洗 木果 桂枝 鹿茸酒灸 木香 五味子 各 1錢, 知母鹽酒炒 黃柏鹽酒炒 甘草 各 7分, 薑三棗二

(1) 庚午 一一 金水

肺金太過 肝木受邪 陽虛 或 咳嗽 脇痛 骨節痛.

〔四六湯〕

熟地黃 4錢, 山藥 山茱萸 各 2錢, 白茯苓 牧丹皮 澤瀉 各 1錢5分, 當歸 川芎 白芍藥 各 1錢2分, 人蔘 桑白皮 貝母 半夏 各 1錢, 薑三棗二

(2) 庚午 一二 金木

肺極 肝經血分不足 陽虛陰多 咳嗽 肢節痛 痰滯 頭風痛.

〔加減雙金散(中元藥)〕

白芍藥 2錢5分, 當歸 川芎 熟地黃 黃芪酒洗 人蔘 陳皮 肉蓯蓉 各 1錢5分, 牛膝酒洗 木果 桂枝 鹿茸酒灸 木香 五味子 各 1錢, 知母鹽酒炒 黃柏鹽酒炒 甘草 各 7分, 薑三棗二

去 桂枝 知母 黃柏 五味子, 加 白芷 杜冲 山茱萸 肉桂 各 1錢.

(3) 庚午 二二 水木

腎水太過 心受邪 未能火生土 胃經濕痰 滯症 消化不良 精神 眩暈.

〔加味八味湯(天干藥)〕

白茯苓 4錢, 山藥 山茱萸 熟地黃 各 1錢5分, 杜冲薑製 牛膝酒洗 澤瀉 牧丹皮 肉桂 人蔘 鹿茸 各 1錢

加 當歸 五味子 破古紙鹽酒炒 巴戟 各 1錢.

(4) 庚午 二三 水君火

心冷 腹痛 消化不良 寒熱往來 精神不足症.

〔加減八味湯〕

白茯苓 3錢, 麥門冬 山茱萸 熟地黃 肉桂 各 1錢5分, 附子 乾薑 鹿茸 枸杞子 五味子 各 1錢

(5) 庚午 三三 木君火

肝木太過 未能木生火 心煩 怔忡症 頭痛 眩暈 胃經不足 或 滯症.

〔加味八味湯(天干藥)〕

白茯苓 4錢, 山藥 山茱萸 熟地黃 各 1錢5分, 杜冲薑製 牛膝酒洗 澤瀉 牧丹皮 肉桂 人蔘 鹿茸酒灸 各 1錢

去 肉桂, 加 砂仁炒研 白朮 各 1錢, 薑三.

(6) 庚午 三四 木土

胃經肝經鬱滯 寒邪風症 眩暈 瘀血 乾泉不足.

〔加減雙金散(中元藥)〕

白芍藥 2錢5分, 當歸 川芎 熟地黃 黃芪酒洗 人蔘 陳皮 肉蓯蓉 各 1錢5分, 牛膝酒洗 木果 桂枝 鹿茸酒灸 木香 五味子 各 1錢, 知母鹽酒炒 黃柏鹽酒炒 甘草 各 7分, 薑三棗二

去 木香 木果 知母 黃柏, 加 柴胡 桔梗 各 2錢.

(7) 庚午 四四 火土

心傷 故 眩暈 嘔吐 或乾咳 肢節痛 頭痛症 寒熱往來.

〔加味八味湯(天干藥)〕

白茯苓 4錢, 山藥 山茱萸 熟地黃 各 1錢5分, 杜冲薑製 牛膝酒洗 澤瀉 牧丹皮 肉桂 人蔘 鹿茸酒灸 各 1錢

加 附子 玄參 黃芪 砂仁炒研 各 1錢, 五味子 7分.

(8) 庚午 四五 火相火

金火相克 故 脚膝痛 咳嗽 積聚 腹痛.

〔滋陰煎〕

當歸 5錢, 熟地黃 肉蓯蓉 枸杞子 鹿茸 各 3錢, 五味子 麥門冬去心 甘草 各 2錢

(9) 庚午 五五 土相火

胃土太過 腎水受邪 濕痰流注 四肢骨節痛 或頭痛.

〔加味八味湯(天干藥)〕

白茯苓 4錢, 山藥 山茱萸 熟地黃 各 1錢5分, 杜冲薑製 牛膝酒洗 澤瀉 牧丹皮 肉桂 人蔘 鹿茸酒灸 各 1錢

去 牧丹皮, 加 川芎 芍藥 五味子 各 1錢 知母鹽酒炒 黃柏鹽酒炒 各 7分.

간혹 乾咳·血症이 발생하면 五味子·枸杞子 각 1錢을 가한다.

(10) 庚午 五六 土金

胃肺經熱痰 骨節痛 頭痛 肢節痛 陽虛寒症 肝經血分不足.

〔加味雙和湯〕

白芍藥 2錢5分, 當歸 川芎 熟地黃 鹿茸 各 2錢, 五味子 黃芪 人蔘 甘草 各 7分, 薑三棗二

8. 辛未年

☯ 辛未年 天干藥

〔加味五味子湯〕

五味子 1錢5分, 附子 巴戟 山茱萸 熟地黃 鹿茸酒灸 杜冲薑製 當歸 白朮 澤瀉 各 1錢

☯ 辛未年 中元藥

〔加味六君煎〕

熟地黃 5錢, 當歸 半夏 白茯苓 陳皮 各 2錢, 人蔘 附子 肉桂 白芍藥 各 1錢, 乾薑 甘草 各 7分

(1) 辛未 一一 水木

水克火 故 心經受邪 裏冷 陽虛 消化不良 夢事不吉 寒熱往來 眩暈.

〔加減雙和湯〕

白芍藥 2錢5分, 當歸 川芎 鹿茸酒灸 熟地黃 黃芪蜜灸 五味子 各 1錢, 附子 肉桂 各 7分, 薑三

(2) 辛未 一二 水君火

腎水太過 心經受邪 心冷 消化不良 骨節頭痛 寒熱 等出.

〔鎭陰煎〕

熟地黃 10錢, 附子 5錢, 牛膝 2錢, 澤瀉 1錢5分, 肉桂 鹿茸酒灸 各 3錢, 五味子 甘草 各 7分

(3) 辛未 二二 木君火

肝經太過 胃土受邪 精神 眩暈 消化不良 或 心虛不寢 半身不遂.

〔加味五味子湯(天干藥)〕

五味子 1錢5分, 附子 巴戟 山茱萸 熟地黃 鹿茸酒炙 杜冲薑製 當歸 白朮 澤瀉 各 1錢

去 附子 當歸, 加 人蔘 砂仁炒研 各 1錢5分, 五味子 7分, 柴胡 升麻 各 5分.

(4) 辛未 二三 木土

肝經太過 胃經受邪 滯症 皮膚瘙痒症 陰虛火動.

〔加味六君煎(中元藥)〕

熟地黃 5錢, 當歸 半夏 白茯苓 陳皮 各 2錢, 人蔘 附子 肉桂 白芍藥 各 1錢, 乾薑 甘草 各 7分

加 砂仁炒研 1錢5分.

(5) 辛未 三三 火土

臟腑未能火生土 胃經濕痰 消化不良 四肢筋縮 頭痛 眼赤.

〔加味五味子湯(天干藥)〕

五味子 1錢5分, 附子 巴戟 山茱萸 熟地黃 鹿茸酒炙 杜冲薑製 當歸 白朮 澤瀉 各 1錢

去 附子, 加 鹿茸 1錢5分, 人蔘 遠志去骨 石菖蒲 各 1錢.

(6) 辛未 三四 火相火

心經太過 肺經受邪 咳嗽 喘急 精神不足 頭瘡 面腫 渴症 血症 上熱下冷 陰虛.

〔淸心蓮子飮〕

當歸 白茯神 各 3錢, 蓮子肉 玄參 遠志 熟地黃 枸杞子 五味子 肉蓯蓉 各 2錢, 梔子 黃柏 各 1錢, 甘草 7分, 薑三棗二

(7) 辛未 四四 土相火

胃經太過 腎經受邪 神經衰弱 滯症.

〔加味補精湯〕

龜板 7錢, 熟地黃 4錢, 肉蓯蓉 枸杞子 人蔘 各 2錢, 白茯苓 白朮 牛膝 肉桂 各 1錢, 附子 五味子 各 7分, 薑三

(8) 辛未 四五 土金

胃肺經濕痰 急咳喘 脇骨節痛 精神眩暈.

〔加味六君煎(中元藥)〕

熟地黃 5錢, 當歸 半夏 白茯苓 陳皮 各 2錢, 人蔘 附子 肉桂 白芍藥 各 1錢, 乾薑 甘草 各 7分

去 附子, 加 當歸(爲君) 3錢, 人蔘 麥門冬去心 砂仁炒研 各 2錢, 陳皮 桂皮 各 7分, 五味子 5分.

(9) 辛未 五五 金金

肺經太過 肝經受邪 病在血分 脇痛 四肢骨節痛.

〔加味五味子湯(天干藥)〕

五味子 1錢5分, 附子 巴戟 山茱萸 熟地黃 鹿茸酒灸 杜冲薑製 當歸 白朮 澤瀉 各 1錢

去 附子, 加 熟地黃(爲君) 5錢, 黃芪 黃柏酒炒 各 1錢5分, 桂枝 3錢.

(10) 辛未 五六 金水

肺經太過 心經受邪 咳嗽 脇痛 四肢骨節痛 或 虛淋 下焦風症.

〔沙四湯〕

沙蔘 5錢, 龜板酒灸 3錢, 牛膝酒洗 當歸 川芎 白芍藥 熟地黃 白朮 木香 各 1錢5分, 砂仁 桑白皮 杏仁 桂枝 黃芩 各 1錢, 薑三棗二

9. 壬申年

☯ 壬申年 天干藥

〔知栢雙和湯〕

白芍藥 2錢5分, 熟地黃 黃芪 當歸 川芎 各 1錢, 桂皮 知母鹽酒炒 黃柏鹽酒炒 甘草 各 7分

陽虛하면 鹿茸酒灸・五味子 8分을 가한다.

☯ 壬申年 中元藥

〔加味建中湯〕

白芍藥 5錢, 桂枝 2錢, 熟地黃 當歸 黃芪蜜灸 陳皮 知母鹽酒炒 黃柏鹽酒炒 甘草 各 1錢, 五味子 5分, 附子 2錢, 薑三棗二

(1) 壬申 一一 木君火

肝經太過 脾受邪 消化不良 急性頭痛 精神 眩暈 血症 皮膚痒痲 頭痛 火滯.

〔加味養胃湯〕

白芍藥 2錢5分, 熟地黃 黃芪 當歸 川芎 枳殼 神麯 麥芽 山査肉 人蔘 靑皮 甘草 各 2錢, 蘇葉 白芷 各 1錢, 薑三棗二

(2) 壬申 一二 木土

肺經太過 胃土受邪 冷滯 火痰入脾經 精神鬱鬱 怔忡 頭痛 肢節痛.

〔加味治中湯〕

靑皮 陳皮 人蔘 白朮 乾薑 肉桂 厚朴 黃芪蜜灸 白荳蔲炒硏 砂仁炒硏 各 1錢5分, 薑三棗二

(3) 壬申 二二 火土

未能火生土 故 胃經不良 心傷 滯症 陰陽俱虛.

〔知栢雙和湯(天干藥)〕

白芍藥 2錢5分, 熟地黃 黃芪 當歸 川芎 各 1錢, 桂皮 知母鹽酒炒 黃柏鹽酒炒 甘草 各 7分

去 知母 黃柏, 加 枸杞子 肉蓯蓉 肉桂 鹿茸 各 1錢5分.

陽虛하면 鹿茸酒灸・五味子 각 8分을 가한다.

(4) 壬申 二三 火相火

心經太過 肺經受邪 陰虛火動.

〔加減治中湯〕

人蔘 白荳蔲炒硏 砂仁炒硏 熟地黃 葛根 升麻 各 1錢, 鹿茸酒灸 2錢, 麥門冬 梔子 各 1錢

(5) 壬申 三三 土相火

胃經太過 腎經受邪 上焦風痰 下焦冷濕痰 四肢骨節痛.

〔知栢雙和湯(天干藥)〕

白芍藥 2錢5分, 熟地黃 黃芪 當歸 川芎 各 1錢, 桂皮 知母鹽酒炒 黃柏鹽酒炒 甘草 各 7分

加 人蔘 白茯苓 乾薑 天麻 麥門冬去心 各 1錢.

陽虛하면 鹿茸酒炙·五味子 각 8分을 가한다.

(6) 壬申 三四 土金

胃經太過 腎水受邪 四肢骨節 脇痛 下焦腎水不足.

〔補中治痰湯〕

白茯苓 3錢, 當歸 川芎 白芍藥 枸杞子 肉蓯蓉 各 2錢, 黃芪蜜炙 人蔘 鹿茸酒炙 五味子 各 1錢, 木香 砂仁炒研 各 7分

(7) 壬申 四四 金金

肺金太過 肝經受邪 咳喘 痰積 蛔痛 陽虛.

〔加味歸脾湯〕

當歸 5錢, 鹿茸酒炙 3錢, 熟地黃 枸杞子 肉桂 各 2錢, 木果 牛膝 肉蓯蓉 五味子 各 7分

(8) 壬申 四五 金水

肺經太過 肝經受邪 風痰 腦鬱 咳嗽 血分不足 陽虛.

〔加味八味湯〕

人蔘 白朮 白茯苓 甘菊 熟地黃 當歸 川芎 黃芪蜜炙 各 1錢5分, 鹿茸酒炙 五味子 砂仁炒研 各 1錢

(9) 壬申 五五 水水

腎水太過 心經受邪 精神 眩暈.

〔五陰煎〕

人蔘 7錢, 熟地黃 4錢, 肉蓯蓉 枸杞子 龜板 牛膝酒洗 各 3錢, 附子 乾薑 肉桂 各 1錢5分, 五味子 1錢, 薑三

(10) 壬申 五六 水木

腎水太過 胃經受邪 冷痰 瘀血痰 怔忡 胃虛 皮膚瘙痒 眼疾 眩暈.

〔加味杞菊湯〕

當歸 川芎 白茯苓 白芍藥 枸杞子 肉蓯蓉 各 2錢, 甘菊 黃芪 五味子 各 1錢, 柴胡 升麻 各 7分

10. 癸酉年

☯ 癸酉年 天干藥

〔加味八味湯〕

白茯苓 3錢, 山藥 山茱萸 各 2錢, 陳皮 白朮土炒 熟地黃 肉荳蔲煨 砂仁炒研 肉桂 木果 各 1錢, 牛膝酒洗 麥門冬去心 甘草 各 8分

☯ 癸酉年 中元藥

〔加減雙和湯〕

玄參 3錢, 白芍藥 2錢, 熟地黃 當歸 川芎 黃芪蜜炙 各 1錢, 桂皮 附子 甘草 各 7分, 薑三棗二

(1) 癸酉 一一 火土

心傷 胃經火痰 食味無 眩暈 下冷.

〔加味山熟湯〕

當歸 5錢, 白茯苓 山茱萸 各 2錢, 熟地黃 沙蔘 澤瀉 遠志去心 石菖蒲 桂皮 各1錢, 附子 五味子 各 7分, 薑五

(2) 癸酉 一二 火相火

火克金 肺經受邪 陰少陽虛 小腸心鬱 怔忡 眩暈.

〔加減雙和湯(中元藥)〕

玄參 3錢, 白芍藥 2錢, 熟地黃 當歸 川芎 黃芪蜜炙 各 1錢, 桂皮 附子 甘草 各 7分, 薑三棗二

去 附子, 加 知母鹽酒炒 黃柏鹽酒炒 梔子炒研 五味子 各 7分.

咽喉痛이 있으면 牛蒡子·桔梗 각 2錢을 가한다.

(3) 癸酉 二二 土相火

胃太過 上焦痰 消化不良 眩暈 下焦冷 夢中受邪.

〔鹿茸大補湯〕

白朮 肉蓯蓉 桔梗 各 2錢, 陳皮 杜冲薑製 白芍藥 當歸 川芎 熟地黃 石斛酒洗 鹿茸酒灸 各 1錢5分, 肉桂 五味子 各 7分, 薑三棗二

(4) 癸酉 二三 土金

胃肺經濕痰盛 脇痛 骨節痛 或 痰飮頭痛 眩暈.

〔六君子湯〕

半夏 白朮 各 1錢5分, 陳皮 白茯苓 人蔘 各 1錢, 甘草灸 5分, 當歸(爲君) 2錢, 薑三棗二

(5) 癸酉 三三 金金

肺經太過 肝經血分不足 脇痛 風痰 骨節痛 咳嗽 眩暈 陰多陽小.

〔加味八味湯(天干藥)〕

白茯苓 3錢, 山藥 山茱萸 各 2錢, 陳皮 白朮土炒 熟地黃 肉荳蔲煨 砂仁炒研 肉桂 木果 各 1錢, 牛膝酒洗 麥門冬去心 甘草 各 8分

去 肉荳蔲 白朮, 加 蒼朮 桂枝 各 2錢, 龜板酒灸(爲君) 4錢, 五味子 白芥子炒研 各 1錢.

(6) 癸酉 三四 金水

金克木 肝木受邪 血分不足 陽虛.

〔加減雙和湯(中元藥)〕

玄參 3錢, 白芍藥 2錢, 熟地黃 當歸 川芎 黃芪蜜灸 各 1錢, 桂皮 附子 甘草 各 7分, 薑三棗二

去 附子, 加 鹿茸酒灸 五味子 各 1錢5分, 枸杞子 肉蓯蓉 各 1錢.

(7) 癸酉 四四 水水

下焦風濕痰 上焦冷 消化不良 精神 眩暈 寒熱往來 頭痛 肢節痛 心腸冷.

〔加味健中湯〕

白芍藥酒炒 白茯苓 白朮 肉蓯蓉 各 2錢. 枸杞子 乾薑炮 肉桂 肉荳蔲煨 鹿茸酒灸 附子 各 1錢5分. 五味子 7分. 薑三棗二

만약 腹痛이 있으면 桂枝·附子 각 3錢을 가한다.

(8) 癸酉 四五 水木

胃經濕痰 滯症 陽虛.

〔鹿茸大補湯〕

熟地黃 5錢, 肉蓯蓉 杜冲薑製 甘草 各 1錢, 白芍藥 2錢5分, 白朮 附子 人蔘 肉桂 半夏 石斛 五味子 各 7分, 鹿茸 黃芪 當歸 白茯苓 各 5分, 薑三棗二

(9) 癸酉 五五 木木

肝經太過 胃經受邪 順性中急 痰瘀血流注 皮膚風痒症 或 眩暈 頭痛.

〔加味健脾湯〕

白朮 白芍藥 白茯苓 各 3錢, 厚朴 靑皮 砂仁 當歸 川芎 陳皮 熟地黃 五味子 鹿茸酒灸 各 1錢5分, 柴胡 升麻 各 5分, 薑三棗二

(10) 癸酉 五六 木君火

肝經生火 食滯 痰滯 或 積聚 腹痛 頭痛 眩暈.

〔加味雙和湯〕

白芍藥 白朮 當歸 川芎 肉桂 人蔘 黃芪 枸杞子 各 1錢5分, 肉蓯蓉 天麻 靑皮 各 7分, 甘草 5分, 薑三棗二

11. 甲戌年

☯ 甲戌年 天干藥

〔八味湯〕

熟地黃 4錢, 山藥 山茱萸 各 2錢, 白茯苓 牧丹皮 各 1錢5分, 當歸 川芎 附子 各 5分, 枸杞子 肉蓯蓉 五味子 各 1錢, 薑三棗二

☯ 甲戌年 中元藥

〔加味右歸飮〕

熟地黃 山藥 枸杞子 杜冲薑製 山茱萸 各 1錢5分, 附子 肉桂 甘草 各 1錢

(1) 甲戌 一一 土相火

胃經痰火 乾咳嗽 或 精神眩暈.

〔加味地黃湯〕

熟地黃 山藥 山茱萸 各 2錢, 白茯苓 牧丹皮 澤瀉 枸杞子 各 1錢, 甘菊 五味子 鹿茸酒灸 各 3錢, 附子 肉桂 各 1錢, 薑三棗二

(2) 甲戌 一二 土金

胃肺經濕痰 下焦冷 腎氣虛 骨節胸脇痛 四肢腰痛 眩暈.

〔淸金降火湯〕

黃芩 白芍藥 各 2錢, 蒼朮 牛膝 木香 桔梗 各 1錢5分, 當歸 川芎 桂枝 白芷 蘇葉 麻黃 甘草 各 7分, 薑三棗二

(3) 甲戌 二二 金金

肺經火閉 臨事眩暈 心脾經虛怯 痰飮症.

〔加味滋陽健脾湯〕

木果 牛膝酒洗 各 2錢, 白朮 陳皮 半夏 白茯苓 各 1錢, 當歸 白芍藥 生乾地黃 人蔘 各 7分, 麥門冬 遠志 川芎 甘草 各 5分, 薑三棗二

(4) 甲戌 二三 金水

肺金旺 腎水不足 胸脇腹痛 骨節痛 或 冷積 痰痛.

〔加味右歸飮(中元藥)〕

熟地黃 山藥 枸杞子 杜冲薑製 山茱萸 各 1錢5分, 附子 肉桂 甘草 各 1錢

去 附子,加 當歸 10錢, 枸杞子 肉蓯蓉 鹿茸酒灸 各 2錢, 五味子 7分,薑三棗二.

(5) 甲戌 三三 水水

陰虛腹冷痛 或 嘔吐 寒氣后汗多 肢節痛 頭痛 眩暈 消化不良.

〔鎭陰煎〕

熟地黃 20錢, 附子 牛膝 各 3錢, 澤瀉 山藥 山茱萸 各 2錢, 白茯苓 肉桂 甘草 各 1錢5分, 薑三棗二

上氣虛하면 人蔘 5錢을 가한다.

頭風이 발생하면 天麻·防風·荊芥를 각 1錢을 가한다.

汗多가 발생하면 桂皮·黃芪를 각 1錢을 가한다.

(6) 甲戌 三四 水木

水生木 木克土 胃經驚痰 瘀血流注 四肢痛 滯症 或 眼疾.

〔加味大營煎〕

熟地黃 7錢, 肉蓯蓉 黃芪 各 5錢, 枸杞子 當歸 川芎 各 3錢, 杜冲薑製 牛膝 肉桂 人蔘 白朮 靑皮 各 1錢, 甘草 5分

(7) 甲戌 四四 木木

肝木太旺 脾土受邪 飮食無味 滯症 瘀血 眩暈.

〔金水煎〕

龜板酒灸 10錢, 白朮 白茯苓 熟地黃 各 5錢, 藿香 靑皮 砂仁 肉荳蔲煨 乾薑 各 2錢, 柴胡 7分 薑三棗二

性急·勞滯症이 있으면 鹿茸 2錢, 五味子 1錢을 가한다.

(8) 甲戌 四五 木君火

心傷 胃不良 飮食無味 精神 眩暈.

〔加味右歸飮(中元藥)〕

熟地黃 山藥 枸杞子 杜冲薑製 山茱萸 各 1錢5分, 附子 肉桂 甘草 各 1錢

去 附子, 加 白芍藥 川芎 砂仁炒硏 各 2錢, 鹿茸酒灸 五味子 各 1錢5分.

(9) 甲戌 五五 火君火

陰虛火動 盜汗多 或 咳嗽 心虛 眩暈 頭痛 血症.

〔八味湯(天干藥)〕

熟地黄 4錢, 山藥 山茱萸 各 2錢, 白茯苓 牧丹 各 1錢5分, 當歸 川芎 附子 各 5分, 枸杞子 肉蓯蓉 五味子 各 1錢, 薑三棗二

去 附子 牧丹皮, 加 熟地黄 當歸 川芎 白朮 遠志 石菖蒲 麥門冬去心 五加皮 各 2錢, 枸杞子 肉蓯蓉 各 1錢, 薑三棗二

(10) 甲戌 五六 火土

上焦熱痰 入心胃經 消化不良 精神不足 眩暈 肢節痛 下焦冷濕 腎氣不足.

〔加減附子理中湯〕

人蔘 白朮 乾薑 白茯苓 各 2錢, 五味子 麥門冬去心 各 1錢, 肉桂 附子 各 7分, 桂枝 2錢, 鹿茸酒炙 枸杞子 各 1錢

12. 乙亥年

☯ 乙亥年 天干藥

〔六君子湯〕

白朮土炒 草果 乾薑炮 白茯苓 陳皮 半夏薑製 人蔘 各 2錢, 使君子 五味子 甘草 各 1錢, 薑三棗

☯ 乙亥年 中元藥

〔加味仁陽湯〕

柏子仁炒 2錢, 熟地黄 人蔘 枳殼 各 1錢5分, 五味子 桂心 山茱萸 甘菊 白茯苓 枸杞子 肉蓯蓉 各 1錢

(1) 乙亥 一一 金金

肺經冷痰 咳喘急 胸脇四肢骨節痛.

〔加味補肝湯〕

白茯苓 3錢, 陳皮 桂皮 各 2錢, 白芍藥 熟地黄 當歸 川芎 人蔘 乾薑炮 各 2錢5分, 桂枝 白芷 甘草 各 1錢, 薑三棗二

(2) 乙亥 一二 金水

肺經風濕痰 陽小陰多 間間脇痛 頭痛.

〔加味仁陽湯(中元藥)〕

柏子仁炒 2錢, 熟地黃 人蔘 枳殼 各 1錢5分, 五味子 桂心 山茱萸 甘菊 白茯苓 枸杞子 肉蓯蓉 各 1錢

加 白芷 半夏 川芎 各 1錢5分, 白芥子炒研 7分.

(3) 乙亥 二二 水水

冷濕痰入心經 肢節痛 頭痛 寒熱往來 或 消化不良.

〔六君子湯(天干藥)〕

白朮土炒 草果 乾薑炮 白茯苓 陳皮 半夏薑製 人蔘 各 2錢, 使君子 五味子 甘草 各 1錢, 薑三棗二

去 草果 半夏, 加 白茯苓爲君 3錢, 鹿茸 熟地黃 各 2錢, 附子 肉桂 各 1錢, 薑三棗二.

(4) 乙亥 二三 水木

肝經太過 胃經受邪 風痰 滯症.

〔加味仁陽湯(中元藥)〕

柏子仁炒 2錢, 熟地黃 人蔘 枳殼 各 1錢5分, 五味子 桂心 山茱萸 甘菊 白茯苓 枸杞子 肉蓯蓉 各 1錢

去 甘菊, 加 熟地黃薑製 川芎 各 3錢, 鹿茸酒灸 當歸 各 2錢, 五味子 7分.

(5) 乙亥 三三 木木

肝經太過 胃經受邪 寒熱往來 滯症 眩暈 陰虛火動 皮膚痒 痲木症 瘀血.

〔加味鎭陰煎〕

熟地黃 10錢, 當歸 川芎 白芍藥 鹿茸酒灸 各 2錢, 柴胡 靑皮 五味子 肉桂 各 1錢, 薑三棗二

(6) 乙亥 三四 木君火

肝木太旺 胃經受邪 滯症 頭痛 精神 眩暈 嘔吐.

〔加味仁陽湯(中元藥)〕

柏子仁炒 2錢, 熟地黃 人蔘 枳殼 各 1錢5分, 五味子 桂心 山茱萸 甘菊 白茯苓 枸杞子 肉蓯蓉 各 1錢

去 枳殼, 加 山査肉 當歸 川芎 砂仁炒研 各 1錢.

(7) 乙亥 四四 火君火

上焦熱入心 胃經肺經受邪 滯症 消化不良 下焦虛冷.

〔六君子湯(天干藥)〕

白朮土炒 草果 乾薑炮 白茯苓 陳皮 半夏薑製 人蔘 各 2錢, 使君子 五味子 甘草 各 1錢, 薑三棗二

去 草果, 加 熟地黃 5錢, 人蔘 3錢, 巴戟 小茴香 益智仁炒研 各 1錢.

(8) 乙亥 四五 火土

火克金 肺經受邪 腎氣虛弱 陽氣虛 頭痛 眩暈 滯症.

〔加味仁陽湯(中元藥)〕

柏子仁炒 2錢, 熟地黃 人蔘 枳殼 各 1錢5分, 五味子 桂心 山茱萸 甘菊 白茯苓 枸杞子 肉蓯蓉 各 1錢

去 枳殼, 加 鹿茸酒灸 3錢, 枸杞子 肉蓯蓉 砂仁炒研 各 1錢.

(9) 乙亥 五五 土土

胃經濕痰 滯症 間間精神眩暈 下焦冷 脚氣痛.

〔六君子湯(天干藥)〕

白朮土炒 草果 乾薑炮 白茯苓 陳皮 半夏薑製 人蔘 各 2錢, 使君子 五味子 甘草 各 1錢, 薑三棗二

加 黃芪 砂仁炒研 各 2錢, 桔梗 枳殼 各 1錢5分.

만약 腎虛하여 腎積症이 발생하면 小回香鹽酒炒 2錢을 가한다.

(10) 乙亥 五六 土相火

胃經濕痰 滯症 四肢骨節痛 寒熱往來 頭痛 心鬱症.

〔五味子湯〕

五味子 附子 各 2錢5分, 巴戟 山茱萸 熟地黃 鹿茸酒灸 各 1錢5分, 砂仁炒研 山査肉 各 1錢

13. 丙子年

☯ 丙子年 天干藥

〔加減理中湯〕

熟地黃 5錢, 乾薑 白朮土炒 各 2錢, 附子 陳皮 肉桂 人蔘 甘草 各 1錢5分

☯ 丙子年 中元藥

〔加味雙和湯〕

白芍藥 2錢5分, 熟地黃 當歸 川芎 黃芪 蒼朮 陳皮 半夏 藿香 桂枝 厚朴 各 1錢, 甘草 7分, 薑三棗二

(1) 丙子 一一 水水

寒水太過 心受邪 痰生 胃經滯症 四肢骨節痛 上虛熱 下腹冷 消化不良.

〔加減八味湯〕

白茯苓 山藥 山茱萸 熟地黃 各 2錢, 牧丹皮 澤瀉 各 1錢5分, 當歸 川芎 各 1錢, 香附子 肉桂 附子 各 7分

(2) 丙子 一二 水木

肝經太過 木克土 故 胃經受邪 滯症 消化不良 精神 眩暈 瘀血 皮膚瘙痒.

〔加味歸脾湯〕

當歸 龍眼肉 山棗仁炒砂 遠志 人蔘 黃芪蜜灸 白朮 白茯苓 各 1錢, 木香 甘草 白芷 天麻 靑皮 各 7分, 薑三棗二

(3) 丙子 二二 木木

肝經太過 胃受邪 滯症 消化不良 精神 眩暈 或 瘀血 皮膚痒.

〔加味歸脾湯〕

當歸 龍眼肉 酸棗仁炒研 遠志 人蔘 黃芪蜜灸 白朮 白茯神 各 1錢, 木香 甘草 白芷 天麻 靑皮 各 7分, 薑三棗二

(4) 丙子 二三 木君火

肝木太過 寒熱往來 房事不利 下腹疼痛 不省人事.

〔加味雙和湯(中元藥)〕

白芍藥 2錢5分, 熟地黃 當歸 川芎 黃芪 蒼朮 陳皮 半夏 藿香 桂枝 厚朴 各 1錢, 甘草 7分, 薑三棗二

去 半夏 蒼朮 桂枝, 加 鹿茸酒炙 枸杞子 肉桂 各 1錢5分, 乾薑 五味子 各 7分.

(5) 丙子 三三 火君火

心經熱痰 上焦火升 頭風 面腫 眩暈 怔忡 消化不良 上熱下冷.

〔加減降火湯〕

熟地黃 3錢, 鹿茸酒炙 當歸 五味子 麥門冬去心 各 1錢5分, 白朮 陳皮 知母鹽酒炒 黃柏鹽酒炒 枸杞子 甘草炙 各 1錢

(6) 丙子 三四 火土

心經受邪 胃經火痰 滯症 腹痛 頭痛.

〔加味雙和湯(中元藥)〕

白芍藥 2錢5分, 熟地黃 當歸 川芎 黃芪 蒼朮 陳皮 半夏 藿香 桂枝 厚朴 各 1錢, 甘草 7分, 薑三棗二

去 蒼朮 半夏, 加 白朮 白芷 乾薑 使君子 肉荳蔻煨 草果 砂仁炒研 五味子 各 1錢.

(7) 丙子 四四 土土

胃經冷痰 寒邪滯症 消化不良症 精神不足 骨節痛 腹痛 下冷 便閉症.

〔加減理中湯(天干藥)〕

熟地黃 5錢, 乾薑 白朮土炒 各 2錢, 附子 陳皮 肉桂 人蔘 甘草 各 1錢5分

加 枸杞子 肉蓯蓉 各 2錢 五味子 7分.

風痰이 있으면 鹿茸酒炙 2錢5分을 가한다.

(8) 丙子 四五 土相火

脾土太過 消化中寒氣內傷肺 故 陰虛火動 或 吐血 下血 乾咳 血痰 精神不足.

〔加減右歸飮〕

桔梗 2錢, 枳殼 當歸 白茯苓 肉蓯蓉 五味子 人蔘 肉桂 砂仁炒研 甘草 桂枝 各 1錢, 薑三棗二

(9) 丙子 五五 金相火

肺經太過 肝經受邪 血症 咳嗽 精神 健忘 怔忡 虛火 吐血.

〔加味歸脾湯〕

熟地黃 5錢, 當歸 龍眼肉 酸棗仁 遠志 黃芪 白朮 白茯苓 各 1錢, 木香 甘草 各 7分, 薑三棗二

(10) 丙子 五六 金金

肺經太過 痰喘 咳嗽 積聚 腹痛 脇痛 胸鬱 精神 眩暈 四肢骨節痛.

〔五味子湯〕

五味子 附子 巴戟 山茱萸 熟地黃 鹿茸酒灸 各 1錢5分, 薑三棗二

14. 丁丑年

☯ 丁丑年 天干藥

〔加味蓮柴湯〕

黃連 2錢, 白芍藥酒炒 白茯苓 白朮 各 1錢5分, 靑皮 柴胡 當歸 川芎 生地黃 陳皮 砂仁炒研 各 1錢, 知母鹽酒炒 黃柏鹽酒炒 甘草 各 7分, 薑三棗二

☯ 丁丑年 中元藥

〔加味雙和湯〕

白芍藥 2錢5錢, 熟地黃 當歸 川芎 牛膝 木果 甘草 各 1錢, 桂枝 蒼朮 半夏薑製 藿香 蘇葉 各 7分

(1) 丁丑 一一 木木

肝木太過 中風 皮膚痲木瘙痒 消化不良 頭痛 眩暈.

〔加減杞菊湯〕

枸杞子 靑皮 熟地黃 各 3錢, 山藥 山茱萸 各 1錢5分, 牧丹皮 澤瀉 牛膝 柴胡 甘菊 各 7分

(2) 丁丑 一二 木君火

肝木旺 胃土受邪 脾虛 滯症 眩暈.

〔加味十全大補湯〕

人蔘 白朮 白茯苓 黃芪 肉桂 乾地黃 白芍藥 當歸 川芎 甘草 各 1錢5分, 砂仁炒研 青皮 各 1錢, 薑三棗二

寒邪로 인한 肢節痛이 발생하면 柴胡·蘇葉 각 1錢을 가한다.

(3) 丁丑 二二 火君火

心經太過 肺經受邪 上焦熱 咽喉痛 滯症 精神不足 乾咳嗽 血痰 下焦陰虛 小便或赤或白 陰虛陽多.

〔加味蓮柴湯(天干藥)〕

黃連 2錢, 白芍藥酒炒 白茯苓 白朮 各 1錢5分, 青皮 柴胡 當歸 川芎 生地黃 陳皮 砂仁炒研 各 1錢, 知母鹽酒炒 黃柏鹽酒炒 甘草 各 7分, 薑三棗二

去 生地黃, 加 熟地黃 4錢, 鹿茸酒灸 五味子 各 1錢.

(4) 丁丑 二三 火土

火克金 肺經受邪 陰虛火動 頭痛 肢節痛.

〔加味雙和湯(中元藥)〕

白芍藥 2錢5分, 熟地黃 當歸 川芎 牛膝 木果 甘草 各 1錢 桂枝 蒼朮 半夏薑製 藿香 蘇葉 各 7分

加 熟地黃(爲君) 鹿茸酒灸 各 2錢, 五味子 砂仁炒研 各 5分.

(5) 丁丑 三三 土土

胃經風濕痰旺 故 胸脇骨節痛 四肢無力 下焦冷 腎水不足.

〔加味蓮柴湯(天干藥)〕

黃連 2錢, 白芍藥酒炒 白茯苓 白朮 各 1錢5分, 青皮 柴胡 當歸 川芎 生地黃 陳皮 砂仁炒研 各 1錢, 知母鹽酒炒 黃柏鹽酒炒 甘草 各 7分, 薑三棗二

加 桔梗 枳殼 鹿茸酒灸 各 1錢, 五味子 7分, 薑三棗二.

(6) 丁丑 三四 土相火

上熱鬱滯 下焦冷 腎水不足 大便不利 或 血症.

〔加味養胃湯〕

蒼朮 陳皮 厚朴 半夏 各 1錢半, 白茯苓 藿香 人蔘 各 1錢, 草果 甘草 砂仁炒研 各 5分, 熟地黃(爲君) 3錢, 鹿茸 五味子 各 5分, 砂仁 7分, 薑三棗二

(7) 丁丑 四四 金相火

肺金太過 肝木受邪 陽虛 皮骨衰弱 咳嗽.

〔固眞飮子〕

山茱萸 熟地黃 各 2錢5分, 山藥 人蔘 當歸 黃芪 各 2錢, 知母 黃柏 陳皮 白茯苓 杜沖 白朮 破古紙 澤瀉 甘草 各 1錢

(8) 丁丑 四五 金金

胃肺經濕痰 四肢骨節痛 胸脇痛 或 眩暈 上焦熱 下焦冷 間或 頭痛.

〔加味雙和湯(中元藥)〕

白芍藥 2錢5分, 熟地黃 當歸 川芎 牛膝 木果 甘草 各 1錢, 桂枝 蒼朮 半夏薑製 藿香 蘇葉 各 7分

加 人蔘 鹿茸酒灸 各 2錢, 白芷 1錢.

(9) 丁丑 五五 水金

陰多陽小 乾咳喘 皮膚燥 精神 眩暈 積聚 淋疾.

〔補陰煎〕

熟地黃 10錢, 當歸身 5錢, 杜沖 破古紙鹽酒炒 巴戟 鹿茸酒灸 各 2錢, 肉桂 乾薑 五味子 各 1錢, 薑三棗二

(10) 丁丑 五六 水水

水克火 心腸冷 傷心 腹痛 寒熱 肢節痛.

〔溫中補身湯〕

熟地黃 5錢, 人蔘 黃芪 白朮 乾薑 肉桂 各 2錢, 木果 牛膝 桂皮 附子 麥門冬去心 各 1錢5分, 鹿茸酒灸 五味子 各 5分, 薑三棗二

15. 戊寅年

☯ 戊寅年 天干藥

〔加味安神湯〕

人蔘 當歸 川芎 各 1錢5分, 白芍藥 石菖蒲 遠志 白茯神 酸棗仁 麥門冬去心 各 1錢, 知母鹽酒炒 黃柏鹽酒炒 甘草 各 7分, 熟地黃(爲君) 4錢, 鹿茸酒炒 2錢

☯ 戊寅年 中元藥

〔降火補中湯〕

白茯神 3錢, 玄參 當歸 川芎 熟地黃 人蔘 各 2錢, 鹿茸酒炙 肉桂 五味子 麥門冬 甘草 各 1錢

(1) 戊寅 一一 火君火

火克金 肺金受邪 上焦虛熱 眩暈 胃火 風頭痛 消化不良 下焦冷濕 或 脚氣痛.

〔加味補肺湯〕

熟地黃 7錢, 白茯苓 山藥 山茱萸 枸杞子 各 3錢, 當歸 川芎 肉蓯蓉 鹿茸酒炙 遠志去骨 麥門冬去心 蓮子肉 各 1錢, 甘草 7分

(2) 戊寅 一二 火土

胃經虛熱 火克金 肺腸風 痰喘 胸腹痛 或下血 鼻乾 耳鳴 頭痛.

〔降火補陰湯〕

乾地黃 5錢, 當歸 川芎 白芍藥 黃芪 人蔘 白茯苓 各 2錢, 肉蓯蓉 枸杞子 白朮 白芷 桔梗 砂仁炒研 麥門冬去心 各 1錢, 甘草 7分, 薑三棗二

(3) 戊寅 二二 土土

胃經濕痰 有食味消化不良 痰滯 胸脇痛 間間肢節痛.

〔加味安神湯(天干藥)〕

人蔘 當歸 川芎 各 1錢5分, 白芍藥 石菖蒲 遠志 白茯神 酸棗仁 麥門冬去心 各 1錢, 知母鹽酒炒 黃柏鹽酒炒 甘草 各 7分, 熟地黃(爲君) 4錢, 鹿茸酒炙 2錢

去 石菖蒲 遠志 酸棗仁, 加 鹿茸 2錢, 五味子 1錢.

(4) 戊寅 二三 土相火

胃經濕痰 肺經受邪 腹痛 四肢骨節痛.

〔瀉土補腎湯〕

當歸 3錢, 鹿茸酒炙 桔梗 枳殼麩炒 枸杞子 肉蓯蓉 各 1錢, 五味子 甘草 各 7分, 薑三棗二

(5) 戊寅 三三 金相火

肺經熱痰 胸脇痛 或 痰痛 間間腹痛 頭痛 下焦冷 脚氣痛.

〔加味安神湯(天干藥)〕

人蔘 當歸 川芎 各 1錢5分, 白芍藥 石菖蒲 遠志 白茯神 酸棗仁 麥門冬去心 各 1錢, 知母鹽酒炒 黃柏鹽酒炒 甘草 各 7分, 熟地黃(爲君) 4錢, 鹿茸酒灸 2錢

去 遠志 石菖蒲 白茯神 酸棗仁, 加 鹿茸酒灸 熟地黃 各 4錢, 五味子 7分.

(6) 戊寅 三四 金金

肺金克木 肝經血分受邪 頭痛 肢節痛 寒熱往來.

〔清肺補肝湯〕

黃芩酒炒 2錢, 當歸 川芎 白芍藥 木香 陳皮 白茯苓 各 1錢5分, 白芷 半夏 白芥子 牛膝 木果 各 1錢 五味子 甘草 各 7分, 麻黃 蘇葉 各 5分

加 香附子 1錢.

만약 頭痛·肢節痛이 발생하면 白芥子·木果를 빼고 鹿茸酒灸 2錢을 가한다.

(7) 戊寅 四四 水金

肺經冷痰 乾咳嗽 眩暈 頭痛 或 胃經風濕痰.

〔加味安神湯(天干藥)〕

人蔘 當歸 川芎 各 1錢5分, 白芍藥 石菖蒲 遠志 白茯神 酸棗仁 麥門冬去心 各 1錢, 知母鹽酒炒 黃柏鹽酒炒 甘草 各 7分, 熟地黃(爲君) 4錢, 鹿茸酒灸 2錢

去 酸棗仁 知母 黃柏 石菖蒲 遠志, 加 白茯苓 肉桂 枸杞子 白朮 乾薑 鹿茸酒灸 各 1錢5分, 五味子 1錢, 熟地黃 3錢.

(8) 戊寅 四五 水水

心經受邪 寒冷 心腹痛 或 消化不良 下焦濕 脚氣痛.

〔三朮湯〕

人蔘 白朮 白茯苓 當歸 川芎 白芍藥 熟地黃 附子 各 2錢, 肉桂 乾薑 甘草 各 1錢

(9) 戊寅 五五 木水

肝木太過 血風 眩暈 頭痛 胃經不足 或滯症.

〔治風補肝湯〕

人蔘 白朮 白茯苓 各 3錢, 枸杞子 鹿茸酒灸 肉蓯蓉 各 1錢5分, 砂仁 青皮 柴胡 五味子 川芎 肉桂 甘草 各 1錢, 薑三棗二

(10) 戊寅 五六 木木

肝木旺 肺經受邪 頭痛 乾咳 風痛 瘀血 寒熱往來.

〔清肝解鬱湯〕

人蔘 3錢, 白朮 青皮 柴胡 各 1錢5分, 鹿茸酒灸 肉蓯蓉 枸杞子 五味子 白芷 細辛 砂仁炒研 各 1錢, 甘草 7分

16. 己卯年

☯ 己卯年 天干藥

〔加減八味湯〕

白茯苓 3錢, 桔梗 枳殼 砂仁炒研 當歸 川芎 青皮 柴胡 人蔘 白朮 各 2錢, 鹿茸酒灸 五味子 熟地黃 各 1錢

☯ 己卯年 中元藥

〔加味八陳湯〕

熟地黃 3錢, 白茯苓 白朮 半夏 陳皮 各 2錢, 薑三

(1) 己卯 一一 土土

土克水 腎經不足 四肢骨節痛 胃經風火 痰喘 下焦冷.

〔歸付湯〕

當歸 5錢, 鹿茸酒灸 3錢, 白朮 白茯苓 青皮 砂仁炒研 肉桂 附子 乾薑 牛膝 桂枝 各 1錢, 薑三棗二

(2) 己卯 一二 土相火

腎水不足 陽虛 鼻乾 肝經血分不足 或 脚氣痛 眩暈.

〔加味八陳湯(中元藥)〕

熟地黃 3錢, 白茯苓 白朮 半夏 陳皮 各 2錢, 薑三

去 白朮 陳皮, 加 牧丹皮 砂仁炒研 當歸 鹿茸酒灸 各 2錢.

(3) 己卯 二二 金相火

痰火入肝經 驚痰 瘀血 精神 眩暈 怔忡 頭痛 消化不良.

〔加減八味湯(天干藥)〕

白茯苓 3錢, 桔梗 枳殼 砂仁炒研 當歸 川芎 靑皮 柴胡 人蔘 白朮 各 2錢, 鹿茸酒炙 五味子 熟地黃 各 1錢

去 靑皮 柴胡, 加 木香 2錢, 麥門冬去心 黃芩 各 1錢5分.

(4) 己卯 二三 金金

肺金太旺 咳喘急 血分虛 下焦冷濕 陰多陽小 右脇脚膝痛 或 血虛頭痛.

〔淸肺養血湯〕

黃芩 當歸 各 2錢, 牛膝 木果 人蔘 蒼朮 半夏 白芥子 木香 陳皮 各 1錢, 甘草 7分, 砂仁 川芎 白芍藥 各 2錢.

(5) 己卯 三三 水金

金燥水冷 咳嗽 胸脇痛 骨節痛 間間煩躁 寒熱往來.

〔加味熟伏湯〕

熟地黃 10錢, 白茯苓 白朮 各 5錢, 鹿茸酒炙 五味子 當歸 川芎 白芍藥 玄參 各 3錢, 薑三棗二

(6) 己卯 三四 水水

心經冷 寒熱 濕痰流注 四肢骨節痛 或 頭痛.

〔加減八味湯〕

白茯苓 4錢, 熟地黃 山藥 山茱萸 牧丹皮 各 2錢, 澤瀉 肉桂 各 1錢5分, 附子 白朮 乾薑 陳皮 各 1錢, 鹿茸酒炙 五味子 各 1錢5分, 薑三棗二

(7) 己卯 四四 木水

肝木旺 胃經受邪 脇痛 精神 眩暈 皮膚瘙痒 死血吐血.

〔淸肝補脾湯〕

黃連 靑皮 枸杞子 各 2錢, 白朮 白茯苓 砂仁 白殭蠶 各 1錢5分, 熟地黃 5錢, 薑三棗二

(8) 己卯 四五 木木

肝經太過 胃經受邪 驚痰入脾 精神 眩暈 怔忡 消化不良 瘀血 寒熱往來.

〔當歸芍藥湯〕

當歸 川芎 芍藥 熟地黃 山藥 山茱萸 白茯苓 各 2錢, 牧丹皮 澤瀉 各 1錢5分, 青皮 柴胡 升麻 砂仁炒研 各 5分

(9) 己卯 五五 火木

肝經急 痰入脾經 心傷 滯症 煩鬱 眩暈 寒邪有.

〔加味令朮湯〕

白茯苓 2錢5分, 白朮 厚朴 青皮 半夏 桂枝 藿香 乾薑 甘草 各 1錢5分, 砂仁 白荳蔲 柴胡 各 7分, 薑三棗二

(10) 己卯 五六 火君火

心經太過 肺經受邪 陰陽俱虛 下焦冷 腎經衰弱 消化不良 精神 眩暈.

〔人蔘歸茸湯〕

人蔘 鹿茸 當歸 各 2錢, 白芍藥 川芎 熟地黃 黃芪 肉桂 甘草 各 7分, 薑三棗二

17. 庚辰年

☯ 庚辰年 天干藥

〔蒼朮健脾湯〕

人蔘 2錢, 白朮 黃芩酒洗 白茯苓 砂仁炒研 神麯 枳殼 山査肉 白芍藥 各 1錢5分, 陳皮 麥門冬去心 白芥子 甘草 各 1錢

☯ 庚辰年 中元藥

〔蔘芪湯〕

人蔘 白朮 各 2錢, 黃芪 金銀花 桑白皮 杏仁去皮尖 白芥子炒研 桂枝 赤茯苓 枸杞子 各 1錢, 甘草 7分, 地骨皮 1錢, 薑三棗二

(1) 庚辰 一一 金相火

肺經痰火 咳喘 胸脇痛 四肢骨節痛 或 蛔蟲腹痛.

〔地黃化令湯〕

赤茯苓 當歸 熟地黃 各 3錢, 木香 牛膝 木果 砂仁 半夏 桂枝 白芥子 各 1錢, 甘草 7分, 薑三棗二

(2) 庚辰 一二 金金

肺經濕痰 咳喘 脇痛 四肢骨節痛 頭痛 胸腹痛 血虛.

〔蔘芪湯(中元藥)〕

人蔘 白朮 各 2錢, 黃芪 金銀花 桑白皮 杏仁去皮尖 白芥子炒研 桂枝 赤茯苓 枸杞子 各 1錢, 甘草 7分, 地骨皮 1錢, 薑三棗二

熟地黃薑製 3錢을 가한다.

간혹 陽氣虛가 나타나면 鹿茸酒灸 3錢, 五味子 1錢을 가한다.

(3) 庚辰 二二 水金

肺金燥冷 咳嗽 胸脇四肢骨節痛 喘急.

〔補陰煎〕

熟地黃 牛膝 澤瀉 黃芪蜜灸 肉桂 各 2錢, 黃芩 五味子 各 1錢5分, 鹿茸酒灸 當歸 1錢, 薑三棗二

(4) 庚辰 二三 水水

臟腑虛冷 腹痛 眩暈 寒熱往來 肢節痛.

〔鹿四湯〕

熟地黃 當歸 川芎 山藥 山茱萸 白茯苓 白芍藥 牧丹皮 澤瀉 各 2錢, 鹿茸酒灸 肉桂 附子 五味子 各 1錢5分, 薑三棗二

(5) 庚辰 三三 木水

肝木太旺 胃經受邪 冷痰 眩暈 滯症 消化不良 瘀血.

〔蒼朮健脾湯(天干藥)〕

人蔘 2錢, 白朮 黃芩酒洗 白茯苓 砂仁炒研 神麯 枳殼 山査肉 白芍藥 各 1錢5分, 陳皮 麥門冬去心 白芥子 甘草 各 1錢

去 神麯 甘草, 加 當歸(爲君) 木香 熟地黃 五味子 各 1錢5分, 鹿茸酒炙 2錢, 薑三棗二.

(6) 庚辰 三四 木木

肝經風邪 精神眩暈 瘀血 怔忡 吐瀉 滯症 食味無.

〔杞菊雙和湯〕

白芍藥 3錢, 黃芪蜜炙 熟地黃 當歸 川芎 白茯苓 各 1錢5分, 白茯神 鹿茸酒炙 肉蓯蓉 枸杞子 五味子 肉桂 玄參 柴胡 各 1錢 砂仁 甘草 各 7分, 薑三棗二

(7) 庚辰 四四 火木

火旺 故 肺經受邪 咳喘 積聚 蛔腹痛 下焦濕痰 四肢骨節痛.

〔蒼朮健脾湯(天干藥)〕

人蔘 2錢, 白朮 黃芩酒洗 白茯苓 砂仁炒研 神麯 枳殼 山査肉 白芍藥 各 1錢5分, 陳皮 麥門冬去心 白芥子 甘草 各 1錢

加 鹿茸 牛膝 木果 各 2錢, 五味子 7分, 薑三棗二.

(8) 庚辰 四五 火君火

火克金 心熱 肺經受邪 陰虛陽虛.

〔四茸湯〕

鹿茸酒炙 3錢, 熟地黃 當歸 川芎 牛膝酒洗 枸杞子 各 2錢, 肉桂 五味子 各 1錢5分, 砂仁 知母鹽酒炒 各 7分, 薑三棗二

(9) 庚辰 五五 土君火

胃經火痰 心傷 精神眩暈 或 頭痛.

〔加味理陰煎〕

熟地黃 當歸 陳皮 桂皮 附子 砂仁 桔梗 枳殼 各 2錢, 五味子 1錢, 薑三棗二

脇痛이 있으면 白芥子炒研 2錢을 가한다.

(10) 庚辰 五六 土土

胃經太過 濕痰流注 四肢骨節痛 頭痛 眩暈 上熱下冷.

〔瀉土補腎湯〕

桔梗 3錢, 枳殼 當歸 川芎 白芍藥 各 2錢, 熟地黃 1錢5分, 砂仁 靑皮 五味子 各 7分, 附子 5分, 薑三棗二

陽虛하면 鹿茸酒炙 1錢5分을 가한다.

18. 辛巳年

☯ 辛巳年 天干藥

〔加減八味湯〕

熟地黃 山藥 山茱萸 肉桂 香附子 麥門冬去心 各 2錢, 木香 白茯苓 牧丹皮 澤瀉 黃芩酒炒 各 1錢, 麥芽 砂仁 附子 各 5分, 薑三棗二

☯ 辛巳年 中元藥

〔加味朮附湯〕

附子 3錢, 乾薑 白朮 肉桂 苦楝根 陳皮 各 2錢, 五味子 甘草 各 1錢, 薑三棗二

(1) 辛巳 一一 水金

心經冷 消化不良 四肢骨節痛 房事不利 下腹痛 口乾 舌燥 眩暈 下冷.

〔補中益氣湯〕

黃芪蜜炙 白朮炒 各 1錢5分, 白茯苓 人蔘 當歸 川芎 半夏薑製 陳皮 各 1錢, 山査肉 1錢, 熟地黃(爲君) 5錢, 鹿茸酒炙 3錢, 五味子 1錢, 薑三棗二

(2) 辛巳 一二 水水

心冷 惡寒 肢節痛 心腹痛 心無定處 或 怔忡.

〔加味朮附湯(中元藥)〕

附子 3錢, 乾薑 白朮 肉桂 苦楝根 陳皮 各 2錢, 五味子 甘草 各 1錢, 薑三棗二

去 苦楝根, 加 人蔘 白茯苓 各 2錢.

(3) 辛巳 二二 木水

未能水生木 故 肝經血虛動風 不語 頭痛 肢節痛 眩暈.

〔加減八味湯(天干藥)〕

熟地黃 山藥 山茱萸 肉桂 香附子 麥門冬去心 各 2錢, 木香 白茯苓 牧丹皮 澤瀉 黃芩酒炒 各 1錢, 麥芽 砂仁 附子 各 5分, 薑三棗二

去 麥芽, 加 鹿茸酒炙 3錢, 五味子 8分, 薑三棗二.

(4) 辛巳 二三 木木

水不能生木 血分不足 胃經受邪.

〔加味補中湯〕

人蔘 白朮 砂仁 枸杞子 陳皮 青皮 丁香 各 2錢, 鹿茸酒灸 五味子 各 7分

(5) 辛巳 三三 火木

木不能生火 虛火起上焦 眩暈 腎經衰弱 滯症 頭痛.

〔加減八味湯(天干藥)〕

熟地黃 山藥 山茱萸 肉桂 香附子 麥門冬去心 各 2錢, 木香 白茯苓 牧丹皮 澤瀉 黃芩酒炒 各 1錢, 麥芽 砂仁 附子 各 5分, 薑三棗二

去 附子 澤瀉 肉桂 麥芽, 加 枸杞子 肉蓯蓉 陳皮 各 1錢, 薑三棗二.

(6) 辛巳 三四 火君火

火旺 故 肺經不足 血滯 腎水乾泉 陰虛火動 乾咳 精神眩暈 或 血症.

〔降火補陰湯〕

沙參 玄參 白朮 熟地黃 各 3錢, 白茯苓 遠志 石菖蒲 麥門冬去心 各 2錢, 陳皮 五味子 肉蓯蓉 龍眼肉 砂仁 甘草 各 1錢, 薑三棗二

(7) 辛巳 四四 土君火

胃經虛痰 下焦冷 腎水不足 四肢骨節痛.

〔加減八味湯(天干藥)〕

熟地黃 山藥 山茱萸 肉桂 香附子 麥門冬去心 各 2錢, 木香 白茯苓 牧丹皮 澤瀉 黃芩酒炒 各 1錢, 麥芽 砂仁 附子 各 5分, 薑三棗二

加 鹿茸酒灸 五味子 肉蓯蓉 乾薑 各 2錢.

(8) 辛巳 四五 土土

腎經濕痰流注 四肢百節痛 腎虛腰痛 間間吐瀉下利 小便不利.

〔加味朮附湯(中元藥)〕

附子 3錢, 乾薑 白朮 肉桂 苦練根 陳皮 各 2錢, 五味子 甘草 各 1錢, 薑三棗二

加 熟地黃 5錢, 砂仁 肉蓯蓉 各 2錢, 麥門冬去心 五味子 鹿茸酒灸 元杜沖薑製去糸 枸杞子 各 1錢5分, 薑三棗二.

(9) 辛巳 五五 金土

腎經濕痰 乾咳 喘急 四肢骨節痛 眩暈.

〔人蔘歸朮湯〕

人蔘 白朮 當歸 川芎 白芍藥 熟地黃 黃芪 甘草 白茯苓 肉桂 各 1錢5分, 鹿茸酒灸 1錢, 五味子 5分, 薑三棗二

(10) 辛巳 五六 金相火

肺經熱痰 上焦風 眩暈 咳嗽 頭痛 肢節痛 大便燥 小便赤不利.

〔當歸鹿茸湯〕

當歸 7錢, 鹿茸酒灸 人蔘 玄參 各 3錢, 川芎 肉桂 天麻 防風 白芷 白芥子 甘草 各 1錢, 薑三棗二

만약 병은 없는데 腎虛가 나타난다면 鹿茸酒灸·五味子 각 1錢을 가한다.

19. 壬午年

☯ 壬午年 天干藥

〔鹿茸腎養湯〕

鹿茸酒灸 1錢5分, 人蔘 白朮 乾薑 肉桂 陳皮 當歸 白芍藥 熟地黃 五味子 各 1錢, 薑三棗二

☯ 壬午年 中元藥

〔加味治中湯〕

青皮 陳皮 人蔘 白朮 各 2錢, 乾薑炮 熟地黃 當歸 鹿茸酒灸 五味子 甘草 各 1錢, 薑三棗二

(1) 壬午 一一 木水

胃經瘀血 精神眩暈 頭痛 皮膚風.

〔加味當仁湯〕

當歸 川芎 白芍藥 熟地黃 各 2錢, 白朮 五味子 人蔘 蒼朮 柴胡 貢砂仁炒研 甘草

各 1錢, 薑三棗二

(2) 壬午 一二 木木

木屬肝 肝經血分虛 瘀血 性急 胃經滯症 頭痛 眩暈.

〔加味治中湯(中元藥)〕

青皮 陳皮 人蔘 白朮 各 2錢, 乾薑炮 熟地黃 當歸 鹿茸酒灸 五味子 甘草 各 1錢, 薑三棗二

去 當歸, 加 砂仁炒研 肉桂 各 1錢, 熟地黃 5錢, 天麻 杜冲薑製 枸杞子 各 2錢.

(3) 壬午 二二 火木

肺金受邪 腎水不足 陽多陰少.

〔鹿茸腎養湯(天干藥)〕

鹿茸酒灸 1錢5分, 人蔘 白朮 乾薑 肉桂 陳皮 當歸 白芍藥 熟地黃 五味子 各 1錢, 薑三棗二

加 柏子仁 枸杞子 覆盆子 肉蓯蓉 各 2錢, 肉桂 五味子 各 5分.

(4) 壬午 二三 火君火

心經火 傷心 陰虛火動 精神眩暈 滯症 消化不良.

〔加味雙和湯〕

白芍藥 2錢5分, 當歸 川芎 熟地黃 黃芪 人蔘 鹿茸酒灸 肉桂 各 2錢, 五味子 甘草 各 7分, 薑三棗二

(5) 壬午 三三 土君火

土克水 陰虛火動 嘔吐 間間腹痛.

〔鹿茸腎養湯(天干藥)〕

鹿茸酒灸 1錢5分, 人蔘 白朮 乾薑 肉桂 陳皮 當歸 白芍藥 熟地黃 五味子 各 1錢, 薑三棗二

加 鹿茸酒灸 五味子 枸杞子 各 2錢.

(6) 壬午 三四 土土

胃經太旺 腎水受邪 腎虛耳鳴 諸般風濕痰 先天不足之致 四肢骨節痛.

〔加味君子湯〕

白朮 半夏 陳皮 白茯苓 人蔘 甘草 各 1錢5分, 當歸 白芍藥 五味子 使君子 各 7分, 龍眼肉 3錢, 薑三棗二

(7) 壬午 四四 金土

肺經濕痰 胸腹痛 肢節痛 咳嗽.

〔鹿茸腎養湯(天干藥)〕

鹿茸酒灸 1錢5分, 人蔘 白朮 乾薑 肉桂 陳皮 當歸 白芍藥 熟地黃 五味子 各 1錢, 薑三棗二

去 白朮, 加 當歸 5錢, 鹿茸酒灸 龜板酒灸 桂枝 牛膝酒洗 各 1錢, 白芥子炒研 7分.

(8) 壬午 四五 金相火

金火相戰 故 心肺經熱痰 胸脇痛 四肢骨節痛 頭痛 咳嗽 眩暈.

〔淸肺補肝湯〕

黃芩酒炒 天花粉 半夏薑製 各 1錢, 南星 天麻 瓜蔞仁炒研 白芥子炒研 當歸 川芎 白芍藥酒炒 各 8分, 白芷 白茯苓 甘草 各 5分, 薑三棗二

(9) 壬午 五五 水相火

水克火 心受邪 心腹痛 寒熱往來 精神眩暈.

〔歸脾飮〕

當歸 5錢, 鹿茸酒灸 3錢, 破古紙 杜冲 巴戟 各 2錢 肉桂 附子 五味子 牛膝 木果 各 1錢, 薑三棗二

(10) 壬午 五六 水金

未能水生木 故 肝經血虛 濕痰 胃經挾滯 骨節痛 眩暈.

〔補肝淸肺湯〕

當歸 川芎 白芍藥 木香 各 1錢5分, 黃芩 鹿茸 熟地黃 砂仁炒研 各 1錢, 五味子 甘草 各 7分, 薑三棗二

20. 癸未年

☯ 癸未年 天干藥

〔加味參鎭湯〕

熟地黃 3錢, 當歸 麥門冬去心 白茯苓 白芍藥酒炒 鹿茸酒灸 人蔘 遠志去骨 枸杞子 各 1錢5分, 砂仁 知母鹽酒炒 黃柏鹽酒炒 甘草 各 7分, 薑三棗二

☯ 癸未年 中元藥

〔滋腎湯〕

人蔘 1錢5分, 白朮 黃芪 當歸 桂枝 白茯苓 白芍藥 柴胡 靑皮 各 1錢, 半夏 川芎 熟地黃 山藥 石斛 甘草 各 7分, 薑三棗二

(1) 癸未 一一 火木

胃經不足 虛勞 肢節痛 頭痛 乾咳.

〔加味參鎭湯(天干藥)〕

熟地黃 3錢, 當歸 麥門冬去心 白茯苓 白芍藥酒炒 鹿茸酒灸 人蔘 遠志去骨 枸杞子 各 1錢5分, 砂仁 知母鹽酒炒 黃柏鹽酒炒 甘草 各 7分, 薑三棗二

加 靑皮 柴胡 各 1錢.

(2) 癸未 一二 火君火

火克金 金克木 胃經受邪 故 瘀血 濕痰 怔忡 眩暈.

〔滋腎湯(中元藥)〕

人蔘 1錢5分, 白朮 黃芪 當歸 桂枝 白茯苓 白芍藥 柴胡 靑皮 各 1錢, 半夏 川芎 熟地黃 山藥 石斛 甘草 各 7分, 薑三棗二

加 熟地黃 砂仁 肉蓯蓉 各 3錢, 鹿茸 枸杞子 五味子 各 7分, 薑三棗二.

(3) 癸未 二二 土君火

胃經濕痰 腎水虛 精神眩暈 挾滯.

〔加味參鎭湯(天干藥)〕

熟地黃 3錢, 當歸 麥門冬去心 白茯苓 白芍藥酒炒 鹿茸酒灸 人蔘 遠志去骨 枸杞子 各 1錢5分, 砂仁 知母鹽酒炒 黃柏鹽酒炒 甘草 各 7分, 薑三棗二

去 知母 黃柏, 加 白茯苓 3錢, 桔梗 2錢, 熟地黃 1錢5分, 五味子 1錢.

(4) 癸未 二三 土土

脾胃經熱 發生動風 消化不良 眩暈 眼赤 腎虛火動.

〔加味雙和湯〕

白芍藥 2錢5分, 當歸 川芎 熟地黃 黃芪 肉桂 甘草 鹿茸酒炙 各 2錢, 五味子 7分, 知母鹽酒炒 黃柏鹽酒炒 各 5分, 薑三棗二

(5) 癸未 三三 金土

胃肺經冷痰 胸脇四肢腰痛 間間挾滯 腎虛 陰虛火動.

〔加味參鎭湯(天干藥)〕

熟地黃 3錢, 當歸 麥門冬去心 白茯苓 白芍藥酒炒 鹿茸酒炙 人蔘 遠志去骨 枸杞子 各 1錢5分, 砂仁 知母鹽酒炒 黃柏鹽酒炒 甘草 各 7分, 薑三棗二

去 麥門冬 遠志, 加 肉蓯蓉 元杜冲薑製 破古紙鹽酒炒 各 2錢.

(6) 癸未 三四 金相火

心經冷痰 胸脇四肢痛 消化不良.

〔瀉土補腎湯〕

桔梗 3錢, 枳殼 2錢, 鹿茸酒炙 枸杞子 肉蓯蓉 各 1錢5分, 沙參 五味子 附子 各 7分, 薑三棗二

(7) 癸未 四四 水相火

心冷 故 間間挾滯 腹痛 上熱下冷 或 消化不良.

〔熟附歸茸湯〕

熟地黃 附子 各 3錢, 人蔘 鹿茸酒炙 肉蓯蓉 枸杞子 五味子 各 1錢, 薑三棗二

(8) 癸未 四五 水金

肺經燥 熱痰 咳喘 乾燥 下冷 陽虛.

〔滋腎湯(中元藥)〕

人蔘 1錢5分, 白朮 黃芪 當歸 桂枝 白茯苓 白芍藥 柴胡 靑皮 各 1錢, 半夏 川芎 熟地黃 山藥 石斛 甘草 各 7分, 薑三棗二

去 靑皮, 加 木香 牛膝 木果 麥門冬去心 各 2錢, 五味子 7分.

(9) 癸未 五五 木金

肺經太過 肝木受邪 脇痛 咳嗽 骨節痛 頭痛.

〔加味二陳湯〕

半夏 2錢, 當歸 川芎 白芍藥 熟地黃 黃芪 人蔘 赤茯苓 甘草 各 1錢, 鹿茸酒灸 青皮 柴胡 各 2錢, 五味子 7分, 薑三棗二

(10) 癸未 五六 木水

未能水生木 故 乾泉 冷痰入肝經 咳喘 腹痛 肢節痛.

〔清肝養陽湯〕

龜板 7錢, 牛膝 3錢, 當歸 木果 川芎 枸杞子 木香 五味子 鹿茸酒灸 麻黃 桂枝 人蔘 各 1錢, 薑三棗二

21. 甲申年

☯ 甲申年 天干藥

〔橘附煎〕

橘皮 3錢, 附子 山茱萸 肉桂 熟地黃 各 2錢, 五味子 砂仁 當歸 枸杞子 肉蓯蓉 甘草 各 1錢, 薑三棗二

☯ 甲申年 中元藥

〔歸朮芍藥湯〕

當歸 3錢, 白朮 白芍藥 人蔘 黃芪 肉桂 陳皮 熟地黃 各 1錢5分, 五味子 石昌蒲 防風 甘草 各 1錢, 薑三棗二

(1) 甲申 一一 土火

胃經濕痰 胸脇痛 脚氣浮症 惡寒 肢節痛 眩暈 腎水不足.

〔橘附煎(天干藥)〕

橘皮 3錢, 附子 山茱萸 肉桂 熟地黃 各 2錢, 五味子 砂仁 當歸 枸杞子 肉蓯蓉 甘草 各 1錢, 薑三棗二

加 鹿茸酒灸 2錢, 牛膝 桔梗 枳殼 川芎 香附子 各 1錢.

(2) 甲申 一二 土土

脾土太過 腎經受邪 乾泉 腎經衰弱 氣虛 精神眩暈 四肢骨節痛.

〔瀉土補腎湯〕

桔梗 4錢, 枳殼 3錢, 當歸 肉蓯蓉 枸杞子 巴戟 破古紙 鹿茸酒灸 各 2錢, 牛膝 木果 五味子 各 7分, 肉桂 1錢 薑三棗二

(3) 甲申 二二 金土

肺經痰熱 咳嗽 消化不良 骨節痛 下焦冷痰 腎氣不足.

〔加味治濕消風散〕

黃芩酒炒 半夏 南星 各 2錢, 蒼朮 木果 各 1錢5分, 鹿茸酒灸 熟地黃 砂仁炒研 各 7分, 甘草 5分, 薑三棗二

(4) 甲申 二三 金相火

心肺經熱痰 咳嗽 下焦冷.

〔歸朮芍藥湯(中元藥)〕

當歸 3錢, 白朮 白芍藥 人蔘 黃芪 肉桂 陳皮 熟地黃 各 1錢5分, 五味子 石昌蒲 防風 甘草 各 1錢, 薑三棗二

去 石昌蒲 防風 白朮, 加 蒼朮 牛膝 木果 木香 熟地黃 鹿茸酒灸 各 2錢, 白芥子炒研 1錢.

(5) 甲申 三三 水相火

水克火 故 心傷 裏冷 消化不良.

〔橘附煎(天干藥)〕

橘皮 3錢, 附子 山茱萸 肉桂 熟地黃 各 2錢, 五味子 砂仁 當歸 枸杞子 肉蓯蓉 甘草 各 1錢, 薑三棗二

去 甘草, 加 鹿茸酒灸 白朮 白芍藥 巴戟 杜冲薑製去糸 各 1錢.

(6) 甲申 三四 水金

肺經燥 上下冷痰 脾濕 肢節痛 頭痛 大小便不利.

〔淸肺補腎湯〕

蒼朮 半夏 龜板酒灸 木果 各 3錢, 牛膝 羌活 獨活 桂枝 各 2錢, 肉蓯蓉 枸杞子

五味子 白芍藥 各 1錢5分, 肉桂 甘草 各 7分

※ 趙本에는 濕脾・大小下利, 吳本에는 脾濕・大小便不利로 되어 있다.

(7) 甲申 四四 木金

肺金旺 肝木受邪 血分不足 陰小陽虛.

〔橘附煎(天干藥)〕

橘皮 3錢, 附子 山茱萸 肉桂 熟地黃 各 2錢, 五味子 砂仁 當歸 枸杞子 肉蓯蓉 甘草 各 1錢, 薑三棗二

去 附子 乾薑, 加 鹿茸酒灸 元杜冲薑製去糸 破古紙鹽酒炒 各 2錢.

(8) 甲申 四五 木水

木克土 胃經虛 腎水不足 脚氣痛.

〔二陳湯〕

半夏 2錢, 當歸 川芎 白芍藥 熟地黃 各 1錢5分, 陳皮 肉桂 肉蓯蓉 牛膝 甘草 各 1錢

(9) 甲申 五五 火水

肝木太過 胃經受邪 挾滯 腹痛 嘔吐瀉 皮膚濕腫.

〔加味淸肝補脾湯〕

白礬 石昌蒲 青皮 人蔘 熟地黃 黃芪 各 1錢5分, 貢砂仁 陳皮 厚朴 白芍藥 神麯 麥芽 甘草 各 1錢, 薑三棗二

(10) 甲申 五六 火木

心經太過 肺受邪 胸脇痛 四肢骨節痛 頭痛 寒邪 心鬱 怔忡.

〔歸朮芍藥湯(中元藥)〕

當歸 3錢, 白朮 白芍藥 人蔘 黃芪 肉桂 陳皮 熟地黃 各 1錢5分, 五味子 石昌蒲 防風 甘草 各 1錢, 薑三棗二

加 熟地黃 5錢, 青皮 1錢, 砂仁炒研 7分.

22. 乙酉年

☯ 乙酉年 天干藥

〔蔘歸湯〕

當歸 2錢, 人蔘 龍眼肉 酸棗仁炒硏 遠志 黃芪蜜灸 白茯神 各 1錢5分, 木香 黃芩酒炒 鹿茸酒灸 五味子 甘草 各 1錢, 薑三棗二

☯ 乙酉年 中元藥

〔加味歸朮湯〕

黃芩酒炒 2錢, 白朮 人蔘 白茯苓 桔梗 枳殼土炒 當歸 川芎 各 1錢5分, 木香 牛膝酒洗 木果 砂仁炒硏 甘草 各 7分, 薑三棗二

(1) 乙酉 一一 金土

肺經太過 肝木受邪 精神眩暈 胸脇骨節痛 房事頭痛 下腹起痛.

〔加味雙補湯〕

當歸 川芎 白芍藥 熟地黃 人蔘 鹿茸酒灸 各 2錢, 肉桂 牛膝酒洗 五味子 各 1錢, 知母鹽酒炒 黃柏鹽酒炒 各 7分

(2) 乙酉 一二 金相火

金火相戰 心肺經熱痰克木 病在肝經 虛症 頭痛 肢節痛.

〔淸肺補陽湯〕

天花粉 白附子 各 3錢, 烏藥 白茯苓 當歸 川芎 黃芩酒炒 各 1錢5分, 桂枝 白芍藥 白芷 半夏 各 1錢 木果 甘草 各 7分, 薑三棗二

(3) 乙酉 二二 水相火

火克金 肺虛 心熱 肺冷 眩暈 消化不良 陰虛火動 身乾 脾痛.

〔蔘歸湯(天干藥)〕

當歸 2錢, 人蔘 龍眼肉 酸棗仁炒硏 遠志 黃芪蜜灸 白茯神 各 1錢5分, 木香 黃芩酒炒 鹿茸酒灸 五味子 甘草 各 1錢, 薑三棗二

去 黃芩 酸棗仁, 加 附子 熟地黃 各 2錢, 肉桂 乾薑 各 1錢.

(4) 乙酉 二三 水金

未能金生水 水生木 故 血分不足 肺金旺 咳嗽 枯木形.

〔加味歸朮湯(中元藥)〕

黃芩酒炒 2錢, 白朮 人蔘 白茯苓 桔梗 枳殼土炒 當歸 川芎 各 1錢5分, 木香 牛膝酒洗 木果 砂仁炒研 甘草 各 7分, 薑三棗二

去 桔梗 枳殼 木香, 加 鹿茸酒灸 五味子 肉桂 黃芪蜜灸 各 2錢.

(5) 乙酉 三三 木金

金木相克 故 脾土受邪 挾滯 眩暈 頭痛 肢節痛.

〔淸肝補脾湯〕

白朮 白茯苓 熟地黃 各 2錢, 乾薑 厚朴 肉荳蔲 砂仁炒研 香附子 白芍藥 肉桂 五味子 各 1錢, 甘草 7分

(6) 乙酉 三四 木水

金水相合 肺經不足 挾痰 皮風 眩暈 頭痛 肢節痛 寒熱往來.

〔加味歸朮湯(中元藥)〕

黃芩酒炒 2錢, 白朮 人蔘 白茯苓 桔梗 枳殼土炒 當歸 川芎 各 1錢5分, 木香 牛膝酒洗 木果 砂仁炒研 甘草 各 7分, 薑三棗二

去 白朮 桔梗 枳殼, 加 白芍藥 肉蓯蓉 白芥子 五味子 各 1錢, 鹿茸酒灸 2錢.

(7) 乙酉 四四 火水

水上火 故 邪火克水 腸冷 無食味 消化不良 精神眩暈.

〔加減八味湯〕

熟地黃 7錢, 當歸 3錢, 山藥 山茱萸 白茯苓 各 2錢, 肉桂 附子 澤瀉 各 1錢, 乾薑 知母鹽酒炒 黃柏鹽酒炒 各 5分

(8) 乙酉 四五 火木

心傷 虛熱 肺虛 乾咳 嘔吐 頭痛 寒熱往來.

〔加味歸朮湯(中元藥)〕

黃芩酒炒 2錢, 白朮 人蔘 白茯苓 桔梗 枳殼土炒 當歸 川芎 各 1錢5分, 木香 牛膝酒洗 木果 砂仁炒研 甘草 各 7分, 薑三棗二

去 桔梗, 加 鹿茸酒灸 2錢, 五味子 肉桂 黃芪蜜灸 各 1錢.

(9) 乙酉 五五 土木

土克水 未能水生木 肝經血分不足 脚氣痛 寒熱往來.

〔六陳湯〕

熟地黃 5錢, 山藥 山茱萸 牧丹皮 澤瀉 白茯苓 各 1錢5分, 陳皮 桂枝 玄參 砂仁炒研 各 7分, 木香 5分

(10) 乙酉 五六 土君火

陰土 故 濕痰在胃經 虛火發生 精神不足 腎水不足.

〔加減八味湯〕

白茯苓 山藥 山茱萸 熟地黃 各 2錢, 牧丹皮 澤瀉 各 1錢5分, 肉桂 附子 砂仁炒研 肉蓯蓉 各 1錢, 鹿茸酒炙 2錢, 五味子 7分

23. 丙戌年

☯ 丙戌年 天干藥

〔加味鎭陰煎〕

熟地黃 5錢, 附子 牛膝 澤瀉 各 2錢, 肉桂 甘草 各 1錢

☯ 丙戌年 中元藥

〔加減八物湯〕

白茯苓 2錢, 當歸 白朮 黃芩 黃芪蜜炙 桔梗 枳殼炒 各 1錢5分, 砂仁 木香 香附子 五味子 甘草 各 1錢, 薑五

(1) 丙戌 一一 水相火

水克火 故 心冷 胃冷 消化不良.

〔加味鎭陰煎(天干藥)〕

熟地黃 5錢, 附子 牛膝 澤瀉 各 2錢, 肉桂 甘草 各 1錢

加 鹿茸酒炙 人蔘 乾薑 白朮 砂仁 枸杞子 各 1錢.

(2) 丙戌 一二 水金

肺熱燥 濕痰 有咳嗽 精神不足 肝經血虛 頭痛 或 惡寒 肢節痛.

〔當歸補血湯〕

當歸 3錢, 白茯苓 白芍藥 川芎 人蔘 熟地黃 附子 木香 各 1錢5分, 桂枝 甘草 各 7分

(3) 丙戌 二二 木金

木克土 故 病在胃經 挾滯 間間消化不良.

〔補脾平木湯〕

人蔘 白朮 白芍藥 當歸 川芎 白芷 青皮 砂仁炒研 各 1錢5分, 陳皮 柴胡 桂皮 乾薑 各 1錢, 薑三棗二

(4) 丙戌 二三 木水

肝經太過 胃土受邪 消化不良 精神眩暈 怔忡 頭痛 陰小陽多.

〔補陰煎〕

熟地黃 5錢, 白茯苓 白芍藥 當歸 川芎 青皮 柴胡 人蔘 各 2錢, 龜板酒炙 牛膝酒洗 木果 各 1錢5分, 甘草 7分

(5) 丙戌 三三 火水

水上火滅 故 心冷 腸寒 濕痰入心脾經 挾滯 眩暈 寒邪.

〔加味鎭陰煎(天干藥)〕

熟地黃 5錢, 附子 牛膝 澤瀉 各 2錢, 肉桂 甘草 各 1錢

加 當歸 白朮 五味子 各 2錢, 鹿茸酒炙 1錢, 熟地黃 7分

(6) 丙戌 三四 火木

風火痰入脾經 眩暈 頭痛 肢節痛.

〔加減八物湯(中元藥)〕

白茯苓 2錢, 當歸 白朮 黃芩 黃芪蜜炙 桔梗 枳殼炒 各 1錢5分, 砂仁 木香 香附子 五味子 甘草 各 1錢, 薑五

加 人蔘 3錢, 青皮 桂枝 肉蓯蓉 熟地黃 五味子 麥門冬 甘草 各 1錢.

(7) 丙戌 四四 土木

土克水 不能生水 故 陰虛火動 消化不良 眩暈 肢節痛.

〔加味鎭陰煎(天干藥)〕

熟地黃 5錢, 附子 牛膝 澤瀉 各 2錢, 肉桂 甘草 各 1錢

加 鹿茸酒炙 2錢, 五味子 肉蓯蓉 枸杞子 各 1錢5分, 靑皮 甘菊 各 8分.

(8) 丙戌 四五 土君火

胃經心傷 有痰 消化不良 眩暈 陽事不良.

〔加減八物湯(中元藥)〕

白茯苓 2錢, 當歸 白朮 黃芩 黃芪蜜炙 桔梗 枳殼炒 各 1錢5分, 砂仁 木香 香附子 五味子 甘草 各 1錢, 薑五

加 桔梗 枳殼 各 2錢, 白朮 當歸 川芎 桂皮 各 1錢5分, 香附子 鹿茸酒炙 各 1錢, 五味子 7分.

(9) 丙戌 五五 金君火

肺經濕痰 腎水不足 下焦腎腸風 消化不良.

〔地黃補腎湯〕

鹿茸酒炙 白茯苓 各 3錢, 當歸 川芎 白芍藥 熟地黃 肉桂 各 1錢5分, 枸杞子 乾薑 各 1錢

(10) 丙戌 五六 金土

肺經金旺 肝經血分不良 陽虛 咳嗽 胸腹痛 肢骨痛.

〔加味二氣湯〕

熟地黃 3錢, 杜沖 牛膝 當歸 枸杞子 白茯苓 白芍藥 肉桂 桂枝 黃芪蜜炙 各 1錢5分, 鹿茸酒炙 砂仁 各 1錢

24. 丁亥年

☯ 丁亥年 天干藥

〔加味肉朮湯〕

白朮 白茯苓 熟地黃 人蔘 各 1錢5分, 枸杞子 黃芩 白芍藥 當歸 川芎 木香 五味子

鹿茸酒炙 甘草 各 1錢, 薑三棗二

☯ 丁亥年 中元藥

〔加味芎歸湯〕

當歸 3錢, 川芎 白芍藥 熟地黃 鹿茸酒炙 肉蓯蓉 各 2錢, 肉桂 人蔘 五味子 枸杞子 甘草 各 1錢, 薑三棗二

(1) 丁亥 一一 木金

肺金燥冷 咳嗽 冷腹痛 胸脇肢骨痛.

〔加味地黃湯〕

熟地黃 4錢, 白茯苓 山藥 山茱萸 各 2錢, 牧丹皮 澤瀉 半夏 桂枝 黃芩 陳皮 各 1錢5分, 砂仁炒研 肉桂 各 1錢, 甘草 7分, 薑三棗二

(2) 丁亥 一二 木水

木克土 病在胃經 消化不良 精神眩暈.

〔加味芎歸湯(中元藥)〕

當歸 3錢, 川芎 白芍藥 熟地黃 鹿茸酒炙 肉蓯蓉 各 2錢, 肉桂 人蔘 五味子 枸杞子 甘草 各 1錢, 薑三棗二

去 當歸 熟地黃 枸杞子, 加 砂仁炒研 青皮 各 7分, 薑三棗二.

(3) 丁亥 二二 火水

水克火 故 心傷 裏冷 挾痰 寒熱往來 肢節痛.

〔加味肉朮湯(天干藥)〕

白朮 白茯苓 熟地黃 人蔘 各 1錢5分, 枸杞子 黃芩 白芍藥 當歸 川芎 木香 五味子 鹿茸酒炙 甘草 各 1錢, 薑三棗二

加 鹿茸酒炙 肉蓯蓉 枸杞子 各 2錢.

(4) 丁亥 二三 火木

眩暈 瘀血 或 脇痛 吐血 咳嗽 頭痛.

〔加味四六湯〕

熟地黃 4錢, 山藥 山茱萸 當歸 川芎 白芍藥 各 2錢, 牧丹皮 澤瀉 白茯苓 五味子 肉桂 各 7分, 薑三棗二

(5) 丁亥 三三 土木

土克水 上焦濕痰 挾滯 精神不足 下冷 腎水不足 陽虛.

〔加味肉朮湯(天干藥)〕

白朮 白茯苓 熟地黃 人蔘 各 1錢5分, 枸杞子 黃芩 白芍藥 當歸 川芎 木香 五味子 鹿茸酒灸 甘草 各 1錢, 薑三棗二

去 黃芩, 加 附子 白茯苓 各 3錢, 砂仁炒研 桔梗 枳殼 各 1錢5分, 靑皮 1錢.

(6) 丁亥 三四 土君火

濕痰入肺經 胸脇肢節痛 乾嘔 腹痛.

〔加味芎歸湯(中元藥)〕

當歸 3錢, 川芎 白芍藥 熟地黃 鹿茸酒灸 肉蓯蓉 各 2錢, 肉桂 人蔘 五味子 枸杞子 甘草 各 1錢, 薑三棗二

去 鹿茸, 加 龜板 5錢, 桂枝 2錢, 薑三棗二.

(7) 丁亥 四四 金君火

心肺熱痰 咳嗽 胸脇痛 肢節痛 或 頭痛.

〔加味肉朮湯(天干藥)〕

白朮 白茯苓 熟地黃 人蔘 各 1錢5分, 枸杞子 黃芩 白芍藥 當歸 川芎 木香 五味子 鹿茸酒灸 甘草 各 1錢, 薑三棗二

去 白朮, 加 黃芩酒炒 2錢, 桂枝 半夏 款冬花 貝母微炒 各 1錢.

(8) 丁亥 四五 金土

肺金旺 咳嗽 積聚 骨節痛 頭痛.

〔加味芎歸湯(中元藥)〕

當歸 3錢, 川芎 白芍藥 熟地黃 鹿茸酒灸 肉蓯蓉 各 2錢, 肉桂 人蔘 五味子 枸杞子 甘草 各 1錢, 薑三棗二

去 鹿茸, 加 半夏薑製 白芥子炒研 各 2錢5分, 白芷 防風 各 1錢, 薑三棗二.

(9) 丁亥 五五 水土

水克火 故 心傷 消化不良 胃經冷痰 滯症.

〔加味肉朮湯(天干藥)〕

白朮 白茯苓 熟地黃 人蔘 各 1錢5分, 枸杞子 黃芩 白芍藥 當歸 川芎 木香 五味子 鹿茸酒灸 甘草 各 1錢, 薑三棗二

加 鹿茸酒灸 肉蓯蓉 枸杞子 當歸 各 2錢, 薑三棗二.

(10) 丁亥 五六 水相火

冷痰入心經 腸冷 消化不良.

〔加味芎歸湯(中元藥)〕

當歸 3錢, 川芎 白芍藥 熟地黃 鹿茸酒灸 肉蓯蓉 各 2錢, 肉桂 人蔘 五味子 枸杞子 甘草 各 1錢, 薑三棗二

加 附子 2錢, 熟地黃 1錢.

25. 戊子年

☯ 戊子年 天干藥

〔加減附歸湯〕

當歸 3錢, 白茯苓 熟地黃 鹿茸酒灸 肉桂 附子 牛膝酒洗 麥門冬 枸杞子 各 2錢, 乾薑 五味子 各 1錢

☯ 戊子年 中元藥

〔加味雙和湯〕

白芍藥 2錢5分, 黃芪 當歸 川芎 熟地黃 桂枝 知母鹽酒炒 黃柏鹽酒炒 青皮 甘草 各 1錢, 薑三棗二

(1) 戊子 一一 火水

水上火衰 心冷 腹痛 脚膝痛 精神不足.

〔加減附歸湯(天干藥)〕

當歸 3錢, 白茯苓 熟地黃 鹿茸酒灸 肉桂 附子 牛膝酒洗 麥門冬 枸杞子 各 2錢, 乾薑 五味子 各 1錢

加 牧丹皮 澤瀉 砂仁炒研 各 1錢, 熟地黃 4錢.

(2) 戊子 一二 火木

性急 火痰 陰虛火動 頭痛 精神不足.

〔加味雙和湯(中元藥)〕

白芍藥 2錢5分, 黃芪 當歸 川芎 熟地黃 桂枝 知母鹽酒炒 黃柏鹽酒炒 青皮 甘草 各 1錢, 薑三棗二

加 遠志 玄參 白朮 鹿茸酒炙 人蔘 五味子 各 1錢.

(3) 戊子 二二 土木

胃經濕痰 左片不仁 或 精神眩暈 頭痛.

〔淸肝補腎湯〕

人蔘 白朮 靑皮 砂仁 桔梗 枳殼 各 2錢, 白茯苓 熟地黃 鹿茸 五味子 各 1錢, 薑三棗二

(4) 戊子 二三 土君火

土克水 故 胃經濕痰 滯症 四肢骨節痛 下焦冷.

〔加味雙和湯(中元藥)〕

白芍藥 2錢5分, 黃芪 當歸 川芎 熟地黃 桂枝 知母鹽酒炒 黃柏鹽酒炒 青皮 甘草 各 1錢, 薑三棗二

加 鹿茸酒炙 人蔘 五味子 各 2錢.

(5) 戊子 三三 金君火

金火相克 故 火痰 上熱 咳嗽 痰喘 胸脇骨痛.

〔加減附歸湯(天干藥)〕

當歸 3錢, 白茯苓 熟地黃 鹿茸酒炙 肉桂 附子 牛膝酒洗 麥門冬 枸杞子 各 2錢, 乾薑 五味子 各 1錢

去 當歸, 加 桂枝 木香 蒼朮 各 2錢5分.

(6) 戊子 三四 金土

胃肺經濕痰 胸脇骨節痛.

〔芩朮湯〕

黃芩 當歸 各 2錢, 川芎 牛膝 木果 木香 蒼朮 各 1錢5分, 半夏 桂枝 人蔘 香附子

白芷 蘇子 白芥子炒研 各 1錢, 薑三棗二

(7) 戊子 四四 水土

土克水 故 脾土濕氣流行 四肢骨節痛 下冷 濕熱流注 頭痛 眩暈.

〔瀉土補腎湯〕

白茯苓 5錢, 肉蓯蓉 枸杞子 五味子 各 3錢, 附子 人蔘 鹿茸酒灸 肉桂 乾薑 各 4錢

(8) 戊子 四五 水相火

冷腸腑 故 消化不良 挾滯 眩暈 肢節痛.

〔鎭陰煎〕

熟地黃 7錢, 當歸 枸杞子 各 4錢, 附子 五味子 乾薑 肉桂 各 2錢5分, 薑三棗二

(9) 戊子 五五 木相火

肝木太過 脾土受邪 精神眩暈 眼赤 瘀血 皮膚痒.

〔加減附歸湯(天干藥)〕

當歸 3錢, 白茯苓 熟地黃 鹿茸酒灸 肉桂 附子 牛膝酒洗 麥門冬 枸杞子 各 2錢, 乾薑 五味子 各 1錢

加 柴胡 7分, 薑三棗二.

(10) 戊子 五六 木金

胃土邪滯脾經 血鬱入肺 精神不足 四肢骨節痛.

〔加味雙和湯(中元藥)〕

白芍藥 2錢5分, 黃芪 當歸 川芎 熟地黃 桂枝 知母鹽酒炒 黃柏鹽酒炒 靑皮 甘草 各 1錢, 薑三棗二

加 防己 枸杞子 木香 各 1錢, 牛膝 木果 各 2錢, 薑三棗二.

만약 腎虛가 있으면 鹿茸酒灸 2錢과 人蔘 1錢을 가한다.

26. 己丑年

☯ 己丑年 天干藥

〔加味補脾湯〕

白朮 2錢, 白茯苓 人蔘 厚朴薑製 柴胡 陳皮 各 2錢, 乾薑 砂仁炒研 熟地黃 草果炒研 香附子 黃芪 甘草 各 1錢, 靑皮 7分, 薑三棗二

☯ 己丑年 中元藥

〔瀉土補腎湯〕

桔梗 3錢, 枳殼 熟地黃 山藥 山茱萸 白茯苓 各 2錢, 砂仁炒研 肉桂 附子 鹿茸酒灸 五味子 乾薑 各 1錢, 薑三棗二

(1) 己丑 一一 土木

性急火痰 寒氣來傷 頭痛 肢節痛 眩暈.

〔加味補脾湯〕

白朮 2錢5分, 白茯苓 人蔘 厚朴薑製 柴胡 陳皮 各 2錢, 乾薑 砂仁炒研 熟地黃 草果炒研 香附子 黃芪 甘草 各 1錢, 靑皮 7分

(2) 己丑 一二 土君火

胃經濕痰 滯症 虛熱 腹痛 下焦冷 腎虛 精神眩暈 或 頭痛.

〔瀉土補腎湯(中元藥)〕

桔梗 3錢, 枳殼 熟地黃 山藥 山茱萸 白茯苓 各 2錢, 砂仁炒研 肉桂 附子 鹿茸酒灸 五味子 乾薑 各 1錢, 薑三棗二

去 桔梗 枳殼, 加 枸杞子 破古紙鹽酒炒 各 2錢, 半夏薑製 元杜冲去糸 石斛酒炒 各 1錢, 薑三棗二

(3) 己丑 二二 金君火

肺經濕痰 四肢骨節痛 頭痛 眩暈 脇痛 脚氣.

〔加味補脾湯(天干藥)〕

白朮 2錢, 白茯苓 人蔘 厚朴薑製 柴胡 陳皮 各 2錢, 乾薑 砂仁炒研 熟地黃 草果炒研 香附子 黃芪 甘草 各 1錢, 靑皮 7分, 薑三棗二

去 白朮 草果, 加 當歸 川芎 白芷 半夏 南星 桂枝 木香 各 1錢.

(4) 己丑 二三 金土

胃肺經濕痰 肢節痛 胸腹痛.

〔加味補陰湯〕

熟地黃 5錢, 川芎 白茯苓 當歸 各 2錢, 鹿茸 肉桂 五味子 各 1錢5分

滯症이 있으면 桔梗·枳殼 각 2錢을 가한다.

(5) 己丑 三三 水土

心冷 下焦風濕痰 四肢骨節痛.

〔加味附歸湯〕

當歸 白茯苓 各 3錢, 熟地黃 鹿茸 人蔘 白朮 五味子 各 2錢, 川芎 白芍藥 肉桂 附子 黃芪蜜灸 各 1錢, 薑三棗二

(6) 己丑 三四 水相火

心冷 消化不良 夢中受邪 寒氣內傷 肢節痛 腹痛 腰痛 或 頭痛.

〔加減八物湯〕

白茯苓 4錢, 當歸 山藥 山茱萸 各 2錢, 熟地黃 牧丹皮 澤瀉 肉桂 附子 乾薑 五味子 各 1錢, 知母鹽酒炒 黃柏鹽酒炒 各 7分

(7) 己丑 四四 木相火

胃經驚痰 精神眩暈 頭風 頭痛 骨節痛.

〔加味補脾湯(天干藥)〕

白朮 2錢, 白茯苓 人蔘 厚朴薑製 柴胡 陳皮 各 2錢, 乾薑 砂仁炒研 熟地黃 草果炒研 香附子 黃芪 甘草 各 1錢, 靑皮 7分, 薑三棗二

去 陳皮 厚朴 白朮, 加 鹿茸酒灸 肉蓯蓉 五味子 各 2錢.

(8) 己丑 四五 木金

金屬肺 故 咳嗽 胸脇痛 頭風 肢節痛.

〔加味四六湯〕

熟地黃 5錢, 當歸 川芎 白芍藥 山藥 山茱萸 各 2錢, 牛膝 木果 牧丹皮 澤瀉 各 1錢5分

(9) 己丑 五五 火金

肺經火熱痰 胸脇腹痛 四肢脚氣痛.

〔淸肺補肝湯〕

黃芩 當歸 3錢, 木香 白茯苓 靑皮 桂枝 牛膝 木果 各 2錢, 鹿茸酒灸 五味子 遠志去骨 木通 甘草 各 1錢, 薑三棗二

(10) 己丑 五六 火水

水克火 心無火 故 裏冷 消化不良 骨節痛 寒氣來傷 頭痛.

〔加味附茸湯〕

熟地黃 10錢, 當歸 川芎 鹿茸酒灸 各 5錢, 肉桂 附子 各 3錢, 五味子 1錢, 薑三棗二

27. 庚寅年

☯ 庚寅年 天干藥

〔加味牛膝木果湯〕

黃芩 牛膝 木果 各 3錢, 當歸 川芎 麥門冬 桂枝 各 2錢, 人蔘 知母鹽酒炒 黃柏鹽酒炒 甘草 各 1錢, 五味子 7分, 枸杞子 肉蓯蓉 鹿茸酒灸 各 1錢8分

☯ 庚寅年 中元藥

〔加味歸脾湯〕

當歸 2錢, 黃芩 龍眼肉 酸棗仁 遠志 人蔘 黃芪 白茯神 各 1錢, 木香 甘草 桂枝 半夏 各 2錢, 薑三棗二

(1) 庚寅 一一 金君火

肺經熱痰 胸脇痛 肢節痛 眩暈.

〔加味補中湯〕

白芍藥 3錢, 黃芪 當歸 川芎 熟地黃 丹參 續斷 各 1錢5分, 陳皮 五味子 甘草 各 1錢, 薑三棗二

(2) 庚寅 一二 金土

肺金太過 咳嗽 眩暈.

〔加味歸脾湯(中元藥)〕

當歸 2錢, 黃芩 龍眼肉 酸棗仁 遠志 人蔘 黃芪 白茯神 各 1錢, 木香 甘草 桂枝 半夏 各 2錢, 薑三棗二

去 酸棗仁 遠志, 加 鹿茸酒炙 2錢, 杜冲 白芥子 五味子 砂仁 各 1錢, 薑三棗二

(3) 庚寅 二二 水土

胃經濕痰 四肢骨節痛 惡寒 頭痛.

〔加味歸附湯〕

當歸 3錢, 白茯苓 白朮 白芍藥 各 2錢, 肉桂 附子 鹿茸酒炙 各 1錢5分, 乾薑 五味子 各 1錢, 薑三棗二

(4) 庚寅 二三 水相火

心冷 先冷後熱 肢節痛 腹痛 消化不良 瀉利腹痛.

〔加減八味湯〕

白茯苓 4錢, 當歸 川芎 白芍藥 熟地黃 山藥 山茱萸 各 2錢, 牧丹皮 澤瀉 肉桂 附子 各 1錢, 五味子 7分

(5) 庚寅 三三 木相火

肝木太過 胃經受邪 挾滯 骨節痛.

〔仁熟湯〕

柏子仁 熟地黃 各 2錢, 人蔘 青皮 枳殼 五味子 桂心 山藥 山茱萸 各 1錢, 甘草 甘菊 白茯苓 枸杞子 各 7分, 薑三棗二

(6) 庚寅 三四 木金

肝經瘀血 驚痰 胸腹痛 肢節痛 眩暈.

〔淸肝補脾湯〕

人蔘 白朮 陳皮 靑皮 砂仁炒硏 各 1錢5分, 熟地黃 白芍藥 肉桂 柴胡 白芷 白芥子炒硏 各 1錢

만약 頭痛이 있다면 半夏·桂枝·黃連 각 1錢5分과 甘草 5分을 가한다.

(7) 庚寅 四四 火金

肺經火痰 咳喘 喘急 眩暈 脇痛.

〔加味牛膝木瓜湯(天干藥)〕

黃芩 牛膝 木果 各 3錢, 當歸 川芎 麥門冬 桂枝 各 2錢, 人蔘 知母鹽酒炒 黃柏鹽酒炒 甘草 各 1錢, 五味子 7分, 枸杞子 肉蓯蓉 鹿茸酒灸 各 1錢8分

去 知母 黃柏, 加 熟地黃 5錢, 鹿茸酒灸 2錢, 麥門冬去心 五味子 各 1錢.

(8) 庚寅 四五 火水

水上火 故 心冷 消化不良 挾滯 眩暈.

〔加減八味湯〕

白茯苓 3錢, 熟地黃 山藥 山茱萸 各 2錢, 牧丹皮 澤瀉 肉桂 附子 乾薑 五味子 各 1錢, 薑三棗二

(9) 庚寅 五五 土水

濕痰 有腰痛 肢節痛 頭痛 眩暈.

〔加減八味湯〕

熟地黃 桔梗 枳殼 各 3錢, 山藥 山茱萸 白茯苓 澤瀉 牧丹皮 各 1錢5分, 肉桂 附子 白朮 五味子 乾薑 各 1錢, 薑三棗二

(10) 庚寅 五六 土木

胃經火痰 咳嗽 胸脇痛 精神眩暈 或 蛔蟲痛 四肢骨節痛.

〔人蔘養胃湯〕

蒼朮 2錢, 人蔘 白朮 白茯苓 陳皮 柴胡 半夏 草果仁 各 1錢, 甘草 7分

만약 陽虛하여 乾咳가 발생하면 柴胡를 빼고 鹿茸酒灸 2錢, 五味子 1錢, 附子 7分을 가한다.

28. 辛卯年

☯ 辛卯年 天干藥

〔加味養腎湯〕

龜板酒灸 7錢, 熟地黃 五味子 當歸 川芎 山藥 山茱萸 各 2錢, 枸杞子 肉蓯蓉 肉桂 附子 乾薑 各 1錢

☯ 辛卯年 中元藥

〔加味四物湯〕

白茯苓 4錢, 山藥 山茱萸 熟地黃 各 2錢, 附子 牧丹皮 澤瀉 各 1錢, 肉桂 5分

(1) 辛卯 一一 水土

水火相克 故 胃經滯症 四肢骨節痛 冷腹痛 消化不良 寒氣 脚氣痛.

〔加味歸茸湯〕

當歸 5錢, 白朮 陳皮 砂仁炒研 各 2錢, 枸杞子 肉蓯蓉 附子 肉桂 各 1錢5分, 五味子 1錢, 薑三

(2) 辛卯 一二 水相火

水火相克 消化不良 心冷 腹痛 精神眩暈 四肢骨節痛 寒熱往來 間間頭痛.

〔加味四物湯(中元藥)〕

白茯苓 4錢, 山藥 山茱萸 熟地黃 各 2錢, 附子 牧丹皮 澤瀉 各 1錢, 肉桂 5分

加 熟地黃 4錢, 枸杞子 肉蓯蓉 五味子 鹿茸 各 1錢.

(3) 辛卯 二二 木相火

肝經火痰 頭痛 肢節痛 腹痛 積滯 陰多陽小.

〔加味養腎湯(天干藥)〕

龜板酒灸 7錢, 熟地黃 五味子 當歸 川芎 山藥 山茱萸 各 2錢, 枸杞子 肉蓯蓉 肉桂 附子 乾薑 各 1錢

去 附子, 加 熟地黃 5錢, 青皮 砂仁 續斷 牛膝 木果 鹿茸酒灸 各 1錢5分.

(4) 辛卯 二三 木金

金木相克 來餞水生木 故 肝經血分不足 陰小陽虛 氣虛 無化之症 精神不足 胃虛 風火之症.

〔加味二四湯〕

白朮 5錢, 人蔘 砂仁炒研 陳皮 青皮 柴胡 細辛 白芷 各 2錢, 甘草 桂枝 各 7分, 蘇葉 5分

(5) 辛卯 三三 火金

肺經熱痰 消化不良 骨節痛 頭痛 精神眩暈.

〔四茸湯〕

當歸 川芎 白芍藥 熟地黃 各 5錢, 鹿茸酒灸 五味子 各 2錢, 肉蓯蓉 1錢

(6) 辛卯 三四 火水

水上火 故 心冷 消化不良 腹痛 或 精神病 虛火上氣.

〔加味四物湯(中元藥)〕

白茯苓 4錢, 山藥 山茱萸 熟地黃 各 2錢, 附子 牧丹皮 澤瀉 各 1錢, 肉桂 5分

去 牧丹皮, 加 肉蓯蓉 枸杞子 各 2錢, 鹿茸 五味子 各 1錢5分, 甘菊 1錢, 乾薑 7分.

(7) 辛卯 四四 土水

胃經濕痰 四肢骨節痛 胃風熱 下焦冷 脚氣痛 腎水不足.

〔加味養腎湯(天干藥)〕

龜板酒灸 7錢, 熟地黃 五味子 當歸 川芎 山藥 山茱萸 各 2錢, 枸杞子 肉蓯蓉 肉桂 附子 乾薑 各 1錢

加 當歸 3錢, 肉桂 熟地黃 黃芪蜜灸 各 2錢5分, 五味子 附子 各 1錢, 薑三棗二.

(8) 辛卯 四五 土木

胃經瘀血 風痰 頭痛 眩暈 四肢骨節痛 上熱下冷 腎虛濕.

〔加味四物湯(中元藥)〕

白茯苓 4錢, 山藥 山茱萸 熟地黃 各 2錢, 附子 牧丹皮 澤瀉 各 1錢, 肉桂 5分

加 白芥子炒研 枳殼 各 1錢5分, 當歸 川芎 各 1錢, 白荳蔲 7分.

(9) 辛卯 五五 金木

肺經驚痰 胸脇骨節痛 陰多陽小 肝經血分不足.

〔加減四六湯〕

當歸 5錢, 白朮 熟地黃 山藥 山茱萸 川芎 白芍藥 各 2錢, 牧丹皮 澤瀉 白茯苓 各 1錢5分, 肉桂 黃芩 木香 各 1錢, 薑三棗二

(10) 辛卯 五六 金君火

胃肺經濕痰 胸脇痛 頭痛 肢節痛.

〔加味鎭陰煎〕

熟地黃 10錢, 肉蓯蓉 3錢, 鹿茸酒灸 五味子 肉桂 各 2錢, 當歸 川芎 各 1錢, 乾薑 7分, 甘草 5分, 薑三棗二

29. 壬辰年

☯ 壬辰年 天干藥

〔加味四物湯〕

柴胡 生地黃 2錢, 人蔘 半夏 當歸 川芎 各 1錢, 赤茯苓 砂仁炒硏 肉桂 附子 甘草 各 5分, 薑三棗二

☯ 壬辰年 中元藥

〔人蔘百合湯〕

白朮 2錢, 白茯苓 百合 白何首烏 天門冬 各 1錢5分, 白芍藥 人蔘 五味子 黃芪 半夏 杏仁 細辛 桂枝 阿膠珠 甘草 各 1錢, 菊花 3分

(1) 壬辰 一一 木火

木克土 故 胃經不足 消化不良 肝經驚痰 瘀血 眩暈 頭痛 肢節痛.

〔加減四物湯〕

續斷 5錢, 丹參 當歸 川芎 白芍藥 熟地黃 各 2錢5分, 五味子 鹿茸酒灸 麥門冬 各 2錢, 陳皮 木果 砂仁 各 1錢, 薑三棗二

(2) 壬辰 一二 木金

木克土 故 未能土生金 肺不足 陰虛火動 乾咳嗽 胸脇痛 骨節痛 頭痛 眩暈.

〔加味四茸湯〕

當歸 5錢, 川芎 白芍藥 熟地黃 各 2錢5分, 鹿茸酒灸 續斷酒洗 各 2錢, 丹參 1錢, 五味子 7分

(3) 壬辰 二二 火金

肺經驚痰 瘀血 咳嗽 胸脇痛 四肢骨節痛 或 頭痛.

〔加味八物湯〕

人蔘 白朮 當歸 川芎 白芍藥 熟地黃 黃芪 半夏 麥門冬 各 2錢5分, 知母鹽酒炒 黃柏鹽酒炒 桂心 各 7分, 甘草 6分

(4) 壬辰 二三 火水

邪症非症 寒熱往來 頭痛 肢節痛.

〔加味柴平湯〕

柴胡 人蔘 陳皮 各 2錢, 半夏 木果 草果 砂仁 黃芪 桂枝 靑皮 貝母 牛膝 白芷 蒼朮 甘草 各 1錢

만약 陰虛火動하면 鹿茸酒灸 2錢, 熟地黃 3錢, 肉桂·附子 각 2錢을 가한다.

(5) 壬辰 三三 土水

胃經濕痰 胸脇骨節腰痛 下冷 腎水不足.

〔加減八味湯〕

白茯苓 山藥 山茱萸 熟地黃 各 2錢, 牧丹皮 澤瀉 各 1錢5分, 鹿茸酒灸 五味子 枸杞子 各 1錢, 肉桂 附子 各 7分

(6) 壬辰 三四 土木

胃經驚痰 怔忡 滯症 肢節痛 或 瘀血頭痛.

〔人蔘百合湯(中元藥)〕

白朮 2錢, 白茯苓 百合 白何首烏 天門冬 各 1錢5分, 白芍藥 人蔘 五味子 黃芪 半夏 杏仁 細辛 桂枝 阿膠珠 甘草 各 1錢, 菊花 3分

去 杏仁 百合 阿膠珠, 加 紅花 白茯苓 鹿茸酒灸 五味子 砂仁 各 2錢.

(7) 壬辰 四四 金木

肺肝經風痰瘀血入胃經 眩暈 嘔吐 咳嗽 骨節痛.

〔芩朮四物湯〕

當歸 川芎 白芍藥 陳皮 半夏 各 1錢5分, 黃芩 甘草 桂枝 白芷 各 1錢, 薑三棗二

(8) 壬辰 四五 金君火

肺經火痰 上焦虛熱 怔忡 頭痛 肢節痛 咳嗽 嘔吐 下焦淋疾.

〔加減六味湯〕

白茯苓 熟地黃 各 5錢, 山藥 山茱萸 牧丹皮 澤瀉 當歸 川芎 白芍藥 桂枝 半夏 陳皮 各 1錢5分

혹은 五味子·鹿茸 각 1錢5分을 가한다.

(9) 壬辰 五五 水君火

水氣克肝 故 未能水生木 寒熱往來 頭痛 肢節痛.

〔杞菊湯〕

熟地黃 5錢, 龜板酒灸 3錢, 乾薑 五味子 枸杞子 肉蓯蓉 各 2錢, 肉桂 附子 各 1錢

혹은 鹿茸酒灸 2錢을 가하면 神效하다.

(10) 壬辰 五六 水土

胃腎經相克 故 濕痰入胃經 四肢骨節腰痛 陽虛 腎經無氣.

〔加減八物湯〕

熟地黃 5錢, 當歸 川芎 白芍藥 山藥 山茱萸 牧丹皮 澤瀉 各 2錢, 肉桂 附子 五味子 鹿茸酒灸 乾薑 各 1錢

30. 癸巳年

☯ 癸巳年 天干藥

〔加味雙和湯〕

白芍藥 2錢5錢, 當歸 川芎 黃芪 龜板 人蔘 各 1錢, 玄參 白朮 肉桂 乾薑 甘草 各 7分, 薑三棗二

☯ 癸巳年 中元藥

〔一氣飮〕

熟地黃 4錢, 元杜冲 牛膝 當歸 枸杞子 白茯苓 白芍藥 肉桂 各 2錢, 細辛 白芷 附子 甘草 各 7分, 薑三棗二

(1) 癸巳 一一 火金

心肺經火痰 上焦虛熱 怔忡 頭痛 肢節痛 下焦冷 腎水不足.

〔清金降火湯〕

黃芩 遠志 麥門冬 梔子 人蔘 五味子 肉蓯蓉 蓮子肉 鹿茸酒灸 各 1錢5分, 白芍藥 川芎 各 1錢, 甘草 7分

(2) 癸巳 一二 火水

裏冷心虛 消化不良 寒熱往來 肢節痛 頭痛.

〔一氣飮(中元藥)〕

熟地黃 4錢, 元杜冲 牛膝 當歸 枸杞子 白茯苓 白芍藥 肉桂 各 2錢, 細辛 白芷 附子 甘草 各 7分, 薑三棗二

去 牛膝 細辛 白芷, 加 山藥 山茱萸 各 2錢, 牧丹皮 澤瀉 鹿茸酒灸 各 1錢5分, 五味子 砂仁炒研 各 1錢, 薑三棗二.

(3) 癸巳 二二 土水

胃經冷痰 虛煩症 下焦冷濕 骨節痛.

〔加味雙和湯(天干藥)〕

白芍藥 2錢5錢, 當歸 川芎 黃芪 龜板 人蔘 各 1錢, 玄參 白朮 肉桂 乾薑 甘草 各 7分, 薑三棗二

去 玄參, 加 附子 鹿茸酒灸 枸杞子 巴戟 熟地黃 各 2錢, 薑三棗二.

(4) 癸巳 二三 土木

胃經不足 消化不良 精神不足 乾咳 吐血 陰小陽多.

〔加味四六湯〕

熟地黃 山藥 山茱萸 當歸 川芎 白芍藥 牧丹皮 白茯苓 澤瀉 各 2錢, 砂仁 青皮 各 1錢5分, 鹿茸酒灸 1錢

(5) 癸巳 三三 金木

肺肝風痰 乾咳 喘急 眩暈 骨痛 或 血症.

〔加味雙和湯(天干藥)〕

白芍藥 2錢5錢, 當歸 川芎 黃芪 龜板 人蔘 各 1錢, 玄參 白朮 肉桂 乾薑 甘草 各

7分, 薑三棗二

加 熟地黃 4錢, 肉桂 附子 五味子 枸杞子 各 2錢, 肉荳蔲煨 8分.

(6) 癸巳 三四 金君火

肺金旺 胸脇骨節痛 眩暈 咳嗽 嘔吐 胃虛.

〔一氣飮(中元藥)〕

熟地黃 4錢, 元杜冲 牛膝 當歸 枸杞子 白茯苓 白芍藥 肉桂 各 2錢, 細辛 白芷 附子 甘草 各 7分, 薑三棗二

去 白芍藥, 加 黃芪 熟地黃 各 4錢, 白茯苓 桑白皮 貝母 木果 人蔘 各 1錢, 五味子 木香 各 7分, 薑三棗二

(7) 癸巳 四四 水君火

心冷 消化不良 乾咳 喘急 眩暈 骨節痛 或 血症.

〔加味雙和湯(天干藥)〕

白芍藥 2錢5錢, 當歸 川芎 黃芪 龜板 人蔘 各 1錢, 玄蔘 白朮 肉桂 乾薑 甘草 各 7分, 薑三棗二

加 熟地黃 4錢, 肉桂 附子 五味子 各 2錢, 枸杞子 肉荳蔲 各 8分.

(8) 癸巳 四五 水土

裏冷 胃經濕痰 四肢骨節痛 精神眩暈 夢中受邪 寒氣來傷.

〔加味六診湯〕

當歸 熟地黃 各 5錢, 川芎 白茯苓 白芍藥 肉蓯蓉 枸杞子 附子 鹿茸酒灸 各 1錢5分, 五味子 1錢

(9) 癸巳 五五 木土

肝經血風 胃不足 消化不良 精神不足 或 皮膚痒症 骨節痛 寒氣來傷.

〔加味四六湯〕

當歸 川芎 白芍藥 熟地黃 白茯苓 山藥 山茱萸 各 2錢5分, 牧丹皮 澤瀉 靑皮 枸杞子 各 1錢, 柴胡 7分, 砂仁炒研 5分

(10) 癸巳 五六 木相火

肝經驚血 胃經不足 消化不良 精神眩暈 陰陽俱虛 或 嘔吐 血痰.

〔加味滋陰煎〕

熟地黃 10錢, 肉蓯蓉 枸杞子 各 5錢, 鹿茸酒灸 青皮 乾薑 人蔘 五味子 各 2錢, 砂仁炒硏 1錢

31. 甲午年

☯ 甲午年 天干藥

〔加減二診湯〕

人蔘 當歸 川芎 半夏 白芍藥 熟地黃 陳皮 玄參 桔梗 各 2錢, 枳殼麩炒 白茯苓 砂仁炒硏 甘草 各 1錢

☯ 甲午年 中元藥

〔生腎平胃湯〕

熟地黃 10錢, 白茯苓 龜板 木果 各 3錢, 牛膝 人蔘 鹿茸酒灸 五味子 貢砂仁 桔梗 枳殼 各 2錢, 甘草 枸杞子 肉桂 各 1錢, 甘菊 5分

(1) 甲午 一一 土水

胃經濕痰 四肢骨節痛 上焦冷痰 眩暈 下焦腎虛冷.

〔加味理中湯〕

人蔘 白朮 白茯苓 乾薑 各 2錢, 附子 肉桂 五味子 貢砂仁 枸杞子 肉蓯蓉 各 1錢5分, 甘草 7分

(2) 甲午 一二 土木

風痰 四肢痛 皮膚痒痲 乾嘔 吐血 精神 眩暈.

〔加減雙和湯〕

白芍藥 2錢5分, 當歸 川芎 熟地黃 貢砂仁 桔梗 枳殼 青皮 各 1錢5分, 肉蓯蓉 枸杞子 甘草 各 7分, 薑三棗二

(3) 甲午 二二 金木

肺經痰 肝經瘀血 精神眩暈 胸脇痛.

〔加減二診湯(天干藥)〕

人蔘 當歸 川芎 半夏 白芍藥 熟地黃 陳皮 玄參 桔梗 各 2錢, 枳殼麩炒 白茯苓 砂仁炒研 甘草 各 1錢

加 桂枝 木果 牛膝 五味子 香附子 各 1錢, 人蔘 2錢, 薑三棗二.

(4) 甲午 二三 金君火

肺經 咳嗽 喘急 胸脇四肢痛 頭痛 眩暈.

〔生腎平胃湯(中元藥)〕

熟地黃 10錢, 白茯苓 龜板 木果 各 3錢, 牛膝 人蔘 鹿茸酒灸 五味子 貢砂仁 桔梗 枳殼 各 2錢, 甘草 枸杞子 肉桂 各 1錢, 甘菊 5分

去 桔梗 枳殼, 加 龜板酒灸 10錢, 肉桂 枸杞子 甘菊 熟地黃 桂枝 木香 當歸 川芎 白芍藥 各 1錢5分.

(5) 甲午 三三 水君火

心冷 消化不良 乾咳 嘔吐 或 血痰 心寒 骨節痛 頭痛.

〔加減八診湯〕

麥門冬 蓮子肉 肉蓯蓉 枸杞子 附子 熟地黃 肉桂 五味子 各 1錢5分, 乾薑 甘草 各 1錢, 薑三棗二

(6) 甲午 三四水土

胃冷 消化不良 肢節痛.

〔生腎平胃湯(中元藥)〕

熟地黃 10錢, 白茯苓 龜板 木果 各 3錢, 牛膝 人蔘 鹿茸酒灸 五味子 貢砂仁 桔梗 枳殼 各 2錢, 甘草 枸杞子 肉桂 各 1錢, 甘菊 5分

去 桔梗 枳殼, 加 附子 乾薑 各 2錢.

(7) 甲午 四四 木土

肝經瘀血驚痰入脾經 四肢骨節痛 眩暈 頭痛 脇痛.

〔加減二診湯(天干藥)〕

人蔘 當歸 川芎 半夏 白芍藥 熟地黃 陳皮 玄參 桔梗 各 2錢, 枳殼麩炒 白茯苓 砂仁炒研 甘草 各 1錢

加 靑皮 砂仁 鹿茸酒灸 枸杞子 肉蓯蓉 五味子 各 1錢5分.

(8) 甲午 四五 木相火

心經痰火 陰虛火動 乾咳 或 吐血 虛陽發生 夢中接邪 頭痛 眩暈.

〔生腎平胃湯(中元藥)〕

熟地黃 10錢, 白茯苓 龜板 木果 各 3錢, 牛膝 人蔘 鹿茸酒灸 五味子 貢砂仁 桔梗 枳殼 各 2錢, 甘草 枸杞子 肉桂 各 1錢, 甘菊 5分

去 桔梗 枳殼 木果 牛膝, 加 知母 黃柏 靑皮 各 2錢.

(9) 甲午 五五 火相火

胃經熱痰 肝經虛冷 腎水不足 陰虛火動 或 乾咳 吐血.

〔淸心蓮子飮〕

蓮子肉 3錢, 白芷 麥門冬 人蔘 遠志 石菖蒲 枸杞子 肉蓯蓉 鹿茸 五味子 熟地黃 各 2錢, 黃芪 甘草 各 1錢, 薑三棗二

(10) 甲午 五六 火金

心肺經痰火 咳嗽 嘔吐 四肢骨節痛.

〔淸心溫膽湯〕

黃芩 麥門冬 各 3錢, 蓮子肉 熟地黃 白茯苓 當歸 黃芪 川芎 鹿茸 五味子 半夏 貝母 甘草 各 1錢

32. 乙未年

☯ 乙未年 天干藥

〔加減仁熟湯〕

柏子仁 熟地黃 人蔘 麥門冬 木瓜 玄參 各 3錢, 鹿茸 五味子 肉桂 枸杞子 甘草 各 1錢

☯ 乙未年 中元藥

〔加減八物湯〕

當歸 3錢, 川芎 人蔘 白朮土炒 白茯苓 白芍藥 熟地黃 各 2錢, 甘菊 麥門冬 黃芩酒炒 木香 甘草 各 1錢, 薑三棗二

(1) 乙未 一一 金木

肺經驚痰 瘀血 脇痛 四肢骨節痛 咳嗽 寒熱往來.

〔加減雙和湯〕

白茯苓 白芍藥 各 2錢, 當歸 川芎 黃芪蜜灸 熟地黃 桑白皮 巴戟 元杜冲 石斛酒炒 枸杞子 香附子 甘草 各 1錢

(2) 乙未 一二 金君火

心肺經熱痰 胸脇四肢骨節痛 咳喘 血虛.

〔加減八物湯(中元藥)〕

當歸 3錢, 川芎 人蔘 白朮土炒 白茯苓 白芍藥 熟地黃 各 2錢, 甘菊 麥門冬 黃芩酒炒 木香 甘草 各 1錢, 薑三棗二

去 甘菊, 加 鹿茸酒灸 2錢, 五味子 肉桂 各 1錢.

(3) 乙未 二二 水君火

心冷 血分不足 下焦冷痰 脚痛 寒熱往來.

〔加味八物湯〕

白茯苓 白朮 人蔘 各 3錢, 肉桂 乾薑 各 2錢, 五味子 肉蓯蓉 當歸 川芎 各 1錢5分, 薑三棗二

(4) 乙未 二三 水土

陰冷 胃經濕痰 四肢骨節痛 或 腎氣腹痛.

〔加減八物湯(中元藥)〕

當歸 3錢, 川芎 人蔘 白朮土炒 白茯苓 白芍藥 熟地黃 各 2錢, 甘菊 麥門冬 黃芩酒炒 木香 甘草 各 1錢, 薑三棗二

去 甘菊, 加 陳皮 破古紙鹽酒炒 杜冲 肉桂 乾薑 各 2錢, 附子 1錢5分 白朮 黃芩 木香 各 1錢.

(5) 乙未 三三 木土

肝經旺 脾經受邪 精神眩暈 咳嗽 消化不良 四肢骨節痛 寒熱往來 頭痛 乾咳.

〔加味人蔘養胃湯〕

蒼朮 柴胡 人蔘 草果 白茯苓 砂仁炒研 鹿茸酒灸 五味子 乾薑 各 1錢, 甘草 7分

(6) 乙未 三四 木相火

肝火旺 胃土受邪 消化不良 眩暈 頭痛 惡寒 皮風.

〔加味四六湯〕

熟地黃 7錢, 山藥 山茱萸 枸杞子 肉蓯蓉 各 3錢, 柴胡 青皮 砂仁 各 2錢, 草果 鹿茸 五味子 各 1錢5分, 甘草 1錢

(7) 乙未 四四 火相火

心經上火 心傷熱痰 水枯上火 陰陽虛 眩暈.

〔加減仁熟湯(天干藥)〕

柏子仁 熟地黃 人蔘 麥門冬 木瓜 玄參 各 3錢, 鹿茸 五味子 肉桂 枸杞子 甘草 各 1錢

加 熟地黃 5錢, 巴戟去骨 石斛酒炒 各 2錢.

(8) 乙未 四五 火金

心經火痰 精神不足 咳嗽 骨節痛 心肺煩鬱.

〔加味雙和湯〕

白芍藥 2錢5分, 當歸 川芎 鹿茸酒灸 麥門冬 熟地黃 各 1錢5分, 肉桂 乾薑 甘草 各 1錢

(9) 乙未 五五 土金

胃肺經濕痰 胸脇四肢骨節痛.

〔加減平胃湯〕

桔梗 3錢, 蒼朮 陳皮 各 1錢5分, 厚朴 白茯苓 當歸 川芎 木果 草果 人蔘 砂仁 各 1錢, 木香 5分, 薑三棗二

(10) 乙未 五六 土水

胃經冷痰 積聚 乾咳 鼻血 四肢骨節痛 頭痛 或 挾滯症.

〔加減八物湯(中元藥)〕

當歸 3錢, 川芎 人蔘 白朮土炒 白茯苓 白芍藥 熟地黃 各 2錢, 甘菊 麥門冬 黃芩酒炒 木香 甘草 各 1錢, 薑三棗二

去 甘菊 黃芩 木香 白朮, 加 肉蓯蓉 五味子 鹿茸 枸杞子 肉桂 附子 各 1錢5分, 乾薑 7分, 薑三棗二.

33. 丙申年

☯ 丙申年 天干藥

〔加減八味湯〕

白茯苓 4錢, 熟地黃 山藥 山茱萸 牧丹皮 澤瀉 各 2錢, 肉桂 附子 貢砂仁 鹿茸酒灸 五味子 枸杞子 肉蓯蓉 乾薑 各 1錢8分

☯ 丙申年 中元藥

〔加減五味湯〕

白芍藥 5錢, 五味子 附子 巴戟鹽酒炒 山藥 山茱萸 當歸 川芎 鹿茸酒灸 各 2錢, 杜冲 乾薑 肉桂 枸杞子 甘草 各 1錢, 薑三棗二

(1) 丙申 一一 水君火

心冷 夢中受邪 眩暈 乾嘔 咳嗽 頭痛 肢節痛 或 消化不良.

〔加減八味湯(天干藥)〕

白茯苓 4錢, 熟地黃 山藥 山茱萸 牧丹皮 澤瀉 各 2錢, 肉桂 附子 貢砂仁 鹿茸酒灸 五味子 枸杞子 肉蓯蓉 乾薑 各 1錢8分

去 牧丹皮 澤瀉, 加 當歸 川芎 小茴香鹽酒炒 各 2錢.

(2) 丙申 一二 水土

裏冷 胃經濕痰 四肢骨節痛 惡寒 頭痛.

〔加減五味湯(中元藥)〕

白芍藥 5錢, 五味子 附子 巴戟鹽酒炒 山藥 山茱萸 當歸 川芎 鹿茸酒灸 各 2錢, 杜冲 乾薑 肉桂 枸杞子 甘草 各 1錢, 薑三棗二

加 知母鹽酒炒 黃柏鹽酒炒 各 1錢, 甘菊 7分.

(3) 丙申 二二 木土

胃經驚痰 滯症 消化不良 精神眩暈 或 乾嘔 鼻血 頭痛 骨節痛.

〔補脾平木湯〕

白朮 白茯苓 各 3錢, 乾薑 肉桂 各 2錢, 人蔘 乾地黃 砂仁 青皮 柴胡 草果仁炒研 各 1錢5分, 鹿茸 五味子 各 1錢

(4) 丙申 二三 木相火

肝火 心傷 瘀血 眩暈 鼻血 乾嘔吐 皮膚痒痲.

〔加減養胃湯〕

熟地黃 3錢, 人蔘 青皮 白朮 各 1錢5分, 蒼朮 厚朴 陳皮 白茯苓 白荳蔲炒研 各 1錢, 木香 砂仁炒研 甘草 各 5分, 薑三棗二

(5) 丙申 三三 火相火

心臟熱痰 發生胃經不足 消化不良 陰虛火動 腎水不足.

〔降火補肺湯〕

熟地黃 10錢, 麥門冬 5錢, 當歸 川芎 白芍藥 黃芪 各 3錢, 人蔘 五味子 鹿茸酒灸 各 2錢, 薑三棗二

(6) 丙申 三四 火金

心肝經火痰 消化不良 咳嗽 精神不足 骨節痛.

〔加味鎭陰煎〕

當歸 川芎 貝母 木果 鹿茸酒灸 牛膝 五味子 各 3錢, 桂枝 白芷 各 2錢 木香 1錢, 薑三棗二

(7) 丙申 四四 土金

胃肺經濕痰 咳嗽 嘔吐 胸脇骨節痛 頭痛.

〔加減八味湯(天干藥)〕

白茯苓 4錢, 熟地黃 山藥 山茱萸 牧丹皮 澤瀉 各 2錢, 肉桂 附子 貢砂仁 鹿茸酒灸 五味子 枸杞子 肉蓯蓉 乾薑 各 1錢8分

去 附子, 加 白茯苓 當歸 川芎 鹿茸酒灸 各 2錢, 五味子 1錢, 薑三棗二.

(8) 丙申 四五 土水

胃經濕痰 滯症 骨節痛 眩暈.

〔加減五味湯(中元藥)〕

白芍藥 5錢, 五味子 附子 巴戟鹽酒炒 山藥 山茱萸 當歸 川芎 鹿茸酒炙 各 2錢, 杜冲 乾薑 肉桂 枸杞子 甘草 各 1錢, 薑三棗二

去 澤瀉, 加 白茯苓 5錢, 熟地黃 肉桂 附子 黃芪蜜炙 各 2錢.

(9) 丙申 五五 金水

肺金旺 濕氣 風痰 脇痛 肢節痛 頭痛 或 積聚.

〔加減八味湯(天干藥)〕

白茯苓 4錢, 熟地黃 山藥 山茱萸 牧丹皮 澤瀉 各 2錢, 肉桂 附子 貢砂仁 鹿茸酒炙 五味子 枸杞子 肉蓯蓉 乾薑 各 1錢8分

去 蒼朮 陳皮 砂仁 白茯苓, 加 當歸 5錢, 鹿茸 人蔘 五味子 各 2錢, 薑三棗二.

(10) 丙申 五六 金木

肝經風痰入脾經 消化不良 骨節痛 或 咳嗽.

〔加味淸肺養榮湯〕

黃芩酒炒 3錢, 木果 牛膝 當歸 各 2錢, 白茯苓 人蔘 砂仁 甘草 各 1錢, 薑三棗二

34. 丁酉年

☯ 丁酉年 天干藥

〔加減四六湯〕

當歸 5錢, 白茯苓 3錢, 熟地黃 山藥 山茱萸 白芍藥 各 2錢, 川芎 黃芩酒炒 桂枝 牛膝 木果 甘草 各 1錢, 薑三棗二

☯ 丁酉年 中元藥

〔加味黃連湯〕

黃芪 3錢, 生地黃 靑皮 白朮 酸棗仁炒研 各 1錢5分, 白茯神 人蔘 遠志 蓮子肉 當歸 麥門冬 甘草 各 1錢

(1) 丁酉 一一 木土

肝胃經濕痰 胸脇四肢骨節痛.

〔加減八味湯〕

白茯苓 4錢, 山藥 山茱萸 青皮 貢砂仁 蛇床子鹽酒炒 小茴香 澤瀉 牧丹皮 各 2錢, 鹿茸酒灸 五味子 肉桂 各 1錢, 薑三棗二

(2) 丁酉 一二 木相火

胃經虛 乾咳嗽 寒熱往來 眩暈 頭痛 肢節痛.

〔加味黃連湯(中元藥)〕

黃芪 3錢, 生地黃 青皮 白朮 酸棗仁炒研 各 1錢5分, 白茯神 人蔘 遠志 蓮子肉 當歸 麥門冬 甘草 各 1錢

去 蓮子肉, 加 鹿茸 肉蓯蓉 砂仁炒研 草果仁 各 2錢.

(3) 丁酉 二二 火相火

心經熱痰 胃經痰火 滯症 消化不良 或 眩暈 頭痛.

〔加味雙和湯〕

白芍藥 2錢5分, 當歸 川芎 熟地黃 黃芪 肉桂 鹿茸酒灸 陳皮 麥門冬 各 1錢5分, 甘草 7分, 薑三棗二

(4) 丁酉 二三 火金

心肺經痰火傷 故 胸脇痛 四肢骨節痛 或 頭痛.

〔清心蓮子飮〕

蓮子肉 3錢, 人蔘 黃芪 赤茯苓 黃芩 車前子 木香 麥門冬 地骨皮 各 2錢, 五味子 1錢, 甘草 7分

(5) 丁酉 三三 土金

胃肺經濕 咳嗽 嘔吐症 積聚 四肢骨節痛 陽虛 血分不足 或 浮症.

〔加減四六湯(天干藥)〕

當歸 5錢, 白茯苓 3錢, 熟地黃 山藥 山茱萸 白芍藥 各 2錢, 川芎 黃芩酒炒 桂枝 牛膝 木果 甘草 各 1錢, 薑三棗二

加 赤茯苓 3錢, 枳殼 桔梗 各 2錢, 貢砂仁炒研 當歸 桂枝 各 1錢, 薑三棗二.

(6) 丁酉 三四 土水

胃經入冷痰 故 消化不良 肢節痛 或 頭痛 眩暈.

〔加味六君煎〕

白茯苓 5錢, 當歸 半夏 山藥 山茱萸 各 3錢, 生地黃 熟地黃 肉桂 附子 各 2錢, 破古紙 肉蓯蓉 五味子 陳皮 甘草 各 1錢, 薑三棗二

(7) 丁酉 四四 金水

肝經血分不足 肺經濕痰 胸脇四肢骨節痛 或 蛔蟲腹痛 精神不足.

〔清肺養榮湯〕

黃芩 3錢, 當歸 川芎 白芍藥 龜板酒炙 牛膝酒洗 木果 五味子 蒼朮 各 2錢, 陳皮 半夏 木香 甘草 各 1錢, 薑三棗二

(8) 丁酉 四五 金木

肺經濕痰 四肢骨節痛 或 蛔蟲腹痛 脇痛.

〔加味黃連湯(中元藥)〕

黃芪 3錢, 生地黃 青皮 白朮 酸棗仁炒研 各 1錢5分, 白茯神 人蔘 遠志 蓮子肉 當歸 麥門冬 甘草 各 1錢

去 黃芪 青皮 遠志 蓮子肉, 加 黃芩酒炒 當歸 川芎 半夏 木果 五味子 鹿茸 陳皮 各 2錢, 桂皮 木果 各 1錢5分, 薑三棗二.

(9) 丁酉 五五 水木

肝經瘀血驚痰 皮膚風痒症 乾嘔吐 頭痛 寒熱往來.

〔加減五味子湯〕

沙參 7錢, 白茯苓 3錢, 熟地黃 五味子 附子 巴戟 破古紙 山茱萸 鹿茸酒炙 杜沖去糸 青皮 當歸 白朮 各 1錢5分, 甘草 1錢

(10) 丁酉 五六 水君火

心冷痰 消化不良 寒熱往來 精神眩暈 骨節痛.

〔加減八味湯〕

熟地黃 5錢, 白芍藥 當歸 川芎 白朮 山藥 山茱萸 各 2錢, 肉桂 乾薑 澤瀉 附子 各 1錢5分, 鹿茸酒炙 五味子 肉蓯蓉 枸杞子 各 1錢

35. 戊戌年

☯ 戊戌年 天干藥

〔加味溫膽湯〕

白朮 白茯苓 各 4錢, 陳皮 半夏 麥門冬 石菖蒲 黃芪 各 2錢, 人蔘 香附子 當歸 白芍藥 梔子 知母鹽酒炒 黃柏鹽酒炒 鹿茸酒灸 遠志 川芎 甘草 各 1錢5分

☯ 戊戌年 中元藥

〔加味生脈散〕

當歸 5錢, 川芎 熟地黃 各 2錢, 白芍藥 麥門冬 人蔘 五味子 鹿茸酒灸 木香 甘草 各 1錢5分

(1) 戊戌 一一 火相火

心胃經熱痰上熱 風火頭痛 腎水不足 陰虛火動 眩暈 鼻血 乾咳症.

〔加減雙和湯〕

白芍藥 2錢5分, 當歸 川芎 熟地黃 黃芪 人蔘 鹿茸 五味子 知母鹽酒炒 黃柏鹽酒炒 各 1錢5分, 枸杞子 桂皮 五味子 各 1錢

(2) 戊戌 一二 火金

心肺經熱痰 精神不足 胸脇骨節痛 或 咳嗽 嘔吐.

〔加味生脈散(中元藥)〕

當歸 5錢, 川芎 熟地黃 各 2錢, 白芍藥 麥門冬 人蔘 五味子 鹿茸酒灸 木香 甘草 各 1錢5分

去 白芍藥, 加 枸杞子 肉蓯蓉 砂仁炒研 草果仁炒研 半夏 木果 牛膝酒洗 各 2錢.

(3) 戊戌 二二 土金

胃經肺經濕痰 咳嗽 脇痛 骨節痛 眩暈.

〔加味溫膽湯(天干藥)〕

白朮 白茯苓 各 4錢, 陳皮 半夏 麥門冬 石菖蒲 黃芪 各 2錢, 人蔘 香附子 當歸 白芍藥 梔子 知母鹽酒炒 黃柏鹽酒炒 鹿茸酒灸 遠志 川芎 甘草 各 1錢5分

去 遠志 石菖蒲, 加 當歸 3錢, 黃芩 木香 鹿茸 五味子 各 2錢.

(4) 戊戌 二三 土水

胃經濕痰入脾經 挾滯 消化不良 精神眩暈 或 頭痛.

〔淸心磁坎湯〕

熟地黃 生地黃 天門冬 麥門冬 當歸 白芍藥 山藥 山茱萸 白茯苓 白朮 各 7分, 牧丹皮 澤瀉 知母鹽酒炒 黃柏鹽酒炒 甘草 橘皮 貝母 各 5分

(5) 戊戌 三三 金水

肝經血分不足 陽虛 胸脇骨節痛.

〔加味大營煎〕

熟地黃 當歸 枸杞子 杜冲 各 2錢, 牛膝 木果 桂枝 甘草 各 1錢, 薑三棗二

(6) 戊戌 三四 金木

肺經濕痰 咳嗽 胸脇骨節痛 眩暈 頭痛.

〔加味生脈散(中元藥)〕

當歸 5錢, 川芎 熟地黃 各 2錢, 白芍藥 麥門冬 人蔘 五味子 鹿茸酒灸 木香 甘草 各 1錢5分

去 麥門冬, 加 白茯苓 5錢, 龜板 木果 各 3錢, 木香 1錢.

(7) 戊戌 四四 水木

胃經不足 濕痰風熱 寒熱往來 頭痛 肢節痛 乾嘔吐 滯症 眩暈.

〔加味補脾平木湯〕

人蔘 3錢, 白朮 白茯苓 各 2錢, 砂仁 熟地黃 靑皮 乾薑 肉桂 五味子 甘菊 柴胡 各 1錢5分, 甘草 7分, 薑三棗二

(8) 戊戌 四五 水君火

心冷 消化不良 寒熱往來 肢節痛 頭痛 乾嘔症.

〔加味健脾湯〕

當歸 5錢, 鹿茸 肉蓯蓉 肉桂 附子 五味子 各 1錢5分, 乾薑 枸杞子 各 1錢, 薑三棗二

(9) 戊戌 五五 木君火

肝火驚痰 痛 眩暈 怔忡症 或 頭痛.

〔加味三氣飮〕

熟地黃 4錢, 杜冲 牛膝 鹿茸 枸杞子 白茯苓 砂仁 肉桂 白芍藥 各 2錢, 香附子 五味子 甘草 各 1錢, 薑三棗二

(10) 戊戌 五六 木土

胃經濕痰 眩暈 肢節痛 或 瘀血 皮膚風 頭痛.

〔加味生脈散(中元藥)〕

當歸 5錢, 川芎 熟地黃 各 2錢, 白芍藥 麥門冬 人蔘 五味子 鹿茸酒灸 木香 甘草 各 1錢5分

去 麥門冬, 加 青皮 木果 破古紙炒研 草果 砂仁炒研 各 1錢5分.

36. 己亥年

☯ 己亥年 天干藥

〔加減養胃湯〕

蒼朮 2錢, 人蔘 白朮 當歸 川芎 陳皮 熟地黃 白芍藥 麥門冬 黃芪蜜灸 各 1錢5分, 砂仁炒研 五味子 甘草 各 1錢, 薑三棗二

☯ 己亥年 中元藥

〔加減八味湯〕

白茯苓 4錢, 熟地黃 當歸 川芎 鹿茸酒灸 各 2錢, 肉桂 附子 五味子 乾薑 砂仁炒研 甘草 各 1錢, 薑三棗二

(1) 己亥 一一 土金

胃經肺經濕痰 咳嗽 胸脇肢節痛 眩暈.

〔加味治中湯〕

人蔘 白朮 各 3錢, 當歸 陳皮 半夏 木香 各 2錢, 龜板 牛膝 甘草 各 1錢, 薑三棗二

(2) 己亥 一二 土水

胃經濕痰 胸脇痛 或 滯症 寒氣往來傷 脚氣痛.

〔加減八味湯(中元藥)〕

白茯苓 4錢, 熟地黃 當歸 川芎 鹿茸酒炙 各 2錢, 肉桂 附子 五味子 乾薑 砂仁炒研 甘草 各 1錢, 薑三棗二

加 龜板 牛膝 各 2錢.

(3) 己亥 二二 金水

肺經冷痰 咳嗽 胸脇肢節痛 寒熱往來 頭痛.

〔加減養胃湯(天干藥)〕

蒼朮 2錢, 人蔘 白朮 當歸 川芎 陳皮 熟地黃 白芍藥 麥門冬 黃芪蜜炙 各 1錢5分, 砂仁炒研 五味子 甘草 各 1錢, 薑三棗二

去 白朮, 加 鹿茸酒炙 2錢, 熟地黃 5錢, 木香 草果 各 1錢.

(4) 己亥 二三 金木

肝經血分不足 咳嗽 四肢痛 頭痛.

〔法肉牛膝湯〕

肉蓯蓉 牛膝 各 3錢, 木果 白芍藥 熟地黃 當歸 各 2錢, 人蔘 黃芩 麥門冬 甘草 各 7分

(5) 己亥 三三 水木

陰虛火動 眩暈 乾咳嗽 或 血分不足 皮膚痒症.

〔加味大補湯〕

熟地黃 7錢, 人蔘 白朮 枸杞子 白茯苓 砂仁 肉蓯蓉 白芍藥 柴胡 甘草 各 1錢, 肉桂 7分, 薑三棗二

(6) 己亥 三四 水君火

寒氣來傷 頭痛 肢節痛.

〔五味子湯〕

五味子 附子 各 2錢5分, 巴戟 破古紙 山藥 山茱萸 當歸 川芎 各 1錢5分, 熟地黃 鹿茸酒炙 各 1錢

(7) 己亥 四四 木君火

胃經虛 挾滯 痰火 精神不足.

〔加味雙補湯〕

人蔘 白朮 各 3錢, 白茯苓 砂仁炒研 熟地黃 白何首烏 肉蓯蓉 肉桂 各 1錢5分, 枸杞子 五味子 甘草 各 1錢, 薑三棗二

(8) 己亥 四五 木土

肝經痰入胃經 消化不良 眩暈 頭痛 嘔吐.

〔補陰煎〕

熟地黃 5錢, 白茯苓 白朮 青皮 砂仁 五味子 枸杞子 各 2錢, 肉蓯蓉 鹿茸 各 1錢

(9) 己亥 五五 火土

心胃經濕痰 精神不足 陰陽俱虛 乾咳 頭痛.

〔鹿茸大補湯〕

鹿茸酒灸 3錢 當歸 川芎 熟地黃 各 2錢, 白朮 陳皮 青皮 砂仁炒研 各 1錢5分, 甘草 五味子 各 1錢

(10) 己亥 五六 火相火

心胃經熱痰 精神眩暈 陰虛火動 水氣枯渴.

〔清心滋陰湯〕

當歸 熟地黃 鹿茸酒灸 各 5錢, 五味子 肉蓯蓉 枸杞子 麥門冬 甘草 各 2錢

37. 庚子年

☯ 庚子年 天干藥

〔加減鎭陰煎〕

熟地黃 5錢, 當歸 川芎 黃芩 半夏 木香 各 2錢, 鹿茸酒灸 五味子 陳皮 各 1錢, 肉桂 附子 乾薑 各 7分

☯ 庚子年 中元藥

〔加減歸脾湯〕

當歸 3錢, 龍眼肉 酸棗仁 半夏 麥門冬 遠志 石菖蒲去毛 人蔘 白朮土炒 白茯苓 木香 甘草 各 1錢, 薑三棗二

(1) 庚子 一一 金水

肝經血分不足 肺經濕痰 精神眩暈 四肢骨節痛 或 咳嗽.

〔加減六味湯〕

白茯苓 4錢, 山藥 山茱萸 熟地黃 各 2錢, 牧丹皮 澤瀉 人蔘 麥門冬 當歸 川芎 桂枝 甘草 各 1錢5分, 薑三棗二

(2) 庚子 一二 金木

肺金旺 濕痰咳嗽 胸脇痛 肢節痛 陽虛.

〔加減歸茸湯〕

當歸 5錢, 鹿茸酒灸 熟地黃 各 2錢5分, 黃芩酒炒 五味子 枸杞子 肉蓯蓉 各 2錢, 木香 5分, 薑三棗二

(3) 庚子 二二 水木

心肺經不足 乾咳嗽 或 消化不良 肢節痛 頭痛.

〔加減鎭陰煎(天干藥)〕

熟地黃 5錢, 當歸 川芎 黃芩 半夏 木香 各 2錢, 鹿茸酒灸 五味子 陳皮 各 1錢, 肉桂 附子 乾薑 各 7分

去 附子 肉桂, 加 肉蓯蓉 枸杞子 青皮 甘草 各 1錢.

(4) 庚子 二三 水君火

火痰 咳嗽 冷滯 陽虛.

〔鹿鎭飮〕

熟地黃 5錢, 肉桂 枸杞子 各 3錢, 附子 五味子 鹿茸酒灸 肉蓯蓉 乾薑 白茯苓 白朮 各 1錢5分, 人蔘 砂仁炒研 各 1錢

(5) 庚子 三三 木君火

火急性 上風 面紅 或 皮膚瘡熱 頭痛.

〔加減補陰煎〕

熟地黃 7錢, 山藥 山茱萸 白茯苓 鹿茸酒灸 五味子 麥門冬 白朮 靑皮 砂仁炒研 草果炒研 甘草 各 2錢, 白芍藥 當歸 川芎 各 1錢

(6) 庚子 三四 木土

肺經痰 肝經血分不足 陽虛.

〔加減養胃湯〕

蒼朮 2錢, 白朮 人蔘 白茯苓 藿香 半夏 草果 各 1錢5分, 柴胡 靑皮 砂仁炒研 甘草 各 1錢

(7) 庚子 四四 火土

胃經濕痰 四肢骨節痛 風症 脚氣痛 頭痛.

〔加減鎭陰煎(天干藥)〕

熟地黃 5錢, 當歸 川芎 黃芩 半夏 木香 各 2錢, 鹿茸酒灸 五味子 陳皮 各 1錢, 肉桂 附子 乾薑 各 7分

去 黃芩 木香, 加 當歸 川芎 鹿茸酒灸 五味子 肉蓯蓉酒蒸 各 1錢.

(8) 庚子 四五 火相火

心胃經熱 精神不足 血症 陰虛火動 乾嘔吐 頭痛 腎虛腰痛.

〔加減歸脾湯(中元藥)〕

當歸 3錢, 龍眼肉 酸棗仁 半夏 麥門冬 遠志 石菖蒲去毛 人蔘 白朮土炒 白茯苓 木香 甘草 各 1錢, 薑三棗二

去 木香, 加 鹿茸酒灸 黃芪 白芍藥 肉桂 各 1錢, 五味子 7分.

(9) 庚子 五五 土相火

心胃經濕痰 四肢骨節痛 風症 脚氣痛 頭痛.

〔加減鎭陰煎(天干藥)〕

熟地黃 5錢, 當歸 川芎 黃芩 半夏 木香 各 2錢, 鹿茸酒灸 五味子 陳皮 各 1錢, 肉桂 附子 乾薑 各 7分

去 蒼朮 木香, 加 龜板 7錢, 牛膝 砂仁 麥門冬 各 2錢, 鹿茸酒灸 1錢.

(10) 庚子 五六 土金

胃肺經濕痰 胸脇痛 脚氣 風濕痰死血流注作痛 四肢瘀血骨節痛 痛處或腫或赤或白.

〔加味六陳湯〕

桔梗 3錢, 枳殼 2錢, 熟地黃 枸杞子 桂枝 香附子 牛膝 木果 蘇葉 麻黃 白芷 各 7分, 薑三棗二

38. 辛丑年

☯ 辛丑年 天干藥

〔加味杞附湯〕

白茯苓 3錢, 當歸 川芎 肉蓯蓉 枸杞子 各 2錢, 鹿茸酒灸 五味子 附子 肉桂 各 1錢5分, 乾薑 甘草 各 1錢, 薑三棗二

☯ 辛丑年 中元藥

〔加味鎭陰煎〕

熟地黃 5錢, 牛膝 澤瀉 附子 各 2錢, 肉桂 五味子 乾薑 附子 各 1錢, 薑三棗二

(1) 辛丑 一一 水木

陰虛火動 滯症 乾咳嗽 精神眩暈 頭痛 寒熱往來.

〔加味杞附湯(天干藥)〕

白茯苓 3錢, 當歸 川芎 肉蓯蓉 枸杞子 各 2錢, 鹿茸酒灸 五味子 附子 肉桂 各 1錢5分, 乾薑 甘草 各 1錢, 薑三棗二

加 熟地黃 5錢, 靑皮 7分.

(2) 辛丑 一二 水君火

水克火 心冷 未能火生土 胃肺經虛 滯症 消化不良.

〔加味鎭陰煎(中元藥)〕

熟地黃 5錢, 牛膝 澤瀉 附子 各 2錢, 肉桂 五味子 乾薑 附子 各 1錢, 薑三棗二

加 人蔘 白朮 各 2錢, 鹿茸酒灸 白芍藥 黃芪蜜灸 當歸 各 1錢.

(3) 辛丑 二二 木君火

心肝經瘀血 精神不足 或 吐血 皮膚風痒 眩暈.

〔加味杞附湯(天干藥)〕

白茯苓 3錢, 當歸 川芎 肉蓯蓉 枸杞子 各 2錢, 鹿茸酒炙 五味子 附子 肉桂 各 1錢5分, 乾薑 甘草 各 1錢, 薑三棗二

去 當歸 白茯苓, 加 砂仁 白荳蔲 青皮 各 1錢, 石斛 續斷酒洗 各 2錢.

(4) 辛丑 二三 木土

肝經旺 風邪入胃經 精神不足 頭痛 胃虛 有食味 滯症.

〔健胃平木湯〕

白朮 3錢, 砂仁炒研 青皮 各 2錢, 人蔘 柴胡 草果炒研 甘草 各 1錢, 薑三棗二

(5) 辛丑 三三 火土

心胃經熱痰 鼻塞 煩鬱症 脚痛.

〔加味八物湯〕

人蔘 白朮 白茯苓 黃芪 熟地黃 白芍藥 當歸 川芎 甘草 肉桂 鹿茸酒炙 各 2錢, 砂仁 1錢

(6) 辛丑 三四 火相火

肺經不足 陰虛火動 腎水不足 乾咳 眩暈.

〔加味雙和湯〕

白芍藥 2錢5分, 黃芪 熟地黃 當歸 川芎 肉桂 人蔘 砂仁 白朮 鹿茸酒炙 五味子 各 1錢5分

(7) 辛丑 四四 土相火

腎虛 陽虛 心胃經熱痰 肢節痛.

〔加味杞附湯(天干藥)〕

白茯苓 3錢, 當歸 川芎 肉蓯蓉 枸杞子 各 2錢, 鹿茸酒炙 五味子 附子 肉桂 各 1錢5分, 乾薑 甘草 各 1錢, 薑三棗二

加 熟地黃 5錢, 白茯苓 3錢, 白朮 砂仁 青皮 人蔘 草果 木常山 柴胡 川芎 白芍藥 黃芪蜜炙 各 2錢, 白芷 蘇葉 甘草 各 1錢, 薑三葱二.

(8) 辛丑 四五 土金

胃肺經濕痰 胸脇肢節痛 咳嗽 或 積聚症.

〔加味四六湯〕

熟地黃 5錢, 山藥 山茱萸 各 2錢, 牧丹皮 澤瀉 白茯苓 牛膝 木果 木香 各 1錢5分, 當歸 川芎 白芍藥 各 1錢

(9) 辛丑 五五 金金

喘滿咳嗽 陰多陽小 肝經血分不足.

〔蒼朮四物湯〕

當歸 川芎 熟地黃 黃芩 蒼朮 木果 各 2錢, 甘草 人蔘 肉蓯蓉 枸杞子 各 1錢, 薑三棗二

(10) 辛丑 五六 金水

肺經痰 喘急 肢節痛 或 頭痛.

〔加味淸肺養榮湯〕

黃芩酒炒 當歸 川芎 黃芪蜜灸 桂枝 鹿茸酒灸 各 2錢, 五味子 肉桂 各 1錢

39. 壬寅年

☯ 壬寅年 天干藥

〔加味雙金湯〕

白芍藥 2錢5分, 蒼朮 陳皮 半夏 厚朴 當歸 各 1錢5分, 川芎 桂枝 蘇葉 甘草 各 1錢, 薑三棗二

☯ 壬寅年 中元藥

〔加味雙金湯〕

白茯苓 3錢, 白芍藥 2錢5分, 蒼朮 2錢, 陳皮 厚朴 當歸 川芎 各 1錢, 半夏 桂枝 各 7分, 蘇葉 甘草 各 5分, 薑三棗二

(1) 壬寅 一一 木君火

肝火性急 胃經不良 滯症 皮膚風 或 血症 眩暈.

〔加味雙補湯〕

熟地黃 8錢, 龜板酒炙 5錢, 牛膝 木果 砂仁 靑皮 肉蓯蓉 肉桂 枸杞子 五味子 甘草 各 1錢

(2) 壬寅 一二 木土

肝經熱痰克胃 有痰 四肢骨節痛 驚痰死血流注作痛 或 半身不遂.

〔加味雙金湯(中元藥)〕

白茯苓 3錢, 白芍藥 2錢5分, 蒼朮 2錢, 陳皮 厚朴 當歸 川芎 各 1錢, 半夏 桂枝 各 7分, 蘇葉 甘草 各 5分, 薑三棗二

去 蒼朮 厚朴 半夏 蘇葉, 加 龜板酒炙 鹿茸酒炙 五味子 肉蓯蓉 枸杞子 各 1錢.

(3) 壬寅 二二 火土

土克水 故 腎水不足 下焦濕痰流注上焦胃經 四肢骨節痛 痰滯.

〔加減八味湯〕

熟地黃 8錢, 龜板酒炙 5錢, 牛膝酒洗 3錢, 肉蓯蓉 鹿茸 當歸 各 2錢, 枸杞子 五味子 肉桂 各 1錢5分, 澤瀉 知母鹽酒炒 黃柏鹽酒炒 各 1錢

(4) 壬寅 二三 火相火

心胃有火克 故 肺經衰 腎水不足 故 陰虛火動.

〔加減降火湯〕

白芍藥 當歸 川芎 熟地黃 各 2錢, 肉蓯蓉 陳皮 各 1錢, 知母鹽酒炒 黃柏鹽酒炒 各 7分, 甘草 5分, 薑三棗二

(5) 壬寅 三三 土相火

胃肺經濕痰 怔忡 眩暈 挾滯 脇痛 肢節痛 痰滯.

〔加味雙金湯(天干藥)〕

白芍藥 2錢5分, 蒼朮 陳皮 半夏 厚朴 當歸 各 1錢5分, 川芎 桂枝 蘇葉 甘草 各 1錢, 薑三棗二

去 半夏 蒼朮 蘇葉, 加 附子 鹿茸酒炙 五味子 各 2錢, 肉桂 乾薑 各 1錢.

(6) 壬寅 三四 土金

胃肺經濕痰 咳嗽 血分不足 胸脇骨節痛 陰多陽小.

〔加減四六湯〕

白茯苓 4錢, 黃芩 白朮 桔梗 枳殼麩炒 各 2錢, 木香 當歸 川芎 桂枝 甘草 各 1錢, 薑三棗二

(7) 壬寅 四四 金金

肺經冷痰 咳嗽 喘急 血分不足 肢節痛.

〔蒼朮四物湯〕

蒼朮 牛膝 桂枝 龜板酒炙 各 2錢, 當歸 木香 鹿茸酒炙 各 1錢5分

(8) 壬寅 四五 金水

肝經血分不足 肺經濕痰 怔忡 蛔蟲腹痛 肢節腰痛 全部陽虛.

〔加減養胃湯〕

蒼朮 2錢5分, 當歸 川芎 鹿茸酒炙 五味子 乾薑 使君子 各 1錢, 薑三棗二

(9) 壬寅 五五 水水

心胃經冷痰 消化不良 夢中受邪 精神眩暈 頭痛 惡寒 虛火發熱.

〔加味歸茸湯〕

當歸 鹿茸酒炙 各 3錢, 肉桂 附子 五味子 乾薑 各 2錢, 熟地黃 肉蓯蓉 各 1錢

(10) 壬寅 五六 水木

未能水生木 故 陰多陽小 精神不足 嘔吐 腹痛 寒熱往來.

〔加減八味湯〕

熟地黃 5錢, 黃芪 人蔘 當歸 白芍藥 各 3錢, 山藥 山茱萸 白茯苓 牧丹皮 澤瀉 各 1錢5分, 附子 五味子 各 1錢, 乾薑 5分, 薑三棗二

40. 癸卯年

☯ 癸卯年 天干藥

〔加減養血祛風湯〕

當歸 3錢, 白芍藥 人蔘 鹿茸酒灸 黃芪 熟地黃 川芎 各 2錢, 肉桂 五味子 附子 乾薑 各 1錢, 薑三棗二

☯ 癸卯年 中元藥

〔加味生脈散〕

白芍藥 2錢5分, 麥門冬 熟地黃 各 2錢, 黃芪 當歸 川芎 各 1錢5分, 五味子 人蔘 桂皮 甘草 各 1錢, 薑三棗二

(1) 癸卯 一一 火土

心胃經虛 火痰 咳嗽 嘔氣 消化不良 夢中受邪 或 肢節痛.

〔加減鎭陰煎〕

熟地黃 沙參 各 8錢, 白茯神 山藥 山茱萸 各 3錢, 當歸 川芎 桔梗 砂仁 五味子 各 1錢, 薑三棗二

(2) 癸卯 一二 火相火

心熱 故 頭面瘡或紅 皮膚痒 陰虛火動.

〔加味生脈散(中元藥)〕

白芍藥 2錢5分, 麥門冬 熟地黃 各 2錢, 黃芪 當歸 川芎 各 1錢5分, 五味子 人蔘 桂皮 甘草 各 1錢, 薑三棗二

加 熟地黃 5錢, 白芍藥 2錢, 鹿茸酒灸 五味子 枸杞子 肉蓯蓉 各 1錢5分.

(3) 癸卯 二二 土相火

腎水不足 胃經濕痰 肢節痛 或 疝症.

〔橘皮煎〕

橘皮 5錢, 甘草 3錢, 當歸 龍眼肉 小茴香 山茱萸 牛膝 萆薢 肉蓯蓉 乾薑 鹿茸酒灸 附子 各 2錢, 肉桂 五味子 各 1錢

(4) 癸卯 二三 土金

胃肺痰 喘咳嗽 胸脇四肢骨節痛.

〔加味八物湯〕

熟地黃 當歸 川芎 白芍藥 黃芪 肉桂 白茯苓 各 2錢, 甘草 木香 各 1錢, 黃芩 2錢

(5) 癸卯 三三 金金

肺經濕痰 咳嗽 胸脇骨節痛 陽虛.

〔淸肺養榮湯〕

當歸 2錢, 砂仁 7分, 白芍藥 人蔘 香附子 黃芪 熟地黃 川芎 防風 半夏 木香 木果 牛膝 桂枝 各 1錢, 乾薑 白芥子炒研 甘草 各 7分, 薑三棗二

(6) 癸卯 三四 金水

肺經冷痰 胸脇痛 四肢骨節痛 頭痛.

〔加味生脈散(中元藥)〕

白芍藥 2錢5分, 麥門冬 熟地黃 各 2錢, 黃芪 當歸 川芎 各 1錢5分, 五味子 人蔘 桂皮 甘草 各 1錢, 薑三棗二

去 麥門冬, 加 當歸 3錢, 白芍藥 黃芩 木香 香附子 桂枝 各 1錢5分, 麻黃 蘇葉 各 1錢, 薑三棗二

(7) 癸卯 四四 水水

水克火 心冷 消化不良 寒氣大行 肢節痛.

〔加味熟附湯〕

熟地黃 當歸 各 7錢, 白茯苓 人蔘 附子 肉桂 鹿茸酒灸 白芍藥 白朮 五味子 乾薑 各 2錢, 薑三棗二

(8) 癸卯 四五 水木

水火不良 胃經濕痰 乾咳喘 精神眩暈 肢節痛.

〔加味六味湯〕

熟地黃 4錢, 山藥 山茱萸 各 2錢, 白茯苓 牧丹皮 澤瀉 附子 肉桂 乾薑 各 1錢, 薑三棗二

(9) 癸卯 五五 木木

胃經虛弱 食無味 或 冷滯 下焦陰冷 脚氣 風痛.

〔加減養血祛風湯(天干藥)〕

當歸 3錢, 白芍藥 人蔘 鹿茸酒炙 黃芪 熟地黃 川芎 各 2錢, 肉桂 五味子 附子 乾薑 各 1錢, 薑三棗二

去 附子 乾薑, 加 白朮 砂仁 肉荳蔻煨 各 2錢, 靑皮 柴胡 草果炒研 各 1錢.

(10) 癸卯 五六 木君火

胃經火痰 精神不足 風症 痲木 皮風 嘔吐.

〔加味生脈散(中元藥)〕

白芍藥 2錢5分, 麥門冬 熟地黃 各 2錢, 黃芪 當歸 川芎 各 1錢5分, 五味子 人蔘 桂皮 甘草 各 1錢, 薑三棗二

加 熟地黃 5錢, 白芍藥 砂仁 鹿茸酒炙 沙參 各 3錢, 白茯苓 肉桂 枸杞子 各 1錢, 薑三棗二

41. 甲辰年

☯ 甲辰年 天干藥

〔加味四物湯〕

當歸 3錢, 鹿茸酒炙 枸杞子 牛膝 木果 巴戟 破古紙去骨 各 1錢5分, 杜冲 白芍藥 熟地黃 五味子 甘草 各 1錢, 薑三

☯ 甲辰年 中元藥

〔加味雙補湯〕

龜板酒炙 7錢, 當歸 牛膝 熟地黃 白朮 各 3錢, 川芎 白茯苓 山藥 山茱萸 肉桂 各 2錢, 五味子 甘草 各 1錢, 薑三棗二

(1) 甲辰 一一 土相火

胃經濕痰 下焦腎水不足 四肢骨節痛 眩暈.

〔杞菊地黃湯〕

熟地黃 4錢, 山藥 山茱萸 各 2錢, 白茯苓 牧丹皮 枸杞子 甘菊 牛膝 五味子 各 1錢

(2) 甲辰 一二 土金

胃肺經濕痰 咳嗽 胸脇痛 肢節痛.

〔加味二陳湯〕

半夏薑製 2錢5分, 當歸 川芎 白芍藥 熟地黃 白茯苓 陳皮 白朮 砂仁炒研 甘草 鹿茸酒炙 各 1錢5分

(3) 甲辰 二二 金金

肺金旺 腰痛 肢節痛 或 咳嗽 陰多陽小.

〔清肺養榮湯〕

黃芩酒炒 3錢, 當歸 川芎 白芍藥 熟地黃 各 2錢, 木香 甘草 各 1錢, 薑三棗二

(4) 甲辰 二三 金水

胸脇痛 肢節痛 陽虛症.

〔加味雙補湯(中元藥)〕

龜板酒炙 7錢, 當歸 牛膝 熟地黃 白朮 各 3錢, 川芎 白茯苓 山藥 山茱萸 肉桂 各 2錢, 五味子 甘草 各 1錢, 薑三棗二

加 熟地黃 5錢, 龜板 3錢, 鹿茸酒炙 2錢, 薑三棗二.

(5) 甲辰 三三 水水

心冷濕痰 寒熱往來 肢節痛 頭痛 夢中受邪.

〔加味四物湯(天干藥)〕

當歸 3錢, 鹿茸酒炙 枸杞子 牛膝 木果 巴戟 破古紙去骨 各 1錢5分, 杜冲 白芍藥 熟地黃 五味子 甘草 各 1錢, 薑三

加 肉蓯蓉 麥門冬 各 2錢.

(6) 甲辰 三四 水木

未能水生木 故 陰虛陽小 頭痛 寒熱往來 精神眩暈 消化不良.

〔鹿茸大補湯〕

人蔘 白朮 白茯苓 各 3錢, 肉蓯蓉 杜冲 肉桂 石斛酒炒 鹿茸 五味子 熟地黃 黃芪蜜炙 各 2錢, 甘草 1錢

(7) 甲辰 四四 木木

胃經不足 食無味 或 浮症 眩暈 頭痛 或 瘡風 痲木 眼赤.

〔加味淸肝湯〕

白朮 2錢, 砂仁炒研 柴胡 靑皮 肉蓯蓉 枸杞子 肉桂 各 1錢, 薑三棗二

(8) 甲辰 四五 木君火

心傷火痰入胃肺經 頭風 消化不良 眩暈 胸鬱 怔忡.

〔加味雙補湯(中元藥)〕

龜板酒灸 7錢, 當歸 牛膝 熟地黃 白朮 各 3錢, 川芎 白茯苓 山藥 山茱萸 肉桂 各 2錢, 五味子 甘草 各 1錢, 薑三棗二

去 牛膝, 加 當歸 龜板 枸杞子 各 3錢, 鹿茸酒灸 人蔘 砂仁 肉蓯蓉 白荳蔲 黃芪 各 2錢, 薑三棗二

(9) 甲辰 五五 火君火

心熱 故 鼻塞 上焦虛熱 或 血症 眩暈 下焦虛冷 腎水不足 陰虛火動.

〔加味雙和湯〕

熟地黃 5錢, 白芍藥 白朮 白茯苓 當歸 川芎 鹿茸酒灸 各 1錢5分, 黃芪 人蔘 麥門冬 甘草 各 1錢, 薑三棗二

(10) 甲辰 五六 火土

腎水不足 下冷 濕痰流注四肢間 骨節痛 或 滯症 眩暈.

〔加減雙和湯〕

麥門冬 3錢, 當歸 川芎 白茯苓 白芍藥 熟地黃 各 1錢5分, 黃芪 人蔘 砂仁 五味子 甘草 各 1錢, 薑三棗二

42. 乙巳年

☯ 乙巳年 天干藥

〔加減雙補湯〕

白茯苓 人蔘 白朮 山藥 山茱萸 各 2錢, 乾薑 砂仁炒研 肉桂 五味子 牛膝 甘草 各

1錢, 薑三棗二

☯ 乙巳年 中元藥

〔加味益元湯〕

當歸 2錢, 白芍藥 熟地黃 白茯苓 麥門冬 陳皮 各 1錢5分, 知母鹽酒炒 黃柏鹽酒炒 人蔘 五味子 甘草 各 1錢, 薑三棗二

(1) 乙巳 一一 金金

肺風濕痰 肝經瘀血 咳嗽 腰痛 肢節痛 眩暈.

〔加減八物湯〕

當歸 川芎 白茯苓 人蔘 白朮 黃芩 黃芪 香附子 木香 各 2錢, 肉桂 甘草 各 1錢, 薑三棗二

(2) 乙巳 一二 金水

肝經不足 肺經濕痰 四肢骨節痛 或 咳嗽 肌燥.

〔加味益元湯(中元藥)〕

當歸 2錢, 白芍藥 熟地黃 白茯苓 麥門冬 陳皮 各 1錢5分, 知母鹽酒炒 黃柏鹽酒炒 人蔘 五味子 甘草 各 1錢, 薑三棗二

去 麥門冬 知母 黃柏, 加 鹿茸酒灸 黃芩 肉桂 木香 各 1錢5分.

(3) 乙巳 二二 水水

心冷 寒熱往來 頭痛 肢節痛 精神眩暈 夢中受邪.

〔加減八物湯〕

熟地黃 5錢, 白茯苓 人蔘 白朮 當歸 川芎 山藥 山茱萸 各 2錢, 鹿茸 肉桂 附子 五味子 各 1錢, 薑三棗二

(4) 乙巳 二三 水木

未能水生木 血分不足 陰虛陽衰 胃經滯 消化不良 動風.

〔加味益元湯(中元藥)〕

當歸 2錢, 白芍藥 熟地黃 白茯苓 麥門冬 陳皮 各 1錢5分, 知母鹽酒炒 黃柏鹽酒炒 人蔘 五味子 甘草 各 1錢, 薑三棗二

去 知母 黃柏 麥門冬, 加 鹿茸 玄參 枸杞子 肉蓯蓉 肉桂 各 1錢, 杜冲 7分.

(5) 乙巳 三三 木木

木屬肝經 精神眩暈 脾胃不足 嘔吐 乾咳 血症 皮膚風痒.

〔加減雙補湯(天干藥)〕

白茯苓 人蔘 白朮 山藥 山茱萸 各 2錢, 乾薑 砂仁炒研 肉桂 五味子 牛膝 甘草 各 1錢, 薑三棗二

去 牛膝 甘草, 加 鹿茸 肉桂 肉蓯蓉 枸杞子 甘菊 各 1錢, 青皮 柴胡 各 7分, 薑三棗二.

(6) 乙巳 三四 木君火

裏冷 消化不良 寒氣來傷 風火有上焦 精神不足 肢節痛.

〔加減雙補湯〕

白茯苓 4錢, 當歸 川芎 枸杞子 熟地黃 各 3錢, 肉桂 鹿茸 五味子 附子 乾薑 各 1錢, 薑三棗二

(7) 乙巳 四四 火君火

心傷熱 故 肺經不足 上焦面瘡 上熱 顔赤 鼻塞 頭痛 腎虛陰冷.

〔加減雙和湯〕

白芍藥 2錢5分, 當歸 川芎 熟地黃 黃芪 桂皮 玄參 鹿茸酒灸 五味子 各 1錢5分, 甘草 1錢

(8) 乙巳 四五 火土

心胃經火痰 精神不足 消化不良 肢節痛.

〔加味益元湯(中元藥)〕

當歸 2錢, 白芍藥 熟地黃 白茯苓 麥門冬 陳皮 各 1錢5分, 知母鹽酒炒 黃柏鹽酒炒 人蔘 五味子 甘草 各 1錢, 薑三棗二

加 鹿茸 枸杞子 肉桂 肉蓯蓉 各 1錢5分, 薑三棗二.

(9) 乙巳 五五 土土

胃經陰痰 脇腰痛 肢節痛 食消如滯 腎經虛.

〔開胃補陰湯〕

桔梗 枳殼 各 3錢, 當歸 砂仁 熟地黃 鹿茸酒灸 各 2錢, 肉桂 枸杞子 各 1錢, 薑三棗二

(10) 乙巳 五六 土相火

腎水不足 濕痰流注 四肢痛 或腫 或浮 或小便白濁 或赤 或淋疾疝症.

〔補肉湯〕

牛乳肉 牛正肉 各 1斤半, 熟地黃 10錢, 當歸 肉蓯蓉 枸杞子 各 4錢, 山藥 山茱萸 附子 五味子 各 3錢, 生薑 10錢 大棗 半合

냉수 2되를 넣고 달여 반으로 줄면 찌꺼기를 제거한 후 2차례 복용하여 땀을 낸다.

43. 丙午年

☯ 丙午年 天干藥

〔蔘茸附歸湯〕

當歸 10錢, 人蔘 熟地黃 鹿茸酒灸 各 5錢, 附子 肉桂 五味子 各 2錢, 乾薑 甘草 各 1錢, 薑三棗二

☯ 丙午年 中元藥

〔人蔘白朮湯〕

白朮 3錢, 人蔘 乾薑 附子 白芍藥 桂枝 各 2錢, 白茯苓 陳皮 藿香 甘草 各 1錢, 薑三棗二

(1) 丙午 一一 水水

心冷 寒氣 頭痛 肢節痛 夢中女色邪.

〔加減雙和湯〕

龜板 牛膝 各 7錢, 木果 麥門冬 肉蓯蓉 枸杞子 肉桂 附子 各 3錢, 五味子 乾薑 各 1錢, 薑三棗二

(2) 丙午 一二 水木

胃經驚痰入脾經 精神眩暈 滯症 消化不良 頭痛 風邪 耳鳴症.

〔加減八味湯〕

熟地黃 4錢, 山藥 山茱萸 各 2錢, 白茯苓 牧丹皮 澤瀉 當歸 川芎 白芍藥 肉桂 各 1錢, 陳皮 附子 各 5分, 薑三棗二

(3) 丙午 二二 木木

胃經受邪 精神眩暈 頭痛 乾嘔 瘀血 風邪 濕痰.

〔加減二陰煎〕

熟地黃 5錢, 柴胡 靑皮 人蔘 各 2錢, 肉桂 肉蓯蓉 鹿茸 五味子 各 1錢, 甘草 7分, 薑三棗二

(4) 丙午 二三 木君火

心火痰入脾經 怔忡 滯症 頭痛 寒熱往來 面赤 陰虛 陽事不良.

〔加味補陰煎〕

白茯苓 人蔘 熟地黃 各 3錢, 五味子 肉蓯蓉 肉桂 各 2錢, 枸杞子 砂仁 白朮 各 1錢, 薑三棗二

(5) 丙午 三三 火君火

心傷胃熱痰火 面赤 鼻塞 陰虛火動 眩暈 肢節痛.

〔加減六味湯〕

熟地黃 4錢, 山藥 山茱萸 各 2錢, 白茯苓 牧丹皮 澤瀉 各 1錢5分, 陳皮 枸杞子 肉蓯蓉 五味子 各 1錢, 薑三棗二

(6) 丙午 三四 火土

肺經虛 腎水不足 未能水生木 故 陰陽俱虛 腎經衰弱.

〔淸心補肺湯〕

熟地黃 4錢, 沙參 3錢, 當歸 川芎 遠志 石菖蒲 枸杞子 砂仁 黃芪 肉桂 附子 各 1錢, 薑三棗二

(7) 丙午 四四 土土

胃經濕痰 四肢骨節痛 腎水不足 或 眩暈 頭痛.

〔蔘茸附歸湯(天干藥)〕

當歸 10錢, 人蔘 熟地黃 鹿茸酒灸 各 5錢, 附子 肉桂 五味子 各 2錢, 乾薑 甘草 各 1錢, 薑三棗二

去 乾薑, 加 桔梗 3錢, 枳殼 2錢, 砂仁炒硏 1錢, 薑三棗二.

(8) 丙午 四五 土相火

胃經濕滯症 消化不良 上焦虛煩 下焦冷 腎水不足 脚氣痛.

〔人蔘白朮湯(中元藥)〕

白朮 3錢, 人蔘 乾薑 附子 白芍藥 桂枝 各 2錢, 白茯苓 陳皮 藿香 甘草 各 1錢, 薑三棗二

去 白朮 桂枝 藿香, 加 當歸 3錢, 鹿茸 五味子 肉桂 附子 乾薑 川芎 各 1錢5分, 砂仁炒研 熟地黃 各 1錢, 薑三棗二.

(9) 丙午 五五 金相火

肺腸風火痰入胃經 肢節痛 咳嗽 嘔吐.

〔加味清肺湯〕

黃芩酒炒 3錢, 當歸 木香 各 2錢, 陳皮 半夏 香附子 瓜蔞仁 鹿茸酒灸 五味子 甘草 各 1錢5分, 薑三棗二

(10) 丙午 五六 金金

咳喘 胸脇四肢骨節痛 大便燥 小便或赤或白或小.

〔清肺補血湯〕

黃芩酒炒 當歸 黃柏 白芍藥 木香 白茯苓 各 2錢, 砂仁炒研 半夏 香附子 牧丹皮 澤瀉 枸杞子 各 1錢, 薑三棗二

44. 丁未年

☯ 丁未年 天干藥

〔牛膝木果湯〕

牛膝酒洗 4錢, 木果 白芍藥 枸杞子 杜冲薑製 黃芪 菟絲子酒炒 肉蓯蓉法製 桂枝 天麻 五味子 甘草 各 1錢

☯ 丁未年 中元藥

〔加味雙和湯〕

白芍藥 3錢5分, 熟地黃 黃芪 當歸 川芎 陳皮 蒼朮 各 2錢, 厚朴 半夏薑製 藿香 桂皮 白芷 甘草 各 1錢

(1) 丁未 一一 木木

肝經風木瘀血入胃經 嘔吐 怔忡 頭痛 風邪 寒熱往來 陰疹 風痒症 浮症間有.

〔加味補陰煎〕

熟地黃 5錢, 白朮土炒 人蔘 砂仁炒研 靑皮 白茯苓 浮萍草 枸杞子 五味子 丁香 白何首烏 肉蓯蓉 鹿茸酒灸 各 1錢, 薑三棗二

(2) 丁未 一二 木君火

心脾經血熱 面眼赤 頭痛 眩暈 陰虛火動 鼻塞 下冷 水渴 火上.

〔加味六陳湯〕

熟地黃 7錢, 五味子 陳皮 藥艾 各 3錢, 當歸 川芎 鹿茸酒灸 各 2錢5分, 枸杞子 肉蓯蓉 各 2錢, 肉桂 靑皮 柴胡 各 1錢, 薑三棗二

(3) 丁未 二二 火君火

心胃經熱 面赤 眼疾 眩暈 陰虛火動 肺經虛 腎水不足 腰痛 肢節痛.

〔牛膝木果湯(天干藥)〕

牛膝酒洗 4錢, 木果 白芍藥 枸杞子 杜冲薑製 黃芪 菟絲子酒炒 肉蓯蓉法製 桂枝 天麻 五味子 甘草 各 1錢

去 木果 牛膝, 加 熟地黃 4錢, 鹿茸酒灸 白何首烏 白茯苓 各 2錢, 麥門冬去心 1錢, 薑三棗二.

(4) 丁未 二三 火土

胃經濕痰 四肢骨節痛 濕熱流行 浮症 腎水不足 病在腎經 故 痛處未知.

〔加減八味湯〕

熟地黃 5錢, 山藥 山茱萸 白芍藥 桔梗 麥門冬 枳殼麩炒 砂仁炒研 杜冲薑製去糸 枸杞子 五味子 各 2錢, 肉桂 附子 各 1錢, 天麻 甘草 各 7分, 薑三棗二

(5) 丁未 三三 土土

胃經濕痰 積聚 四肢骨節痛 腰痛 頭痛 眩暈 嘔吐 面赤 腎虛耳鳴.

〔瀉土補腎湯〕

桔梗 3錢, 枳殼 2錢, 鹿茸 川芎 白芍藥 白茯苓 砂仁炒研 五味子 枸杞子 肉蓯蓉 各 1錢, 木香 甘草 各 7分

(6) 丁未 三四 土相火

心胃經濕痰 精神不足 頭痛 腎水枯渴 穀氣不納 嘔吐症 肢節痛.

〔瀉土補腎湯〕

桔梗 3錢, 枳殼 2錢, 當歸 肉蓯蓉 鹿茸酒灸 肉桂 肉荳蔻 砂仁炒研 熟地黃 各 1錢 5分, 枸杞子 五味子 各 1錢, 甘草 7分, 薑三棗二

(7) 丁未 四四 金相火

肺經熱痰 咳嗽 肢節痛 蛔蟲腹痛 水枯上火.

〔清肺補肝湯〕

黃芩酒炒 款冬花酒炮 紫菀 各 3錢, 半夏薑製 當歸 木果 黃芪 人蔘 五味子 桑白皮 白茯苓 澤瀉 各 2錢, 桂枝 厚朴 各 1錢5分, 甘草 1錢

(8) 丁未 四五 金金

肝經受邪 陽虛症 咳嗽 嘔吐 胸脇肢節痛.

〔加味雙和湯(中元藥)〕

白芍藥 3錢5分, 熟地黃 黃芪 當歸 川芎 陳皮 蒼朮 各 2錢, 厚朴 半夏薑製 藿香 桂皮 白芷 甘草 各 1錢

去 藿香 蒼朮 半夏 白芷, 加 鹿茸 肉蓯蓉 枸杞子 乾薑 五味子 各 2錢.

(9) 丁未 五五 水金

肺金燥冷 脇痛 肢節痛 或 滯症 眩暈 間間蛔蟲腹痛 頭痛.

〔法肉牛膝湯〕

肉蓯蓉 牛膝酒洗 木果 熟地黃 各 2錢, 半夏 陳皮 桂枝 白朮 當歸 木香 知母鹽酒炒 黃柏鹽酒炒 五味子 乾薑 各 1錢5分, 甘草 1錢, 薑三棗二

(10) 丁未 五六 水水

心冷 精神眩暈 消化不良 或 夢中受邪 寒氣來傷 肢節痛.

〔加減八味湯〕

熟地黃 4錢, 白朮 白茯苓 當歸 川芎 山藥 山茱萸 各 2錢, 牧丹皮 澤瀉 肉桂 附子 乾薑 人蔘 各 1錢5分, 薑三棗二

45. 戊申年

☯ 戊申年 天干藥

〔加味補陰煎〕

熟地黃 10錢, 五味子 鹿茸酒炙 人蔘 白茯苓 白朮土炒 黃芪 肉桂 枸杞子 各 2錢, 知母鹽酒炒 黃柏鹽酒炒 甘草 各 1錢, 薑三棗二

☯ 戊申年 中元藥

〔加減八味湯〕

白茯苓 4錢, 熟地黃 山藥 山茱萸 各 2錢, 牧丹皮 澤瀉 各 1錢5分, 人蔘 附子 肉桂 當歸 砂仁炒研 各 1錢, 五味子 7分

(1) 戊申 一一 火君火

心胃經濕痰 陰虛火動 精神病 怔忡症 失眞.

〔加味歸茸湯〕

當歸 7錢, 鹿茸酒炙 3錢, 熟地黃 五味子 各 2錢, 麥門冬 人蔘 杜冲薑製去糸 巴戟去骨酒炒 各 1錢, 薑三棗二

(2) 戊申 一二 火土

心胃經火痰 風生 故 滯症 鬱 怔忡 腎虛腰痛 乾嘔吐 或血症 眩暈 下焦虛 腎經不足.

〔加減建胃湯〕

熟地黃 7錢, 白茯苓 白朮 人蔘 各 3錢, 橘皮 砂仁炒研 神麯 厚朴 白芍藥 黃芪 川芎 麥門冬 肉桂 各 1錢

(3) 戊申 二二 土土

心胃經濕痰 四肢腰痛 腎經水氣不足 病在腎經.

〔加味滋腎湯〕

玄參 5錢, 枸杞子 3錢, 肉蓯蓉 鹿茸酒炙 各 2錢, 當歸 川芎 白茯苓 白芍藥 五味子 各 1錢5分, 陳皮 熟地黃 砂仁炒研 黃芪 各 1錢, 肉桂 甘草 各 7分, 薑三棗二

(4) 戊申 二三 土相火

胃經濕痰 四肢骨節痛 腎經水氣不足 眩暈 氣虛症.

〔加減八味湯(中元藥)〕

白茯苓 4錢, 熟地黃 山藥 山茱萸 各 2錢, 牧丹皮 澤瀉 各 1錢5分, 人蔘 附子 肉桂 當歸 砂仁炒研 各 1錢, 五味子 7分

去 牧丹皮, 加 牛膝酒洗 鹿茸酒灸 各 2錢, 肉蓯蓉 枸杞子 各 1錢.

(5) 戊申 三三 金相火

肺經火痰 肝經血分不足 精神眩暈 肢節痛 頭痛.

〔加味補陰煎(天干藥)〕

熟地黃 10錢, 五味子 鹿茸酒灸 人蔘 白茯苓 白朮土炒 黃芪 肉桂 枸杞子 各 2錢, 知母鹽酒炒 黃柏鹽酒炒 甘草 各 1錢, 薑三棗二

去 白朮, 加 牛膝酒洗 3錢, 當歸 2錢, 五味子 1錢5分, 桂枝 甘菊 各 1錢.

(6) 戊申 三四 金金

金旺肺經濕痰 咳嗽 陰多陽小 脇痛 脚氣痛 血分不足 或 頭痛.

〔加味八物湯〕

當歸 川芎 人蔘 白朮 白芍藥 白茯苓 桂枝 黃芪 黃芩酒炒 各 2錢, 砂仁 甘草 各 1錢, 薑三棗二

(7) 戊申 四四 水金

未能水生木 故 肝經血分不足 四肢骨節腰痛 咳嗽 頭痛.

〔加味大造湯〕

熟地黃 生地黃 各 4錢, 龜板酒灸 牛膝酒洗 杜冲薑製 天門冬 麥門冬 知母鹽酒炒 黃柏鹽酒炒 各 1錢5分, 當歸 五味子 各 8分, 薑三棗二

(8) 戊申 四五 水水

心冷 消化不良 夢見死人 或 驚症 頭痛 下焦濕痰 脚氣痛.

〔加減八味湯(中元藥)〕

白茯苓 4錢, 熟地黃 山藥 山茱萸 各 2錢, 牧丹皮 澤瀉 各 1錢5分, 人蔘 附子 肉桂 當歸 砂仁炒研 各 1錢, 五味子 7分

加 鹿茸酒灸 2錢, 乾薑 1錢, 薑三棗二.

(9) 戊申 五五 木水

胃經受邪 滯症 風濕痰 四肢不仁 皮風痲木搔痒 陰虛症.

〔加味補陰煎(天干藥)〕

熟地黃 10錢, 五味子 鹿茸酒灸 人蔘 白茯苓 白朮土炒 黃芪 肉桂 枸杞子 各 2錢, 知母鹽酒炒 黃柏鹽酒炒 甘草 各 1錢, 薑三棗二

去 知母 黃柏 白朮, 加 人蔘 5錢, 鹿茸 白何首烏 赤何首烏 各 2錢, 丁香 1錢.

(10) 戊申 五六 木木

肝經瘀血 眩暈 頭痛 有食味 消化不良.

〔杞菊雙和湯〕

白芍藥 3錢, 當歸 川芎 熟地黃 青皮 黃柏 枸杞子 肉蓯蓉 各 2錢5分, 白芷 甘菊 甘草 各 1錢, 薑三棗二

46. 己酉年

☯ 己酉年 天干藥

〔加味平肝湯〕

當歸 2錢, 陳皮 白茯苓 白芍藥 黃連 香附子 梔子 厚朴 各 1錢, 柴胡 半夏 川芎 黃芪 甘草 各 8分, 薑三棗二

☯ 己酉年 中元藥

〔加減解鬱湯〕

白朮土炒 3錢, 當歸 白茯苓 白芍藥 人蔘 熟地黃 枸杞子 各 2錢, 肉蓯蓉 半夏薑製 陳皮 山藥 吳茱萸湯炮 甘草 五味子 各 1錢

(1) 己酉 一一 土土

胃經濕痰 四肢骨節痛 或風濕有下焦 腎水不足.

〔加減平中湯〕

桔梗 3錢, 枳殼麩炒 2錢, 當歸 川芎 鹿茸酒灸 五味子 白茯苓 白芍藥 枸杞子 肉蓯蓉 人蔘 各 1錢5分, 甘草 7分

(2) 己酉 一二 土相火

心胃經熱痰 消化不良 四肢骨節痛.

〔人蔘養胃湯〕

蒼朮 2錢, 白朮 人蔘 白茯苓 當歸 川芎 白芍藥 木果 砂仁炒研 草果仁炒研 麥門冬 各 1錢5分, 枸杞子 鹿茸酒炙 五味子 附子 各 7分

(3) 己酉 二二 金相火

肺經濕痰 咳嗽 胸脇骨節痛.

〔加味平肝湯(天干藥)〕

當歸 2錢, 陳皮 白茯苓 白芍藥 黃連 香附子 梔子 厚朴 各 1錢, 柴胡 半夏 川芎 黃芪 甘草 各 8分, 薑三棗二

去 梔子 厚朴, 加 黃芩酒炒 木香 桂枝 各 1錢, 砂仁炒研 7分.

(4) 己酉 二三 金金

肺經痰 咳喘 嘔吐 蛔蟲腹痛 肢節痛.

〔加減解鬱湯(中元藥)〕

白朮土炒 3錢, 當歸 白茯苓 白芍藥 人蔘 熟地黃 枸杞子 各 2錢, 肉蓯蓉 半夏薑製 陳皮 山藥 吳茱萸湯炮 甘草 五味子 各 1錢

去 枸杞子 肉蓯蓉, 加 款冬花 黃芩 桑白皮 貝母 木香 木果 各 2錢.

(5) 己酉 三三 水金

肝經血分不足 陽虛 積聚 蛔蟲腹痛 肢節痛.

〔仁熟湯〕

白茯苓 人蔘 熟地黃 各 2錢, 柏子仁炒研 枳殼麩炒 黃芩 當歸 木香 香附子 蘇子炒研 各 1錢5分, 使君子 苦練根 各 1錢, 甘草 8分, 薑三棗二

(6) 己酉 三四 水水

心經冷痰 寒熱往來 腹痛 眩暈 四肢骨節痛.

〔加減理中湯〕

白朮 人蔘 附子 肉桂 各 3錢, 陳皮 半夏 牛膝 木果 各 2錢, 乾薑 使君子 各 1錢, 甘草 8分

(7) 己酉 四四 木水

肝鬱痰入胃經 滯症 寒熱往來 骨節痛 眩暈.

〔加味平肝湯(天干藥)〕

當歸 2錢, 陳皮 白茯苓 白芍藥 黃連 香附子 梔子 厚朴 各 1錢, 柴胡 半夏 川芎 黃芪 甘草 各 8分, 薑三棗二

去 半夏 黃連 梔子 柴胡 香附子, 加 熟地黃 鹿茸酒灸 五味子 枸杞子 肉桂 肉蓯蓉 杜冲薑製去糸 各 1錢.

(8) 己酉 四五 木木

肝經風火痰入脾經 精神眩暈 或 痲木風症 怔忡 頭痛.

〔加減淸肝湯〕

白朮 3錢, 柴胡 靑皮 人蔘 熟地黃 砂仁炒硏 白芷 當歸 乾薑 五味子 防風 各 1錢, 甘草 7分, 薑三棗二

(9) 己酉 五五 火木

心經熱 頭面腫 皮膚痒症 或嘔吐 眼赤 眩暈.

〔加味平肝湯(天干藥)〕

當歸 2錢, 陳皮 白茯苓 白芍藥 黃連 香附子 梔子 厚朴 各 1錢, 柴胡 半夏 川芎 黃芪 甘草 各 8分, 薑三棗二

去 半夏 柴胡, 加 熟地黃 3錢, 枸杞子 鹿茸酒灸 五味子 各 1錢5分, 肉蓯蓉 肉桂 各 1錢.

(10) 己酉 五六 火君火

心經熱 面眼赤 頭痛 眩暈 乾嘔 腹痛 下冷 腎水不足.

〔加味補陰煎〕

熟地黃 5錢, 鹿茸酒灸 肉蓯蓉 當歸 肉桂 各 2錢, 麥門冬 枸杞子 各 1錢, 薑三棗二

47. 庚戌年

☯ 庚戌年 天干藥

〔加味補益湯〕

白茯苓 3錢, 白朮土炒 當歸 半夏薑製 陳皮 黃芩酒炒 熟地黃 各 2錢, 白芍藥酒炒 人蔘 木香 白芥子炒研 桑白皮 甘草 各 1錢, 薑三棗二

☯ 庚戌年 中元藥

〔白朮天麻湯〕

半夏 1錢5分, 陳皮 麥門冬 蒼朮 神麯炒 人蔘 黃連 天麻 白茯苓 各 1錢, 澤瀉 黃柏 五味子 乾薑 甘草 各 7分, 薑三棗二

(1) 庚戌 一一 金相火

心肺經熱 咳嗽 胸脇肢節痛.

〔加味補益湯(天干藥)〕

白茯苓 3錢, 白朮土炒 當歸 半夏薑製 陳皮 黃芩酒炒 熟地黃 各 2錢, 白芍藥酒炒 人蔘 木香 白芥子炒研 桑白皮 甘草 各 1錢, 薑三棗二

去 白芥子, 加 熟地黃 5錢, 鹿茸酒灸 五味子 各 2錢.

(2) 庚戌 一二 金金

肺熱 故 濕痰喘 胸脇痛 骨節痛 眩暈 頭痛.

〔白朮天麻湯(中元藥)〕

半夏 1錢5分, 陳皮 麥門冬 蒼朮 神麯炒 人蔘 黃連 天麻 白茯苓 各 1錢, 澤瀉 黃柏 五味子 乾薑 甘草 各 7分, 薑三棗二

去 黃連 神麯, 加 黃芩酒炒 2錢, 當歸 木香 各 1錢5分, 龜板 3錢, 桂枝 牛膝酒洗 各 1錢5分.

(3) 庚戌 二二 水金

燥冷痰入胃經 肝經血分不足 肢節痛 精神眩暈 或 咳嗽.

〔鹿茸大補湯〕

當歸 7錢, 鹿茸酒灸 人蔘 各 3錢, 砂仁炒研 熟地黃 巴戟去骨鹽炒 杜冲 破古紙鹽酒炒 肉蓯蓉 五味子 各 1錢, 薑三棗二

(4) 庚戌 二三 水水

心冷 腹痛 寒氣大行 消化不良 肢節痛 頭痛.

〔熟附鹿茸湯〕

熟地黃 10錢, 鹿茸酒灸 5錢, 枸杞子 肉蓯蓉 各 3錢, 五味子 肉桂 甘菊 附子 乾薑 各 7分

(5) 庚戌 三三 木水

未能水生木 木克土 胃經不調 驚痰瘀血入脾經 消化不良 怔忡 眩暈 風症.

〔加減鎭陰煎〕

熟地黃 5錢, 當歸 鹿茸酒灸 五味子 肉蓯蓉 肉桂 各 2錢, 人蔘 靑皮 各 1錢, 薑三棗二

(6) 庚戌 三四 木木

木屬肝經 故 怔忡 眩暈 頭痛 脾胃經虛弱 皮膚風痒症.

〔加減金水煎〕

熟地黃 5錢, 靑皮 3錢, 白朮 砂仁 草果仁炒 人蔘 鹿茸酒灸 各 2錢, 枸杞子 肉蓯蓉 五味子 各 1錢, 薑三棗二

(7) 庚戌 四四 火木

肝經太過 脾土受邪 中風症 胃經滯症 消化不良 四肢骨節痛 眩暈.

〔淸心溫膽湯〕

熟地黃 4錢, 麥門冬 白朮 人蔘 砂仁炒研 靑皮 遠志 玄參 甘草 各 1錢5分, 薑三棗二

(8) 庚戌 四五 火君火

火克金 故上火熱 面眼赤或腫 鼻塞 鼻紅 下冷 未得金生水 故 腎水不足.

降火補陰煎

熟地黃 7錢, 麥門冬 3錢, 人蔘 玄參 枸杞子 五味子 當歸 各 2錢, 肉蓯蓉 鹿茸 蓮子肉 各 1錢, 甘草 7分, 薑三棗二

(9) 庚戌 五五 土君火

胃經濕痰 四肢骨節痛 頭痛 精神眩暈 或 滯症 消化不良 陽虛.

〔加味八味湯〕

白茯苓 4錢, 山藥 山茱萸 各 2錢, 熟地黃 牧丹皮 澤瀉 各 1錢5分, 鹿茸酒炙 當歸 肉桂 附子 五味子 小茴香鹽酒炒 各 1錢

(10) 庚戌 五六 土土

土克水 胃經濕痰 四肢骨節痛 或 半身不遂 腎經不足.

〔白朮天麻湯(中元藥)〕

半夏 1錢5分, 陳皮 麥門冬 蒼朮 神麴炒 人蔘 黃連 天麻 白茯苓 各 1錢, 澤瀉 黃柏 五味子 乾薑 甘草 各 7分, 薑三棗二

去 半夏 黃連 澤瀉 黃柏, 加 當歸 5錢, 熟地黃 3錢, 砂仁 桔梗 枳殼 各 2錢, 鹿茸酒炙 五味子 各 1錢.

48. 辛亥年

☯ 辛亥年 天干藥

〔加減八味湯〕

熟地黃 4錢, 山藥 山茱萸 各 2錢, 白茯苓 牧丹皮 澤瀉 各 1錢5分, 鹿茸酒炙 肉桂 附子 五味子 各 1錢, 薑三棗二

☯ 辛亥年 中元藥

〔滋陰補益湯〕

熟地黃 4錢, 人蔘 白朮土炒 白茯苓 當歸 各 2錢, 白芍藥 鹿茸 肉桂 附子 五味子 甘草 各 1錢, 薑三棗二

(1) 辛亥 一一 水金

肺金燥冷 肝木受邪 陰多陽小 故 乾咳 腹痛 肢節痛 眩暈.

〔加味續斷湯〕

白芍藥 2錢5分, 黃芪 當歸 川芎 熟地黃 丹參 續斷 桂枝 各 1錢5分, 人蔘 鹿茸酒炙 五味子 蛇床子炒 各 1錢, 甘草 7分, 薑三棗二

(2) 辛亥 一二 水水

心冷 寒氣大行 濕痰流注 骨節痛 頭痛.

〔滋陰補益湯(中元藥)〕

熟地黃 4錢, 人蔘 白朮土炒 白茯苓 當歸 各 2錢, 白芍藥 鹿茸 肉桂 附子 五味子 甘草 各 1錢, 薑三棗二

杜冲薑製去糸·破古紙·巴戟鹽酒炒 각 2錢을 가한다.

부녀자의 경우는 香附子·阿膠珠·砂仁炒硏 각 1錢, 薑三棗二를 가한다.

(3) 辛亥 二二 木水

木克土 胃經虛 滯症 陰虛陽多 皮膚痒 或 紫癜風.

〔加減八味湯(天干藥)〕

熟地黃 4錢, 山藥 山茱萸 各 2錢, 白茯苓 牧丹皮 澤瀉 各 1錢5分, 鹿茸酒灸 肉桂 附子 五味子 各 1錢, 薑三棗二

去 附子 澤瀉, 加 靑皮 砂仁 枸杞子 肉蓯蓉 五味子 各 1錢.

(4) 辛亥 二三 木木

肝經太過 胃經虛 或 食滯 陰虛 氣滯 風症 眩暈.

〔加減人蔘養胃湯〕

白朮 人蔘 白茯苓 各 3錢, 熟地黃 靑皮 砂仁炒硏 各 2錢, 鹿茸酒灸 五味子 肉桂 天麻 甘草 各 1錢, 薑三棗二

(5) 辛亥 三三 火木

心肝經熱 胃經不足 故 滯症 驚痰 瘀血 頭痛 眩暈 肝風 眼疾.

〔加減補脾湯〕

人蔘 白朮 各 3錢, 熟地黃 黃芪 白茯苓 砂仁炒硏 麥門冬 肉桂 靑皮 各 1錢5分, 鹿茸酒灸 五味子 各 1錢, 薑三棗二

(6) 辛亥 三四 火君火

心熱 眼昏 頭痛 面紅 口乾 鼻血.

〔滋陰補益湯(中元藥)〕

熟地黃 4錢, 人蔘 白朮土炒 白茯苓 當歸 各 2錢, 白芍藥 鹿茸 肉桂 附子 五味子 甘草 各 1錢, 薑三棗二

去 附子 白朮 肉桂, 加 枸杞子 龜板酒灸 各 3錢, 肉蓯蓉 2錢.

(7) 辛亥 四四 土君火

胃經火痰 消化不良 四肢骨節痛 眩暈 上熱下冷 水渴火上.

〔加味淸胃湯〕

當歸 3錢. 桔梗 枳殼 各 2錢, 熟地黃 鹿茸酒灸 枸杞子 肉蓯蓉 人蔘 五味子 肉桂 各 1錢, 附子 8分, 薑三棗二

(8) 辛亥 四五 土土

胃土旺 乾咳 積滯症 四肢骨節痛 腎水枯渴 病在腎經 不知痛處 眩暈.

〔加減八味湯〕

熟地黃 5錢, 當歸 3錢, 山藥 山茱萸 白茯苓 各 2錢, 牧丹皮 澤瀉 肉桂 附子 五味子 各 1錢, 薑三棗二

(9) 辛亥 五五 金土

胃肺經濕痰 胸脇痛 四肢骨節痛 頭痛.

〔淸肺補血湯〕

黃芩酒炒 3錢, 當歸 牛膝酒洗 木果 桂枝 木香 五味子 防已酒洗 各 1錢, 甘草 砂仁炒研 各 8分, 薑三棗二

(10) 辛亥 五六 金相火

心肺經熱痰 眼疾 頭痛 鬱熱 精神不足 陽氣虛 腰痛 脇痛.

〔滋陰補益湯(中元藥)〕

熟地黃 4錢, 人蔘 白朮土炒 白茯苓 當歸 各 2錢, 白芍藥 鹿茸 肉桂 附子 五味子 甘草 各 1錢, 薑三棗二

去 白朮 肉桂 附子, 加 當歸 熟地黃 各 2錢, 砂仁炒研 麥門冬 木香 各 1錢, 薑三.

49. 壬子年

☯ 壬子年 天干藥

〔蔘歸養益湯〕

人蔘 2錢, 白朮 白茯苓 當歸 陳皮 各 1錢5分, 砂仁 厚朴 山藥 蓮子肉 白芍藥 熟地黃 甘草 各 1錢, 薑三棗二

☯ 壬子年 中元藥

〔加減四六湯〕

熟地黃 4錢, 山藥 山茱萸 各 2錢, 白茯苓 白芍藥 牧丹皮 澤瀉 各 1錢5分, 當歸 川芎 砂仁炒研 各 1錢, 青皮 8分, 甘草 5分, 薑三棗二

(1) 壬子 一一 木水

未能水生木 故 陰虛動風 胃經不足 消化不良 或瘀血 或風症 或皮風.

〔蔘歸養益湯(天干藥)〕

人蔘 2錢, 白朮 白茯苓 當歸 陳皮 各 1錢5分, 砂仁 厚朴 山藥 蓮子肉 白芍藥 熟地黃 甘草 各 1錢, 薑三棗二

去 厚朴 陳皮 蓮子肉, 加 鹿茸酒灸 五味子 各 2錢, 柴胡 青皮 枸杞子 各 1錢, 薑三棗二.

(2) 壬子 一二 木木

肝邪風木 故 寒熱 頭痛 脾虛 滯症 或 浮症 風痹症.

〔加減四六湯(中元藥)〕

熟地黃 4錢, 山藥 山茱萸 各 2錢, 白茯苓 白芍藥 牧丹皮 澤瀉 各 1錢5分, 當歸 川芎 砂仁炒研 各 1錢, 青皮 8分, 甘草 5分, 薑三棗二

去 澤瀉, 加 人蔘 白朮 鹿茸酒灸 各 2錢.

(3) 壬子 二二 火木

心熱風痰 上火 陰冷陽虛 精神眩暈 頭痛.

〔蔘歸養益湯(天干藥)〕

人蔘 2錢, 白朮 白茯苓 當歸 陳皮 各 1錢5分, 砂仁 厚朴 山藥 蓮子肉 白芍藥 熟地

黃 甘草 各 1錢, 薑三棗二

去 陳皮 砂仁 蓮子肉, 加 熟地黃 5錢, 鹿茸 肉蓯蓉 枸杞子 麥門冬 各 2錢, 人蔘 1錢.

(4) 壬子 二三 火君火

火熱入胃肺經 故 陰虛火動 乾咳 嘔吐 精神不足 面紅 面腫 或浮症.

〔補陰降火湯〕

熟地黃 10錢, 五味子 5錢, 白朮土炒 麥門冬 各 2錢, 枸杞子 當歸 蓮子肉 遠志 甘草 各 1錢, 薑三棗二

(5) 壬子 三三 土君火

心胃經痰火 滯症 脇痛 四肢骨節痛 腎虛症 淋疾 或 脚氣痛.

〔加減八味湯〕

白茯苓 4錢, 熟地黃 當歸 各 3錢, 山藥 山茱萸 枸杞子 肉蓯蓉 肉桂 各 2錢, 蒼朮 砂仁炒研 五味子 甘草 各 1錢, 薑三棗二

(6) 壬子 三四 土土

胃土旺 四肢骨節痛 濕痰入心經 精神眩暈 下焦腎經水氣虛.

〔加減雙和湯〕

熟地黃 7錢, 白茯苓 當歸 青皮 各 3錢, 枸杞子 肉蓯蓉 砂仁炒研 鹿茸酒灸 肉桂 山査肉 肉荳蔲煨 各 2錢, 甘草 五味子 各 1錢, 薑三棗二

(7) 壬子 四四 金土

胃經肺經濕痰 胸脇痛 骨節四肢痛 頭痛 眩暈 或 積聚.

〔金水六君煎〕

當歸 5錢, 桔梗 3錢, 半夏 川芎 枸杞子 肉蓯蓉 各 2錢, 木香 香附子便炒 桂枝 牛膝酒洗 蒼朮 龜板酒灸 甘草 各 1錢5分, 薑三棗二

(8) 壬子 四五 金相火

心肺經火痰入 胸脇骨節痛 咳嗽 痰喘 血乾 嘔吐症 陰多陽小.

〔清肺養榮湯〕

黃芩 3錢, 當歸 川芎 鹿茸酒灸 牛膝酒洗 木果 五味子 人蔘 桂枝 各 2錢, 款冬花 甘草 各 1錢, 薑三棗二

(9) 壬子 五五 水相火

水克火 故 心冷 陰虛火動 寒熱往來 肢節痛.

〔加味鎭陰煎〕

熟地黃 5錢, 肉桂 附子 當歸 乾薑 五味子 鹿茸酒炙 人蔘 白朮 各 2錢, 砂仁炒研 甘草 各 1錢, 薑三棗二

(10) 壬子 五六 水金

未能水生木 故 冷痰滯 血分陽氣不足 四肢骨節痛 或 頭痛 眩暈.

〔加減四六湯(中元藥)〕

熟地黃 4錢, 山藥 山茱萸 各 2錢, 白茯苓 白芍藥 牧丹皮 澤瀉 各 1錢5分, 當歸 川芎 砂仁炒研 各 1錢, 靑皮 8分, 甘草 5分, 薑三棗二

去 熟地黃, 加 白茯苓 7錢, 木香 香附子 當歸 各 3錢, 桑白皮 五味子 款冬花 麻黃 蘇葉 各 1錢5分.

50. 癸丑年

☯ 癸丑年 天干藥

〔四茸杞菊湯〕

白芍藥 2錢5分, 山藥 山茱萸 當歸 各 1錢5分, 川芎 熟地黃 鹿茸酒炙 枸杞子 肉蓯蓉 五味子 麥門冬 各 1錢, 薑三棗二

☯ 癸丑年 中元藥

〔加味補陰煎〕

熟地黃 8錢, 鹿茸酒炙 五味子 人蔘 各 3錢, 黃芪蜜炙 白茯苓 肉蓯蓉 肉桂 麥門冬 枸杞子 各 2錢, 甘草 1錢, 薑三棗二

(1) 癸丑 一一 火木

未能木生火 故 心冷 脾胃受邪 滯症 眩暈 頭痛 乾嘔吐.

〔加味八物湯〕

人蔘 白朮 白茯苓 熟地黃 當歸 川芎 白芍藥 山藥 山茱萸 青皮 黃芪 肉桂 五味子 砂仁炒研 肉蓯蓉 各 1錢5分, 甘草 1錢, 薑三棗二

(2) 癸丑 一二 火君火

水火相克 未得水昇火降 肺金受邪 腎水不足 上焦虛熱 下焦冷.

〔生脈雙和湯〕

白芍藥 2錢5分, 當歸 川芎 黃芪 人蔘 麥門冬 五味子 橘皮 熟地黃 鹿茸酒炙 枸杞子 肉蓯蓉 肉桂 各 1錢5分, 甘草 1錢, 薑三棗二

(3) 癸丑 二二 土君火

濕痰入肺經 胸脇骨節痛 頭痛 或 咳嗽 精神眩暈 或 蛔蟲腹痛 腎虛淋疾.

〔四茸杞菊湯(天干藥)〕

白芍藥 2錢5分, 山藥 山茱萸 當歸 各 1錢5分, 川芎 熟地黃 鹿茸酒炙 枸杞子 肉蓯蓉 五味子 麥門冬 各 1錢, 薑三棗二

去 白芍藥, 加 附子 肉桂 乾薑 白茯苓 各 1錢, 熟地黃 3錢, 砂仁炒研 甘草 各 1錢, 薑三棗二.

(4) 癸丑 二三 土土

土克水 腎水枯渴 未得水生木 陽氣虛 四肢腰痛 精神眩暈.

〔加味補陰煎(中元藥)〕

熟地黃 8錢, 鹿茸酒炙 五味子 人蔘 各 3錢, 黃芪蜜炙 白茯苓 肉蓯蓉 肉桂 麥門冬 枸杞子 各 2錢, 甘草 1錢, 薑三棗二

加 白茯苓 4錢, 熟地黃 2錢, 附子 杜冲 巴戟 破古紙 桔梗 枳殼 砂仁 各 1錢, 薑三棗二.

(5) 癸丑 三三 金土

肺金旺 咳嗽 嘔吐 眩暈 腰脇痛 命門痰滯 肢節痛 頭痛 陰多陽小.

〔加味大造湯〕

熟地黃 4錢, 生地黃 龜板酒炙 杜冲薑製去糸 天門冬 知母鹽酒炒 黃柏鹽酒炒 牛膝 木果 麥門冬 當歸 木香 人蔘 五味子 甘草 各 1錢, 薑三棗二

(6) 癸丑 三四 金相火

心肺經熱 胸脇肢節痛 咳嗽 嘔吐 精神眩暈.

〔清肺湯〕

黃芩炒 當歸 各 2錢, 牛膝酒洗 木果 半夏 南星 沙參 蘇子炒研 甘草 各 1錢5分, 木香 砂仁 貝母 各 1錢, 薑三棗二

(7) 癸丑 四四 水相火

心熱 胃經不足 精神眩暈 滯症 下冷 腎經受邪 陰虛火動 乾咳嗽.

〔四茸杞菊湯(天干藥)〕

白芍藥 2錢5分, 山藥 山茱萸 當歸 各 1錢5分, 川芎 熟地黃 鹿茸酒灸 枸杞子 肉蓯蓉 五味子 麥門冬 各 1錢, 薑三棗二

去 白芍藥, 加 熟地黃 4錢, 肉蓯蓉 肉桂 五味子 各 2錢5分, 附子 乾薑 各 1錢5分.

(8) 癸丑 四五 水金

肺金燥冷 痰喘 右脇四肢頭痛 眩暈 或 積聚 蛔蟲腹痛.

〔加味八物湯〕

人蔘 當歸 川芎 黃芪 肉桂 熟地黃 砂仁炒研 鹿茸酒灸 五味子 甘草 各 1錢5分, 薑三棗二

(9) 癸丑 五五 木金

肝木肺金相克 肝木受邪 故 血分不足 或 瘀血痢 乾咳症 胃經挾滯 眩暈.

〔加味六味湯〕

熟地黃 4錢, 白茯苓 白朮 山藥 山茱萸 牧丹皮 澤瀉 枸杞子 肉蓯蓉 肉桂 鹿茸 五味子 各 2錢, 白芍藥 青皮 各 7分

(10) 癸丑 五六 木水

肝經風邪 寒熱 頭痛 皮膚痒木症 乾嘔 或 瘀血 眩暈.

〔加味補陰煎(中元藥)〕

熟地黃 8錢, 鹿茸酒灸 五味子 人蔘 各 3錢, 黃芪蜜灸 白茯苓 肉蓯蓉 肉桂 麥門冬 枸杞子 各 2錢, 甘草 1錢, 薑三棗二

去 麥門冬 白茯苓, 加 青皮 砂仁 草果仁炒研 當歸 川芎 白芍藥 各 2錢.

51. 甲寅年

☯ 甲寅年 天干藥

〔加減八味湯〕

白茯苓 4錢, 當歸 川芎 山藥 山茱萸 各 2錢, 熟地黃 白芍藥 澤瀉 牧丹皮 肉桂 附子 五味子 各 1錢, 薑三棗二

☯ 甲寅年 中元藥

〔加減八味湯〕

白茯苓 4錢, 熟地黃 山藥 山茱萸 桔梗 各 2錢, 枳殼 牧丹皮 澤瀉 各 1錢5分, 肉桂 附子 砂仁炒研 各 1錢, 薑三棗二

(1) 甲寅 一一 土君火

心經痰火 消化不良 陽虛 腎水不足 眩暈 小便 或多 或白 或赤.

〔加減八味湯(天干藥)〕

白茯苓 4錢, 當歸 川芎 山藥 山茱萸 各 2錢, 熟地黃 白芍藥 澤瀉 牧丹皮 肉桂 附子 五味子 各 1錢, 薑三棗二

去 牧丹皮 澤瀉 白芍藥, 加 鹿茸酒灸 肉蓯蓉 枸杞子 各 2錢, 薑三.

(2) 甲寅 一二 土土

胃經濕痰 四肢骨節痛 陽虛滯症 消化不良.

〔加減八味湯(中元藥)〕

白茯苓 4錢, 熟地黃 山藥 山茱萸 桔梗 各 2錢, 枳殼 牧丹皮 澤瀉 各 1錢5分, 肉桂 附子 砂仁炒研 各 1錢, 薑三棗二

去 牧丹皮 澤瀉, 加 當歸 青皮 柴胡 各 1錢.

(3) 甲寅 二二 金土

胸脇四肢痛 咳嗽 腹痛 陰多陽小.

〔清肺養榮湯〕

黃芩酒炒 3錢, 當歸 川芎 木香 人蔘 赤茯苓 桂枝 枸杞子 肉蓯蓉 半夏 甘草 澤瀉 防己酒洗 各 2錢, 薑三棗二

(4) 甲寅 二三 金相火

心肺經熱痰 血枯陽虛 咳嗽 胸脇四肢痛 頭痛 眩暈.

〔加減八物湯〕

人蔘 白朮 白茯苓 當歸 川芎 白芍藥 熟地黃 黃芪 黃芩 桑白皮 甘草 各 1錢5分, 薑三棗二

(5) 甲寅 三三 水相火

心冷 消化不良 眩暈 肢節痛 寒熱往來 頭痛 或 夢中痛 邪氣 虛汗.

〔加減八味湯(天干藥)〕

白茯苓 4錢, 當歸 川芎 山藥 山茱萸 各 2錢, 熟地黃 白芍藥 澤瀉 牧丹皮 肉桂 附子 五味子 各 1錢, 薑三棗二

去 牧丹皮 澤瀉, 加 熟地黃 4錢, 鹿茸酒灸 乾薑 肉蓯蓉 各 2錢, 白茯苓 1錢.

(6) 甲寅 三四 水金

臟腑俱冷 腰痛 四肢骨節痛 陰多陽小 眩暈.

〔加減八味湯(中元藥)〕

白茯苓 4錢, 熟地黃 山藥 山茱萸 桔梗 各 2錢, 枳殼 牧丹皮 澤瀉 各 1錢5分, 肉桂 附子 砂仁炒研 各 1錢, 薑三棗二

去 枳殼 附子 桔梗 牧丹皮, 加 當歸 3錢, 鹿茸 五味子 各 2錢, 木香 1錢.

(7) 甲寅 四四 木金

驚濕瘀血入胃經 眩暈 積聚 腹痛 肢節痛 頭痛.

〔加減健中湯〕

當歸 3錢, 白朮 白茯苓 枸杞子 黃芩酒炒 砂仁炒研 人蔘 柴胡 青皮 桂枝 木香 丁香 乾薑 香附子便炒 知母鹽酒炒 黃柏鹽酒炒 各 1錢5分

(8) 甲寅 四五 木水

肝木太過 胃經受邪 挾滯 動風 或 皮膚痒痲.

〔淸肝補脾湯〕

白朮 人蔘 熟地黃 黃芪 肉桂 五味子 鹿茸酒灸 各 1錢5分, 靑皮 7分, 薑三棗二

(9) 甲寅 五五 火水

臟腑俱冷 消化不良 寒熱往來 肢節痛.

〔加減八味湯(天干藥)〕

白茯苓 4錢, 當歸 川芎 山藥 山茱萸 各 2錢, 熟地黃 白芍藥 澤瀉 牧丹皮 肉桂 附子 五味子 各 1錢, 薑三棗二

去 牧丹皮 澤瀉 白芍藥, 加 人蔘 4錢, 白朮 3錢, 乾薑 鹿茸酒灸 附子 各 2錢,砂仁炒研 1錢5分.

(10) 甲寅 五六 火木

陽多陰少 心肺經虛熱 間間眩暈 滯症.

〔加味雙和湯〕

白芍藥 2錢5分, 當歸 川芎 熟地黃 黃芪 人蔘 肉桂 鹿茸酒灸 五味子 各 1錢, 甘草 7分, 薑三棗二

52. 乙卯年

☯ 乙卯年 天干藥

〔加減杞菊湯〕

山藥 3錢, 山茱萸 當歸 各 2錢, 肉蓯蓉 枸杞子 甘菊 白芍藥 川芎 熟地黃 各 1錢, 砂仁炒研 甘草 各 7分

☯ 乙卯年 中元藥

〔加減八物湯〕

人蔘 3錢, 白朮 白茯苓 當歸 川芎 熟地黃 黃芪 白芍藥 各 2錢, 鹿茸酒灸 五味子 肉桂 甘草 各 1錢, 薑三棗二

(1) 乙卯 一一 金土

胃肺經濕痰 咳嗽 頭痛 肢節痛.

〔加減溫膽湯〕

黃芩酒炒 3錢, 白朮土炒 當歸 川芎 白芍藥 各 2錢, 黃芪 人蔘 白茯苓 熟地黃 各 1錢, 蒼朮 白附子 甘草 各 8分, 薑三棗二

(2) 乙卯 一二 金相火

肺經熱痰 咳嗽 精神眩暈 胸脇肢節痛 頭痛 或 消化不良.

〔加減八物湯(中元藥)〕

人蔘 3錢, 白朮 白茯苓 當歸 川芎 熟地黃 黃芪 白芍藥 各 2錢, 鹿茸酒灸 五味子 肉桂 甘草 各 1錢, 薑三棗二

去 白朮 肉桂, 加 肉蓯蓉 枸杞子 大茴香鹽酒炒 各 2錢, 木香 麥門冬 各 1錢.

(3) 乙卯 二二 水相火

心冷 消化不良 精神眩暈 內寒外熱 下腹痛 或 陰虛陽小.

〔加減杞菊湯(天干藥)〕

山藥 3錢, 山茱萸 當歸 各 2錢, 肉蓯蓉 枸杞子 甘菊 白芍藥 川芎 熟地黃 各 1錢, 砂仁炒研 甘草 各 7分

去 甘菊, 加 鹿茸酒灸 肉桂 附子 五味子 乾薑 各 1錢, 薑三棗二.

(4) 乙卯 二三 水金

肺金燥冷 咳嗽 陽虛 脇痛 肢節痛 頭痛.

〔加味歸茸湯〕

當歸 5錢, 鹿茸 白茯苓 各 2錢, 川芎 白芍藥 熟地黃 砂仁 枸杞子 肉蓯蓉 肉桂 各 1錢, 薑三棗二

(5) 乙卯 三三 木金

肺金旺 木氣受邪 陽虛 咳嗽 嘔吐症 消化不良.

〔補腎湯〕

人蔘 白朮 砂仁炒研 黃芪 白茯苓 白芍藥 各 2錢, 黃芩酒炒 青皮 桂枝 甘草 砂仁炒研 草果 各 1錢, 薑三棗二

(6) 乙卯 三四 木水

胃經虛弱 滯 浮症 肝經風 眼疾 頭痛 寒熱往來 眩暈.

〔加味養胃湯〕

蒼朮 2錢, 人蔘 白芍藥 柴胡 白芷 白茯苓 藿香 五味子 熟地黃 砂仁炒研 各 1錢, 薑三棗二

(7) 乙卯 四四 火水

水上火降 心冷 消化不良 精神眩暈 或 頭痛 寒熱往來.

〔加減補心湯〕

白茯苓 4錢, 熟地黃 黃芪 山藥 山茱萸 肉桂 附子 鹿茸酒炙 五味子 枸杞子 肉蓯蓉 各 2錢, 薑三棗二

(8) 乙卯 四五 火木

心肝經熱痰入脾胃經 乾嘔 寒熱往來 頭痛 消化不良.

〔加減八物湯(中元藥)〕

人蔘 3錢, 白朮 白茯苓 當歸 川芎 熟地黃 黃芪 白芍藥 各 2錢, 鹿茸酒炙 五味子 肉桂 甘草 各 1錢, 薑三棗二

去 當歸, 加 熟地黃 5錢, 麥門冬 人蔘 青皮 砂仁炒研 各 1錢.

(9) 乙卯 五五 土木

驚痰 或 瘀血入肺經 腹痛 肢節痛 陰虛 皮風 頭痛 眩暈.

〔加減杞菊湯(天干藥)〕

山藥 3錢, 山茱萸 當歸 各 2錢, 肉蓯蓉 枸杞子 甘菊 白芍藥 川芎 熟地黃 各 1錢, 砂仁炒研 甘草 各 7分

去 甘菊 白芍藥, 加 沙參 5錢, 當歸 2錢, 香附子 鹿茸酒炙 牛膝 五味子 黃芪 白朮 各 1錢.

(10) 乙卯 五六 土君火

心胃經濕痰 四肢骨節痛 眩暈 半身不遂 脚氣痛.

〔加減八物湯(中元藥)〕

人蔘 3錢, 白朮 白茯苓 當歸 川芎 熟地黃 黃芪 白芍藥 各 2錢, 鹿茸酒炙 五味子 肉桂 甘草 各 1錢, 薑三棗二

去 白朮 白芍藥, 加 桔梗 3錢, 枸杞子 肉蓯蓉 砂仁炒研 枳殼麩炒 附子 各 2錢, 薑三棗二.

53. 丙辰年

☯ 丙辰年 天干藥

〔淸心補血湯〕

人蔘 當歸 白芍藥 白茯苓 麥門冬 各 2錢, 鹿茸酒灸 川芎 陳皮 熟地黃 赤何首烏酒洗 五味子 甘草 各 1錢, 薑三棗二

☯ 丙辰年 中元藥

〔滋陰煎〕

熟地黃 5錢, 枸杞子 肉蓯蓉 各 2錢, 白茯苓 山藥 山茱萸 肉桂 各 1錢5分, 附子 五味子 砂仁 各 7分, 薑三棗二

(1) 丙辰 一一 水相火

心肝經冷痰 精神眩暈 或 夢中受邪 消化不良 頭痛 乾嘔.

〔加減八味湯〕

熟地黃 4錢, 白茯苓 山藥 山茱萸 枸杞子 各 2錢, 肉蓯蓉 肉桂 附子 五味子 鹿茸酒灸 澤瀉 各 1錢, 薑三棗二

(2) 丙辰 一二 水金

陽虛 乾嘔 眩暈 精神不足 四肢骨節痛.

〔滋陰煎(中元藥)〕

熟地黃 5錢, 枸杞子 肉蓯蓉 各 2錢, 白茯苓 山藥 山茱萸 肉桂 各 1錢5分, 附子 五味子 砂仁 各 7分, 薑三棗二

去 附子, 加 當歸 鹿茸酒灸 砂仁炒研 各 1錢.

(3) 丙辰 二二 木金

心胃經受邪 消化不良 乾咳 嘔吐 眩暈 頭痛.

〔淸心補血湯(天干藥)〕

人蔘 當歸 白芍藥 白茯苓 麥門冬 各 2錢, 鹿茸酒灸 川芎 陳皮 熟地黃 赤何首烏酒洗 五味子 甘草 各 1錢, 薑三棗二

去 白芍藥 陳皮 赤何首烏 甘草, 加 木香 小茴香酒炒 枸杞子 肉蓯蓉 各 1錢.

(4) 丙辰 二三 木水

陰虛陽多 乾泉不足 脾胃冷 皮膚痒痲.

〔香砂養胃湯〕

白朮 乾薑 各 2錢, 貢砂仁 黃連 靑皮 柴胡 藿香 半夏薑製 白茯苓 草果 各 1錢, 薑三棗二

※ 吳本에는 白朮 乾薑이 각 1錢으로 되어 있다.

(5) 丙辰 三三 火水

水克火 故 心冷 寒氣來傷 消化不良 肢節痛 陽虛.

〔加減補陰煎〕

熟地黃 7錢, 麥門冬 白茯苓 人蔘 各 3錢, 當歸 鹿茸酒灸 五味子 肉桂 附子 枸杞子 肉蓯蓉 各 2錢, 石斛花酒炒 1錢

만약 부녀자인 경우에는 香附子 7分을 가한다.

(6) 丙辰 三四 火木

心肝虛熱入肝肺經 消化不良 精神眩暈 頭面眼風熱 下焦不足.

〔滋陰煎(中元藥)〕

熟地黃 5錢, 枸杞子 肉蓯蓉 各 2錢, 白茯苓 山藥 山茱萸 肉桂 各 1錢5分, 附子 五味子 砂仁 各 7分, 薑三棗二

去 附子, 加 鹿茸酒灸 2錢, 巴戟 杜冲薑製去糸 各 1錢.

(7) 丙辰 四四 土木

水濕流行 四肢骨節痛 皮膚痒痲症.

〔加味補肺湯〕

熟地黃 4錢, 枸杞子 乾薑 白朮 橘皮 肉桂 靑皮 砂仁炒研 香附子 桔梗 各 2錢, 鹿茸酒灸 五味子 各 1錢, 薑三棗二

(8) 丙辰 四五 土君火

心胃經火痰 四肢骨節痛 間間消化不良 頭痛 乾咳 陽虛症.

〔滋陰煎(中元藥)〕

熟地黃 5錢, 枸杞子 肉蓯蓉 各 2錢, 白茯苓 山藥 山茱萸 肉桂 各 1錢5分, 附子 五味子 砂仁 各 7分, 薑三棗二

加 白茯苓 5錢, 熟地黃 1錢5分, 鹿茸酒灸 桂枝 石斛 牛膝酒洗 各 1錢.

(9) 丙辰 五五 金君火

火克金 肺經受邪 咳喘 胸脇骨節痛 頭痛 陰陽俱虛.

〔降火補肺湯〕

麥門冬 3錢, 熟地黃 當歸 白芍藥 枸杞子 五味子 各 1錢5分, 鹿茸酒灸 肉桂 肉蓯蓉 木香 各 7分, 薑三棗二

(10) 丙辰 五六 金土

胃肺經濕痰 咳嗽 胸脇骨節痛 陰多陽小.

〔加味養血湯〕

當歸 3錢, 山藥 山茱萸 川芎 黃芩酒洗 各 2錢, 木香 白芥子炒研 桂枝 白茯苓 白芍藥 各 1錢5分, 薑三

陽虛하면 黃芩·白芥子를 빼고 鹿茸酒灸 2錢과 五味子·枸杞子·肉蓯蓉 각 1錢을 가한다.

54. 丁巳年

☯ 丁巳年 天干藥

〔加味三合湯〕

白朮 3錢, 白茯苓 百合 各 2錢, 阿膠珠 天門冬 白芍藥 人蔘 五味子 黃芪 半夏 甘草 各 1錢, 薑三棗二

☯ 丁巳年 中元藥

〔加味四物湯〕

當歸 2錢5分, 川芎 熟地黃 白芍藥 牛膝酒洗 木果 各 1錢5分, 五味子 人蔘 羌活 甘草 各 1錢

(1) 丁巳 一一 木金

驚痰瘀血入肝經 胃經不良 或 咳嗽 皮膚風 眩暈 骨節痛 間間頭痛.

〔右歸飮〕

熟地黃 4錢, 山茱萸 枸杞子 杜冲薑製去糸 各 1錢5分, 山藥 肉桂 肉蓯蓉 人蔘 白朮 鹿茸 甘草 各 1錢, 薑三棗二

(2) 丁巳 一二 木水

陰虛陽小 胃經不良 眩暈 頭痛 寒邪 胃風 面腫 乾嘔.

〔加味四物湯(中元藥)〕

當歸 2錢5分, 川芎 熟地黃 白芍藥 牛膝酒洗 木果 各 1錢5分, 五味子 人蔘 羌活 甘草 各 1錢

去 羌活 牛膝, 加 枸杞子 肉蓯蓉 鹿茸酒灸 各 1錢5分, 柴胡 升麻 各 1錢, 薑三棗二.

(3) 丁巳 二二 火水

心冷 消化不良 精神眩暈 上焦虛熱 下焦冷 夢中受邪 或 骨節痛.

〔加減八味湯〕

白茯苓 4錢, 白朮 乾薑 熟地黃 山藥 山茱萸 各 2錢, 枸杞子 肉桂 肉蓯蓉 人蔘 附子 鹿茸酒灸 五味子 各 1錢, 薑三棗二

(4) 丁巳 二三 火木

火昇虛 內心片曲心傷 火痰入脾經 眩暈 陰虛火動中 虛陽中 多用生病 男女同.

〔加減歸茸湯〕

熟地黃 鹿茸 當歸 各 4錢, 五味子 山藥 山茱萸 牛膝酒洗 官桂 白茯苓 牧丹皮 澤瀉 各 1錢5分, 薑三棗二

(5) 丁巳 三三 土木

胃經瘀血 滯症 精神眩暈 嘔吐 腹痛 頭痛 寒邪.

〔加味三合湯(天干藥)〕

白朮 3錢, 白茯苓 百合 各 2錢, 阿膠珠 天門冬 白芍藥 人蔘 五味子 黃芪 半夏 甘草 各 1錢, 薑三棗二

去 半夏 百合, 加 麥門冬 2錢, 鹿茸 五味子 枸杞子 砂仁 熟地黃 桔梗 枳殼 各 1錢.

(6) 丁巳 三四 土君火

火痰入肺經 精神眩暈 胸脇四肢腰痛.

〔加味四物湯(中元藥)〕

當歸 2錢5分, 川芎 熟地黃 白芍藥 牛膝酒洗 木果 各 1錢5分, 五味子 人蔘 羌活 甘草 各 1錢

加 桔梗 3錢, 枳殼 麥門冬 桂枝 龜板酒灸 各 2錢, 薑三棗二.

(7) 丁巳 四四 金君火

心肺經熱痰 咳喘 陰多陽小 頭痛 骨節痛 上熱下冷濕 或 痲疾 脚氣.

〔加味三合湯(天干藥)〕

白朮 3錢, 白茯苓 百合 各 2錢, 阿膠珠 天門冬 白芍藥 人蔘 五味子 黃芪 半夏 甘草 各 1錢, 薑三棗二

去 百合, 加 黃芩 木香 桂枝 麥門冬 白芷 各 1錢, 白芥子炒研 川芎 各 7分.

(8) 丁巳 四五 金土

胃肺經濕痰入血分 精神眩暈 或 咳嗽 嘔吐 陰多陽小 氣虛 肢節痛.

〔加減芩朮湯〕

黃芩酒洗 3錢, 桔梗 當歸 川芎 白芍藥 熟地黃 黃芪 牛膝 木果 木香 五味子 桂枝 各 2錢5分, 甘草 續斷 各 1錢

(9) 丁巳 五五 水土

胃經濕痰 肢節痛 精神眩暈 下焦水氣不足.

〔加減二八湯〕

熟地黃 6錢, 人蔘 白朮 陳皮 白茯苓 乾薑 山藥 山茱萸 各 2錢, 肉桂 附子 肉蓯蓉 枸杞子 鹿茸酒灸 各 1錢, 五味子 7分

(10) 丁巳 五六 水相火

水火相克 消化不良 脚氣痛 肢節痛 或 積聚 眩暈.

〔加味大補湯〕

肉桂 肉蓯蓉 杜冲薑製去糸 當歸 川芎 牛膝酒洗 木果 各 2錢, 木香 砂仁炒研 各 1錢, 甘草 7分

55. 戊午年

☯ 戊午年 天干藥

〔加減八味湯〕

熟地黃 4錢, 山藥 山茱萸 枸杞子 肉蓯蓉 各 2錢, 五味子 澤瀉 牧丹皮 各 1錢5分, 肉桂 附子 各 1錢, 乾薑 白茯苓 各 7分, 薑三棗二

☯ 戊午年 中元藥

〔降火滋陰煎〕

熟地黃 3錢, 麥門冬 白茯苓 當歸 各 2錢, 人蔘 青皮 遠志 黃芪蜜炙 厚朴薑製 白朮土炒 甘草 各 1錢, 薑三棗二

(1) 戊午 一一 火水

心冷 消化不良 精神眩暈 肢節痛 臟腑冷 寒熱往來 間間腹痛.

〔加減八味湯(天干藥)〕

熟地黃 4錢, 山藥 山茱萸 枸杞子 肉蓯蓉 各 2錢, 五味子 澤瀉 牧丹皮 各 1錢5分, 肉桂 附子 各 1錢, 乾薑 白茯苓 各 7分, 薑三棗二

去 澤瀉 牧丹皮, 加 梔子 鹿茸酒炙 砂仁炒研 各 1錢5分.

(2) 戊午 一二 火木

心肝經火痰入脾經 精神眩暈 或血症 陰虛火動 消化不良.

〔降火滋陰煎(中元藥)〕

熟地黃 3錢, 麥門冬 白茯苓 當歸 各 2錢, 人蔘 青皮 遠志 黃芪蜜炙 厚朴薑製 白朮土炒 甘草 各 1錢, 薑三棗二

去 當歸, 加 鹿茸酒炙 2錢, 五味子 1錢.

(3) 戊午 二二 土木

肺經火痰 入脾胃經 流注作痛 四肢痛 痛處或浮或腫或白.

〔淸金降火湯〕

麥門冬 當歸 黃芩酒洗 各 3錢, 羌活 桂枝 川芎 蒼朮 牛膝 木果 白茯苓 各 2錢, 木香 甘草 各 7分, 薑三棗二

※ 趙本에는 入肝胃經으로 되어 있다.

(4) 戊午 二三 土君火

心胃經痰火 眩暈 頭痛 肢節痛.

〔降火滋陰煎(中元藥)〕

熟地黃 3錢, 麥門冬 白茯苓 當歸 各 2錢, 人蔘 青皮 遠志 黃芪蜜灸 厚朴薑製 白朮土炒 甘草 各 1錢, 薑三棗二

去 青皮, 加 枸杞子 肉蓯蓉 五味子 各 1錢.

(5) 戊午 三三 金君火

心肺相克 肝經濕痰 血分不足 右片骨節痛.

〔清金降火湯〕

麥門冬 當歸 黃芩酒炒 各 3錢, 羌活 桂枝 川芎 蒼朮 牛膝 木果 白茯苓 各 2錢, 木香 甘草 各 7分, 薑三棗二

(6) 戊午 三四 金土

胃肺經濕痰 咳嗽 眩暈 滯症 頭風 肢節痛.

〔清金降火湯〕

黃芩酒炒 3錢, 牛膝酒洗 桔梗 枳殼 桂枝 各 2錢, 木香 砂仁炒研 羌活 烏藥 防己酒洗 當歸 川芎 白芍藥 各 1錢5分, 甘草 7分

(7) 戊午 四四 水土

胃經濕痰 四肢骨節痛 滯症 上焦虛熱 下焦冷.

〔加減八味湯(天干藥)〕

熟地黃 4錢, 山藥 山茱萸 枸杞子 肉蓯蓉 各 2錢, 五味子 澤瀉 牧丹皮 各 1錢5分, 肉桂 附子 各 1錢, 乾薑 白茯苓 各 7分, 薑三棗二

去 牧丹皮 澤瀉, 加 鹿茸酒灸 元杜冲薑製去糸 桔梗 枸杞子 枳殼麸炒 各 2錢.

(8) 戊午 四五 水相火

不能生火 故 心冷 消化不良 精神眩暈 或 心腹痛 大便不利 頭痛 肢節痛 血症 或 怔忡.

〔降火滋陰煎(中元藥)〕

熟地黃 3錢, 麥門冬 白茯苓 當歸 各 2錢, 人蔘 青皮 遠志 黃芪蜜灸 厚朴薑製 白朮

土炒 甘草 各 1錢, 薑三棗二

去 青皮 遠志 麥門冬 甘草, 加 枸杞子 肉蓯蓉 肉桂 附子 五味子 各 1錢.

(9) 戊午 五五 木相火

心肝經風火入胃經 精神眩暈 頭痛 皮膚痒 陰虛火動.

〔加味和中湯〕

熟地黃 4錢, 白朮 人蔘 白茯苓 麥門冬 柴胡 青皮 升麻 鹿茸酒炙 五味子 各 1錢, 薑三棗二

(10) 戊午 五六 木金

肝經驚痰瘀血入脾經 乾咳 嘔吐 積聚 肢節痛.

〔加味熟膝湯〕

熟地黃 10錢, 當歸 川芎 五味子 牛膝 甘草 各 2錢, 薑三棗二

56. 己未年

☯ 己未年 天干藥

〔陰陽雙補湯〕

熟地黃 5錢, 當歸 3錢, 川芎 黃芪蜜炙 白茯苓 枸杞子 各 2錢, 肉蓯蓉 肉桂 鹿茸酒炙 五味子 砂仁炒研 白朮 各 1錢

☯ 己未年 中元藥

〔加味健脾湯〕

白朮 白茯苓 黃芪 人蔘 當歸 川芎 各 2錢, 陳皮 柴胡 升麻 甘草 各 1錢, 薑三棗二

(1) 己未 一一 土木

未能土生金 濕痰瘀血入肝經 流注四肢骨節痛 胃經不良 眩暈 或 滯症 陽虛.

〔加減雙和湯〕

當歸 川芎 白芍藥 熟地黃 各 3錢, 枸杞子 覆盆子 肉蓯蓉 鹿茸酒炙 五味子 杜沖去糸 桔梗 枳殼麩炒 各 1錢5分, 砂仁 木香 各 7分, 薑三棗二

(2) 己未 一二 土君火

胃經火痰 消化不良 四肢骨節痛 脇痛 手足熱 或 脚氣.

〔加減治中湯〕

桔梗 4錢, 枳殼 3錢, 白朮 白茯苓 人蔘 陳皮 肉桂 附子 乾薑 各 2錢

(3) 己未 二二 金君火

心經熱痰 咳嗽 蛔腹痛 胸脇四肢骨節痛 或 咽喉症 頭痛.

〔加味順氣湯〕

烏藥 麻黃 半夏 羌活 防風 黃芩酒洗 當歸 川芎 各 2錢, 白殭蠶 白芷 香附子 桔梗 枳殼土炒 五味子 桂枝 各 1錢, 甘草 全蝎炮 蘇子炒研 各 7分, 薑三棗二

(4) 己未 二三 金土

胃肺經痰 喘 肢節痛.

〔加味健脾湯(中元藥)〕

白朮 白茯苓 黃芪 人蔘 當歸 川芎 各 2錢, 陳皮 柴胡 升麻 甘草 各 1錢, 薑三棗二

去 白朮 柴胡 升麻, 加 黃芩酒炒 3錢, 半夏 木香 各 1錢.

(5) 己未 三三 水土

濕痰入肺經 胸脇肢節痛 頭痛 消化不良 腎虛耳鳴.

〔陰陽雙補湯(天干藥)〕

熟地黃 5錢, 當歸 3錢, 川芎 黃芪蜜灸 白茯苓 枸杞子 各 2錢, 肉蓯蓉 肉桂 鹿茸酒灸 五味子 砂仁炒研 白朮 各 1錢

去 白朮, 加 附子 乾薑 各 1錢.

(6) 己未 三四 水相火

裏冷 心腹痛 消化不良 精神眩暈 腹中積聚 或 脚氣 寒熱往來.

〔二陳造氣湯〕

熟地黃 10錢, 肉蓯蓉 枸杞子 附子 各 5錢, 甘草 3錢, 白朮 人蔘 五味子 砂仁炒研 當歸 川芎 各 1錢, 薑三棗二

(7) 己未 四四 木相火

心肝經火痰入脾肺經 四肢骨節痛 消化不良 皮膚痒症 嘔吐 眩暈.

〔加減養胃湯〕

白朮 白茯苓 人蔘 乾薑 熟地黃 各 3錢, 砂仁炒硏 靑皮 柴胡 白豆蔲炒硏 各 2錢, 甘草 7分, 薑三棗二

(8) 己未 四五 木金

肺經燥痰 肝經驚血 入胃經 乾咳嗽 嘔氣 骨節痛 頭痛.

〔加減四物湯〕

玄參 7分, 黃芩酒炒 當歸 川芎 木香 砂仁 熟地黃 牛膝 木果 陳皮 半夏 各 2錢, 甘草 7分

(9) 己未 五五 火金

心肺經熱痰 精神不足 陰多陽小 骨節痛.

〔淸肺補肝湯〕

黃芩酒炒 3錢, 麥門冬 當歸 川芎 木香 羌活 獨活 木果 牛膝酒洗 桂枝 各 2錢, 甘草 1錢, 薑三棗二

만약 酒痰이 脇痛에 정체되어 있으면 瓜蔞仁·葛根·陳皮·厚朴·半夏 각 2錢, 砂仁·良薑 각 1錢을 가한다.

(10) 己未 五六 火水

心冷 腹痛 消化不良 眩暈 肢節痛 下焦濕氣 脚氣痛.

〔加減四物湯〕

熟地黃 5錢, 當歸 川芎 白茯苓 白芍藥 山藥 山茱萸 牧丹皮 澤瀉 肉桂 肉蓯蓉 附子 乾薑 各 2錢, 甘草 1錢, 薑三棗二

57. 庚申年

☯ 庚申年 天干藥

〔法肉牛膝湯〕

白茯苓 3錢, 牛膝酒洗 熟地黃 木果 檳榔 桂枝 各 2錢, 黃芩酒炒 白芥子炒硏 半夏 當歸 南星 金銀花 甘草 各 1錢, 薑三棗二

☯ 庚申年 中元藥

〔加減八味湯〕

當歸 7錢, 白朮 附子 山藥 山茱萸 各 2錢, 肉桂 鹿茸酒灸 黃芪蜜灸 人蔘 川芎 各 1錢5分, 陳皮 白茯苓 牧丹皮 各 1錢, 薑三棗二

(1) 庚申 一一 金君火

心肺經熱痰旺 咳嗽 眩暈 嘔吐 滯症 肢節痛 或 頭痛.

〔淸肺補肝湯〕

黃芩酒炒 3錢, 當歸 川芎 各 2錢, 人蔘 蒼朮 白茯苓 木香 香附子 牛膝酒洗 白芍藥 何首烏 桂枝 甘草 各 1錢, 薑三棗二

(2) 庚申 一二 金土

肺經熱痰 胸脇肢節痛 或 頭痛 咳嗽 蛔蟲腹痛.

〔淸肺補血湯〕

黃芩 3錢, 當歸 2錢, 川芎 白芍藥 熟地黃 各 1錢5分, 鹿茸酒灸 1錢, 砂仁炒研 7分, 薑三棗二

(3) 庚申 二二 水土

胃經濕痰 四肢骨節痛 陽虛.

〔加減八味湯〕

熟地黃 5錢, 山藥 山茱萸 枸杞子 肉蓯蓉 各 2錢, 附子 五味子 各 1錢, 薑三棗二

(4) 庚申 二三 水相火

心胃經冷 消化不良 精神眩暈 骨節痛 或 夢中受邪.

〔加減八味湯(中元藥)〕

當歸 7錢, 白朮 附子 山藥 山茱萸 各 2錢, 肉桂 鹿茸酒灸 黃芪蜜灸 人蔘 川芎 各 1錢5分, 陳皮 白茯苓 牧丹皮 各 1錢, 薑三棗二

去 牧丹皮 陳皮 白朮, 加 熟地黃 2錢, 五味子 1錢.

(5) 庚申 三三 木相火

心肺經火痰 精神眩暈 痰入胃經 消化不良.

〔加味養胃湯〕

蒼朮 2錢5分, 人蔘 麥門冬 白茯苓 各 1錢5分, 青皮 砂仁 草果炒研 柴胡 甘草 各 7分, 薑三棗二

(6) 庚申 三四 木金

驚痰瘀血入胃經 四肢胸脇骨節痛.

〔加減益血湯〕

白朮 2錢, 人蔘 青皮 陳皮 木香 熟地黃 砂仁 黃芪 各 1錢5分, 桂枝 蘇葉 各 7分, 薑三棗二

(7) 庚申 四四 火金

心肺經濕痰 胸脇肢節痛 或 痰積聚 眩暈 乾泉.

〔法肉牛膝湯(天干藥)〕

白茯苓 3錢, 牛膝酒洗 熟地黃 木果 檳榔 桂枝 各 2錢, 黃芩酒炒 白芥子炒研 半夏 當歸 南星 金銀花 甘草 各 1錢, 薑三棗二

去 木果, 加 龜板酒炙 7錢, 木香 1錢.

陽虛症이 있으면 牛膝·半夏·南星을 빼고 鹿茸酒炙·五味子 각 1錢5分을 가한다.

(8) 庚申 四五 火水

裏冷 腹痛 寒熱往來 精神眩暈 四肢骨節痛 或 淋疾.

〔加減八味湯(中元藥)〕

當歸 7錢, 白朮 附子 山藥 山茱萸 各 2錢, 肉桂 鹿茸酒炙 黃芪蜜炙 人蔘 川芎 各 1錢5分, 陳皮 白茯苓 牧丹皮 各 1錢, 薑三棗二

去 牧丹皮, 加 青皮 枸杞子 肉蓯蓉 各 1錢, 五味子 7分, 薑三棗二.

(9) 庚申 五五 土水

胃經濕痰 四肢骨節痛 下焦冷虛.

〔六茸湯〕

熟地黃 6錢, 當歸 山藥 山茱萸 各 3錢, 白茯苓 鹿茸酒炙 五味子 枸杞子 牧丹皮 澤瀉 各 1錢, 薑三棗二

(10) 庚申 五六 土木

胃經驚痰瘀血入肺經 胸脇四肢骨節痛 或 眩氣 怔忡 頭痛.

〔加減八味湯(中元藥)〕

當歸 7錢, 白朮 附子 山藥 山茱萸 各 2錢, 肉桂 鹿茸酒灸 黃芪蜜灸 人蔘 川芎 各 1錢5分, 陳皮 白茯苓 牧丹皮 各 1錢, 薑三棗二

去 陳皮 當歸, 加 熟地黃 4錢, 砂仁 靑皮 各 1錢5分, 五味子 7分, 薑五.

58. 辛酉年

☯ 辛酉年 天干藥

〔加味附茸湯〕

當歸 10錢, 鹿茸酒灸 五味子 肉桂 附子 各 5錢, 乾薑 熟地黃 砂仁炒硏 甘草 各 2錢

☯ 辛酉年 中元藥

〔鹿茸大補湯〕

肉蓯蓉 2錢, 元杜冲薑製 白芍藥 白朮 各 1錢5分, 附子 人蔘 肉桂 石斛酒洗 鹿茸酒灸 黃芪蜜灸 當歸 白茯苓 熟地黃 甘草 各 2錢, 薑三棗二

※吳本과 趙本에 모두 부자 이하 약물이 2錢으로 되어 있으나 1錢의 誤字로 보인다. 처방 기술의 순서상 용양에 따르는 것이 일반적이기 때문이다.

(1) 辛酉 一一 水土

胃肺經濕痰 間間滯症 四肢骨節痛 或 乾咳.

〔加味附茸湯(天干藥)〕

當歸 10錢, 鹿茸酒灸 五味子 肉桂 附子 各 5錢, 乾薑 熟地黃 砂仁炒硏 甘草 各 2錢

去 五味子 乾薑, 加 桔梗 2錢, 枳殼 玄參 各 1錢5分.

(2) 辛酉 一二 水相火

水克火 故 心冷 消化不良 四肢骨節痛 寒氣來傷 似瘧非瘧 痰喘.

〔鹿茸大補湯(中元藥)〕

肉蓯蓉 2錢, 元杜冲薑製 白芍藥 白朮 各 1錢5分, 附子 人蔘 肉桂 石斛酒洗 鹿茸酒炙 黃芪蜜炙 當歸 白茯苓 熟地黃 甘草 各 2錢, 薑三棗二

去 白朮 石斛 當歸 甘草, 加 麥門冬 2錢, 肉蓯蓉 1錢.

(3) 辛酉 二二 木相火

心肝經瘀血痰入脾經 或 嘔吐.

〔加味養胃湯〕

蒼朮 2錢5分, 人蔘 陳皮 砂仁 柴胡 各 1錢5分, 五味子 白芍藥 黃芪 各 1錢, 草果仁炒研 靑皮 乾薑 各 7分, 薑三棗二

(4) 辛酉 二三 木金

胃經風痰 脇痛 肢節痛.

〔鹿茸大補湯(中元藥)〕

肉蓯蓉 2錢, 元杜冲薑製 白芍藥 白朮 各 1錢5分, 附子 人蔘 肉桂 石斛酒洗 鹿茸酒炙 黃芪蜜炙 當歸 白茯苓 熟地黃 甘草 各 2錢, 薑三棗二

去 附子 肉桂 石斛 白朮, 加 當歸 3錢, 砂仁炒研 1錢, 靑皮 7分.

(5) 辛酉 三三 火金

心肝經熱痰 胸脇痛 四肢骨節痛 陰多陽小.

〔加味雙和湯〕

白芍藥 2錢5分, 當歸 川芎 熟地黃 桂枝 鹿茸酒炙 蒼朮 五味子 砂仁炒研 甘草 各 1錢, 薑三

(6) 辛酉 三四 火水

心冷 腹痛 寒氣來傷 肢節痛.

〔鹿茸大補湯(中元藥)〕

肉蓯蓉 2錢, 元杜冲薑製 白芍藥 白朮 各 1錢5分, 附子 人蔘 肉桂 石斛酒洗 鹿茸酒炙 黃芪蜜炙 當歸 白茯苓 熟地黃 甘草 各 2錢, 薑三棗二

去 白芍藥 肉蓯蓉 白朮, 加 麥門冬 熟地黃 各 3錢, 乾薑炒 1錢.

(7) 辛酉 四四 土水

胃經濕痰 四肢骨節痛 消化不良 眩暈 頭痛.

〔加味附茸湯(天干藥)〕

當歸 10錢, 鹿茸酒灸 五味子 肉桂 附子 各 5錢, 乾薑 熟地黃 砂仁炒研 甘草 各 2錢 去 熟地黃, 加 白朮 白茯苓 砂仁 桔梗 枳殼麩炒 各 2錢, 薑三棗二.

(8) 辛酉 四五 土木

肝經急火痰瘀血入心經 精神眩暈 胃經血痰 皮風 眼赤痛 半身不遂.

〔加減柴胡湯〕

柴胡 人蔘 半夏 陳皮 熟地黃 各 2錢, 蒼朮 砂仁 白芷 防風 杜冲 龜板酒灸 桔梗 各 1錢, 甘草 7分, 薑三

(9) 辛酉 五五 金木

肺經驚痰入脾經 乾嘔 咳嗽 陰多陽小 骨節痛.

〔加味八味湯〕

人蔘 白朮 白茯苓 熟地黃 肉桂 黃芪 鹿茸酒灸 五味子 枸杞子 各 1錢5分, 甘草 砂仁 1錢, 薑三棗二

(10) 辛酉 五六 金君火

肺經熱 生痰 喘 咳嗽 肢節痛 或 半身不遂.

〔加味芩朮湯〕

黃芩酒炒 3錢, 熟地黃 蒼朮 牛膝 桂枝 各 2錢, 鹿茸 五味子 各 1錢5分, 砂仁炒研 1錢

59. 壬戌年

☯ 壬戌年 天干藥

〔白朮建脾湯〕

白朮 2錢, 陳皮 當歸 川芎 熟地黃 各 1錢5分, 貢砂仁炒研 人蔘 香附子 柴胡 甘草 各 1錢, 薑三棗二

☯ 壬戌年 中元藥

〔知栢雙和湯〕

白芍藥 2錢5分, 黃芪 熟地黃 當歸 川芎 各 1錢, 桂皮 甘草 知母鹽酒炒 黃柏鹽酒炒 砂仁炒研 各 7分, 薑三棗二

(1) 壬戌 一一 木相火

心肝經熱痰入脾胃經 寒熱 怔忡 頭痛 肢節痛.

〔加減榮養湯〕

白芍藥 2錢5分, 熟地黃 黃芪 人蔘 當歸 川芎 鹿茸酒灸 各 1錢5分, 砂仁 靑皮 五味子 麥門冬 各 1錢, 薑三棗二

(2) 壬戌 一二 木金

驚痰瘀血入胃經 胸脇肢節痛 頭痛 眩暈.

〔知栢雙和湯(中元藥)〕

白芍藥 2錢5分, 黃芪 熟地黃 當歸 川芎 各 1錢, 桂皮 甘草 知母鹽酒炒 黃柏鹽酒炒 砂仁炒研 各 7分, 薑三棗二

加 白茯苓 3錢, 鹿茸酒灸 人蔘 陳皮 蒼朮 五味子 各 2錢, 木香 7分, 桂枝 1錢.

(3) 壬戌 二二 火金

肺經熱痰入肝經 瘀血流注四肢全身 故 胸脇四肢骨節痛 喘急 眩暈.

〔白朮建脾湯(天干藥)〕

白朮 2錢, 陳皮 當歸 川芎 熟地黃 各 1錢5分, 貢砂仁炒研 人蔘 香附子 柴胡 甘草 各 1錢, 薑三棗二

去 柴胡, 加 當歸 3錢, 鹿茸酒灸 五味子 肉桂 巴戟 貝母酒炒 各 2錢.

(4) 壬戌 二三 火水

水克火 故 心冷 君虛 未能火生土 胃經不良 四肢骨節痛 寒邪頭痛.

〔加減六君煎〕

熟地黃 8錢, 黃芪 肉桂 人蔘 白茯苓 附子 各 3錢, 陳皮 白朮 砂仁炒研 各 1錢, 薑三棗二

(5) 壬戌 三三 土水

胃經有濕 消化不良 胸脇肢節痛 皮膚痒痲 陰虛陽小 乾咳.

〔六陳湯〕

熟地黃 5錢, 桔梗 白朮 人蔘 陳皮 枳殼麩炒 各 2錢, 甘草 砂仁炒研 各 7分

(6) 壬戌 三四 土木

胃經濕痰 四肢骨節痛 眩暈 頭痛.

〔加味四君子湯〕

人蔘 熟地黃 使君子 白茯苓 各 3錢, 柴胡 檳榔 草果仁炒研 砂仁 桔梗 枳殼麩炒 陳皮 益智仁炒研 甘草 各 1錢, 薑三棗二

(7) 壬戌 四四 金木

肺經痰喘 肝經瘀血入脾經 消化不良 肢節痛 或 頭痛 脇痛.

〔白朮健脾湯(天干藥)〕

白朮 2錢, 陳皮 當歸 川芎 熟地黃 各 1錢5分, 貢砂仁炒研 人蔘 香附子 柴胡 甘草 各 1錢, 薑三棗二

去 柴胡 白朮, 加 白茯苓 鹿茸酒灸 五味子 肉桂 各 1錢.

(8) 壬戌 四五 金君火

心肺經熱痰入胃經 咳喘 胸脇四肢骨節痛 陽虛 淋疾 脚氣痛 消化不良.

〔淸肺養榮湯〕

黃芩酒炒 麥門冬 當歸 半夏 陳皮 白茯苓 木香 砂仁炒研 熟地黃 各 2錢, 牛膝 木果 甘草 各 1錢5分, 薑三棗二

(9) 壬戌 五五 水君火

心冷 消化不良 肢節痛 或 頭痛 脇痛 寒熱往來.

〔金水六君煎〕

熟地黃 5錢, 澤瀉 白茯苓 半夏 陳皮 白芥子炒研 各 1錢, 薑三

(10) 壬戌 五六 水土

胃經濕痰 四肢骨節痛 陰虛陽小 滯症 眩暈 精神不足.

〔三氣飮〕

熟地黃 5錢, 杜冲 破古紙鹽酒炒 巴戟鹽酒炒 鹿茸酒灸 人蔘 麥門冬 白朮 砂仁炒研 肉蓯蓉 枸杞子 五味子 肉桂 各 2錢, 薑三棗二

60. 癸亥年

☯ 癸亥年 天干藥

〔加味三生飮〕

麥門冬 生地黃 熟地黃 各 2錢, 當歸 白茯苓 白芍藥 半夏薑製 鹿茸酒灸 人蔘 甘草 各 1錢, 薑三棗二

☯ 癸亥年 中元藥

〔加減六味湯〕

熟地黃 4錢, 山藥 山茱萸 白茯苓 澤瀉 各 2錢, 牧丹皮 當歸 川芎 白芍藥 玄參 各 1錢, 薑三棗二

(1) 癸亥 一一 火金

心經熱痰 入肝經 咳嗽 精神眩暈 肢節脇痛 脚氣痛.

〔養血淸肺湯〕

當歸 8錢, 黃芩酒炒 3錢, 白茯苓 半夏 陳皮 蒼朮 貢砂仁炒研 白芍藥 桂枝 川椒 各 2錢, 薑三

(2) 癸亥 一二 火水

心冷 消化不良 間間心腹痛 寒熱往來 肢節痛.

〔加減六味湯(中元藥)〕

熟地黃 4錢, 山藥 山茱萸 白茯苓 澤瀉 各 2錢, 牧丹皮 當歸 川芎 白芍藥 玄參 各 1錢, 薑三棗二

去 玄參 白芍藥, 加 肉桂 附子 人蔘 白朮 肉蓯蓉 砂仁 各 1錢, 薑三棗二.

(3) 癸亥 二二 土水

四肢骨節痛 頭痛 腹痛 乾咳 精神眩暈.

〔加味陰陽雙金湯〕

桔梗 3錢, 枳殼 2錢, 當歸 川芎 白茯苓 白朮 鹿茸酒炙 人蔘 附子 熟地黃 黃芪 砂仁炒研 各 1錢5分, 薑三棗二

(4) 癸亥 二三 土木

胃經風痰 怔忡 四肢骨節痛 邪症非症 或 嘔吐.

〔加減養胃湯〕

蒼朮 人蔘 陳皮 靑皮 白茯苓 各 2錢, 砂仁 枸杞子 鹿茸酒炙 五味子 熟地黃 桔梗 枳殼麩炒 各 1錢, 甘草 7分, 薑三

(5) 癸亥 三三 金木

肺經痰喘 精神眩暈 骨節風 脇痛.

〔加味雙和湯〕

黃芩酒炒 白茯苓 陳皮 桂枝 牛膝酒洗 木果 人蔘 蒼朮 桑白皮 木香 五味子 各 2錢, 甘草 1錢, 薑三棗二

(6) 癸亥 三四 金君火

肺經熱痰 咳嗽 嘔吐 蛔蟲腹痛 陰多陽小 虛火動 四肢骨節痛.

〔加減六味湯(中元藥)〕

熟地黃 4錢, 山藥 山茱萸 白茯苓 澤瀉 各 2錢, 牧丹皮 當歸 川芎 白芍藥 玄參 各 1錢, 薑三棗二

去 白芍藥 牧丹皮, 加 鹿茸酒炙 五味子 肉桂 肉蓯蓉 各 1錢.

(7) 癸亥 四四 水君火

腹痛 肢節痛 寒熱往來 消化不良 脚氣痛.

〔二陰煎〕

熟地黃 5錢, 肉蓯蓉 肉桂 附子 各 2錢, 鹿茸酒炙 五味子 各 1錢5分, 薑三

(8) 癸亥 四五 水土

胃經濕痰 四肢骨節痛 鬱滯症 陰小陽虛.

〔補陰煎〕

熟地黃 人蔘 山藥 山茱萸 當歸 陳皮 砂仁炒研 各 1錢5分, 赤茯苓 澤瀉 肉桂 附子 五味子 各 1錢, 薑三

(9) 癸亥 五五 木土

胃經痰入肺經 精神眩暈 乾嘔 怔忡.

〔加減八味湯〕

人蔘 白茯苓 白朮 各 2錢, 白芍藥 熟地黃 砂仁炒研 青皮 枸杞子 五味子 各 1錢, 甘草 7分, 薑三

(10) 癸亥 五六 木相火

胃經入血痰 精神眩暈 頭痛 腰痛 乾嘔 胸中煩鬱症.

〔加減滋陰降火湯〕

熟地黃 6錢, 人蔘 白茯苓 白朮 青皮 砂仁 枸杞子 鹿茸酒灸 各 2錢, 五味子 甘草 各 7分, 薑三棗二

二. 처방 사용법

1) 가감법

운기처방에서 加減하는 약에 대해 조원희와 오대영의 저서에서 모두 補瀉在味隨時換氣藥으로 설명하였다. 내용을 보면 오장의 補瀉溫涼으로 구별하여 나열을 하였는데 이는 『신씨본초학』[1] 총론 p107~109의 내용과 같다. 기존의 장부개념과 약성 등에 대한 이론이 사상의학에서처럼 다르지 않기 때문에 약물을 쓰는 방법은 본초학·방제학에서 알고 있는 것과 같다.(五臟의 補瀉溫涼藥표 참조).

2) 대체 처방

代替處方을 어떻게 쓸 것인가.

방제의 원칙은 처방이 아닌 治法에 있는 것이기 때문에 필요에 따라 바꾸어 써야 한다. 예컨대 운기체질에서 土를 瀉해야 하는 경우 병의 정도, 환자의 상태, 치법에 따라 적절히 瀉土시키는 처방을 선택하여 사용하는 것이 옳다. 또한 여러 醫家의 이론에 따라 치료할 수도 있다. 예컨대 土의 작용에 있어서는 東垣의 脾胃論에 입각하여 치료할 수도 있고, 土로 인해 水不足이 발생했다면 丹溪의 이론에 따라 補陰할 수도 있다. 土가 많아 병이 風熱로 전변된 경우 風熱을 없애는 처방을 써야 한다. 운기처방이라고 하여 정해진 처방을 무조건 써야 하는 것은 아니다.

---

1) 신길구, 『신씨본초학』, 수문사, 서울, 1976

第三章 草窓訣處方

一. 초창결처방의 내용

1. 減分導赤散

〔導赤散〕을 1회에 3分 분량으로 쓰는 방법이다.

2. 古庵心腎丸

熟地黃 乾地黃 山藥 茯神 各 3兩, 當歸 澤瀉 黃柏 各 1兩半, 山茱萸 枸杞子 龜板 牧丹皮 牛膝 黃連 鹿茸 各 1兩, 甘草 5錢 朱砂 1兩 爲衣

勞損 心腎虛 有熱 驚悸 怔忡 遺精 盜汗 目暗 耳鳴 腰痛 脚痿를 치료하며, 오랫동안 복용하면 머리가 검어지고 자식을 가지게 된다. 腎虛하여 火가 있는 경우에도 쓸 수 있고 또 〔六味丸〕에 黃連 4兩을 가하고 牧丹皮를 君藥으로 하여 쓸 수도 있다.

또한 〔淸离滋坎湯〕 및 〔滋陰降火湯〕을 이어서 쓸 수 있다.

心은 熱을 싫어하고(心惡熱) 腎은 燥를 싫어하는데(腎惡燥), 이 처방은 淸熱 潤燥 補精 益血 治心腎의 聖藥이다.

3. 交感黃連丸

香附子水沈3日便製 3錢, 黃連酒蒸 2錢半, 石膏 寒水石 梔子 連翹 茯神 各 2錢, 青黛 1錢半 爲衣, 神曲末 薑汁 糊丸 綠豆大

熱이 상초에 맺혀 아래로 내려오기 힘든 경우와 微熱이 항상 올라가 肺經에 잠복한 경우에 쓸 수 있다(胸腹에 잠복한 경우라고 한 사람도 있다).

4. 究原心腎丸

兎絲子酒炙 3兩, 牛膝 熟地黃 肉從容 鹿茸 附子 人蔘 遠志 白茯神 山藥 黃耆 當歸 龍骨 五味子 各 1兩, 糊丸

虛勞로 인해 水火가 상호작용하지 못하여 발생하는 怔忡 盜汗 遺精 小便赤濁을 치료한다.

5. 歸脾湯

當歸 龍眼肉 酸棗仁炒 遠志炒 人蔘 黃耆 白朮 白茯神 各 1錢, 木香 5分, 甘草 3分, 薑五 棗二

지나친 근심이나 생각으로 心脾가 손상되어 야기되는 健忘 怔忡을 치료한다. 火가 근원으로 돌아가지 못하면 〔八味元〕을 쓰고, 血이 근원으로 돌아가지 못하면 〔歸脾湯〕을 쓴다. 火는 命門에 근거를 두고 下焦에서 상부로 올라간다. 中焦와 上焦에 心肺의 火로 熱하여도 熱이 나지 않으면 火가 없기 때문이다. 血은 脾에서 심장을 거쳐 肝에 저장되는데 補血하여도 효과가 없는 경우에는 脾를 치료한다. 〔歸脾湯〕으로 熱하여도 열이 생기지 않을 때는 심장을 치료하는데 〔定志丸〕을 쓴다. 寒하여도 寒하게 되지 않는 것은 水가 없기 때문이며, 水가 없는 경우는 腎病이다. 補血하고자 할 때는 〔四物湯〕을 합하여 쓴다. 生地黃 2錢半 나머지는 각 1錢으로 한다. 脾胃를 調理하고자 할 때는 山査 1錢半으로 하여 君藥으로 하고 人蔘은 元氣에 따라 양을 조절하거나 빼고, 木香은 加하거나 半만 쓴다. 열이 성하면 薑焙한 黃連 1錢을 加하여 쓴다.

〔歸脾湯〕을 誤用하면 胸膈에 滯氣가 생기는데 藥性이 潤하기 때문이다. 〔四物湯〕으로 해결한다.

6. 當歸龍會丸

當歸 草龍膽 梔子 黃連 黃柏 黃芩 各 1兩, 大黃 蘆會 青黛 各 5錢, 木香 2錢半, 麝香 5分, 蜜丸 小豆大 薑湯下 20~30丸

肝臟實熱 脇痛을 치료한다.

7. 大承氣湯

大黃 枳實 厚朴 芒硝 各 2錢

大便이 燥實하고 腹滿硬 喘渴하면서 大熱 大實 大滿한 경우에 쓴다.

〔承氣湯〕 및 諸下藥을 복용한 후 泄瀉가 오래도록 그치지 않으면 〔赤石脂禹餘糧湯〕으로 진정시킨다.

8. 大柴胡湯

柴胡 4錢, 蒼朮 赤芍藥 各 2錢半, 大黃 2錢, 枳實 1錢半, 半夏 1錢, 薑三 棗二

9. 桃仁承氣湯

大黃 3錢, 芒硝 桂心 各 2錢, 甘草 1錢, 桃仁 10개

熱結膀胱하여 小腹結急 便黑 譫語를 치료한다.

熱이 上焦에 머물러 있으면 〔犀角地黃湯〕을 쓰고, 熱이 中·下焦에 머물러 있으면 〔抵當湯〕, 〔桃仁承氣湯〕을 쓴다.

10. 導赤散

生地黃 木通 赤茯 甘草 各 1錢, 竹葉 7片

心熱이 있으면서 實한 경우나 小腸實熱을 치료한다. 小腸藥이다. 小便不利를 치료한다. 心臟熱이 虛熱이 아닌 경우에 쓴다.

11. 麥門冬湯

麥門冬 白芷 半夏 竹葉 石鐘乳分 桑白皮 紫菀 人蔘 各 1錢, 甘草 5分, 薑三棗二

효과가 매우 빠르며, 병이 나으면 곧 복용을 중지한다.

만약 다른 증상들이 남아있어 熱이 다 낫지 않고 煩燥가 심하면 〔白虎湯〕에 인삼을 熱의 기세에 따라 가감하여 쓴다.

인삼은 汗下 후에 熱이 없어지지 않는 것을 치료하는 좋은 약인데 인삼을 써 열이 나면 쓸 수 없고 煩燥하게 되면 肺熱이 생긴 것이므로 〔白虎湯〕을 쓴다. 인삼을 쓰지 않아도 열이 나는 경우는 효과가 없다. 혹은 인삼 부자로 인해 열이 나 寒凉한 약을 많이 써도 낫지 않는 경우 咳嗽가 없으면 〔竹葉石膏湯〕을 쓴다.

小便不通하면 〔黃連茯苓湯〕에 白朮 澤瀉 豬苓 肉桂 등 약을 가해 쓰거나, 〔淸心蓮子飮〕에 〔滋腎丸〕을 같이 복용한다. 〔滋腎丸〕은 小便不利하고 평소 腎火가 있는 경우에 쓴다.

〔雙解膏〕는 外感이 아직 없어지지 않았을 때 쓴다. 〔雙解散〕은 대변이 燥한 때에 쓴다. 만약 〔雙解膏〕를 오래된 외감에 투여했을 때 효과가 약간 나타나는 듯하다 예전과 같은 증상이 다시 나타나고 無汗하나 단지 頭面에만 땀이 나는 경우, 〔敗毒散〕에 黃連 黃金 梔

子 防風을 가해 쓰면 효과가 있다. 완전히 없어지지 않으면 〔人蔘瀉肺湯〕의 종류를 이어서 쓴다.

평소 열이 있거나 인삼 부자를 잘못 써 熱毒이 누적된 경우는 紫雪 및 〔二角黃龍散〕을 쓴다. 氣虛하면 사이사이에 〔生脈散〕을 쓴다.

12. 防風通聖散

滑石 1錢7分, 甘草 1錢2分, 石膏 黃芩 桔梗 各 7分, 防風 川芎 當歸 赤芍藥 大黃 麻黃 薄荷 連翹 芒硝 各 4分半, 荊芥 白朮 梔子 各 3分半

이 처방은 熱 風 燥를 치료하는 약이다.

모든 風熱을 치료한다. 즉 中風不語 暴瘖 語聲不出을 치료하거나 洗頭風 破傷風 등 각종 風搐과 小兒驚風積熱을 치료하거나, 瘡疹黑陷으로 죽음을 앞두거나 傷風疫癘에 원인이 불분명한 경우를 치료한다. 風熱瘡疥 혹은 頭生白屑 혹은 面鼻에 생긴 紫赤色의 風刺癮疹과 肺風瘡 혹은 大風癩疾을 치료한다. 風火鬱心으로 인해 腹滿澁痛 煩渴喘悶된 것을 치료하거나, 熱極生風으로 인해 舌强口禁 筋惕肉瞤한 경우를 치료한다. 大小의 瘡腫惡毒 혹은 熱結로 인한 大小便不通과 酒傷 熱毒을 풀어준다.

13. 白朮厚朴湯

白朮 厚朴 半夏 桂心 藿香 青皮 各 1錢, 炮乾薑 炙甘草 各 5分, 薑三 棗二

六己年은 土不足으로 風氣가 성행하여 飧泄 霍亂 體重 腹痛 筋骨繇 아울러 肌肉瞤痠 善怒하는 데 쓴다.

효과가 있으나 다 낫지 않으면 〔六味湯〕을 이어서 쓴다.

痰症이 있어 咳嗽하면 〔六君子湯〕에 〔調中湯〕을 합하여 쓴다.

〔白朮厚朴湯〕이 비록 효과는 있으나 완치되지 않으면 〔交解飮〕을 쓴다.

食積이 있으면 〔五積散〕을 쓰고, 外感이 있으면 〔交加散〕을 쓴다.

食積에 가까우면 〔正傳加味二陳湯〕을 이어서 쓴다.

○ 補肝丸

〔四物湯〕(熟地黃 當歸 川芎 白芍藥)에 防風 羌活을 가하여 蜜丸한 것이다.

肝虛를 치료한다. 〔補肝丸〕은 〔四物湯〕을 환으로 만든 것이다.

○ 淸肝湯

白芍藥 1錢半, 川芎 當歸 各 1錢, 柴胡 8分, 梔子 牧丹皮 各 4分.

肝經血虛와 怒火를 치료한다.

14. 補中益氣湯

黃耆 1錢半, 人蔘 白朮 甘草 各 1錢, 當歸身 陳皮 各 5分, 升麻 柴胡 各 3分

一方에는 黃耆 1錢半, 人蔘 白朮 陳皮 當歸 甘草 각 1錢, 升麻 柴胡 각 5分에 黃柏 3分을 가하여 腎水를 자양하고, 紅花 2分을 가하여 心으로 들어가 養血시킨다고 하였다.

과로나 무절제한 음식섭취로 인한 身熱煩 自汗 倦怠를 치료한다.

대체로 脾胃가 한번 허하게 되면 肺氣가 먼저 끊어지기 때문에 黃耆를 써서 皮毛를 보강하여 腠理를 치밀하게 함으로써 自汗 上喘 氣短하지 않게 한다. 元氣가 손상되면 人蔘을 써서 補한다. 心火가 脾를 乘한 경우에는 炙甘草의 甘溫한 성미로 火熱을 瀉하여 胃中元氣를 補한다. 만약 脾胃가 갑자기 아프고 복부가 갑자기 수축되면 炙甘草를 많이 쓴다. 이 세 가지 약은 濕熱 煩熱을 제거하는 聖藥이다.

白朮은 苦甘溫하여 胃中熱을 제거하고 腰臍 사이의 血을 이롭게 한다. 升麻 柴胡는 苦平하고 味가 薄하여 胃中의 淸氣를 끌어올리고(升), 또한 黃耆 甘草의 甘溫한 氣味를 上升시켜 補할 수 있게 한다. 補氣하여 散解하고 表를 實하게 하면서 또한 緩帶한 脈을 縮急하게 한다. 當歸는 血脈을 조화롭게 하고 橘紅은 胸中의 氣를 調理하여 陽氣가 상승하는 것을 도와 滯氣를 해산시킨다. 이것이 立方의 본래 취지이다.

대체로 脾胃不足으로 인한 증상에는 반드시 升麻 柴胡를 써서, 脾胃中의 淸氣를 引經하여 陽道에서 행하도록 하고 모든 經에 陰陽之氣가 生發하도록 한다. 그러므로 脾胃藥에 升陽 補氣를 많이 하므로 補中益氣라 이름을 붙인 것이다.

〔補中益氣湯〕을 陰虛에 잘못 쓰면 처음에는 효과가 있는 듯하나 나중에는 반드시 몸이

말라 사망하게 된다. 급히 〔淸心蓮子飮〕에서 인삼을 半으로 줄여 여러 첩을 쓴 후에 〔牛黃膏〕를 7~8일 쓰고 이어서 〔滋陰降火湯〕을 쓴다.

비록 시도 때도 없이 추워 떠는 증상에 〔補中益氣湯〕을 쓸 수 있으나, 병이 없는 건장한 사람은 氣가 不調하기 때문이므로 〔不換金正氣散〕을 쓴다.

大溫補하면 약간 燥하게 된다.

〔補中益氣湯〕과 〔六君子湯〕은 肺陷에 쓰는 적절한 처방이나 본래는 脾家之藥이다.

〔防風通聖散〕, 〔二角黃龍湯〕, 〔雙解散〕, 〔白虎湯〕, 〔凉膈散〕, 〔雪梨膏〕의 종류는 원래 脾實에 쓰는 藥이다. 肺는 火가 없으면 熱이 없다.

물론 心肺가 實하면 마땅히 끌어내려야 하고 寒凉한 약물을 써야 한다. 心과 肺가 虛한 해를 만나면 降火治熱하는 치법이 열 가지 중에서 6~7가지이다. 乙·戊年에는 火盛金衰하고 甲·辛年에는 水涸火盛하며 丙·癸年에는 火의 기세가 더욱 치성하고(火勢益熾)하고 丁·庚년에는 肺熱이 몹시 성하다(肺熱極盛). 원인은 달라도 熱을 치료하는 데 降火하는 치법을 쓰는 것과 여러 가지 變化된 症狀을 치료하는 데 쓰는 처방이 모두 같다.

脾腎이 허하여 下部에 양기가 없으면 〔補中益氣湯〕에서 黃柏·紅花를 빼고 桂枝·附子 각 5分 혹은 3分을 가하여 쓴다.

솥 밑의 화(命門火)를 돋우려고 할 때 脾虛하여 肺를 적셔줄 津液이 없으면 〔生脈散〕에 〔補中益氣湯〕을 합하는데, 升麻·柴胡를 빼고 쓴다. 이를 〔生脈益氣湯〕이라 한다.

노인에게 발생한 臂痛에 여러 약이 효과가 없을 때 위 처방을 쓰면 신효하다. 氣를 수렴할 수 있고 팔은 脾에 속하기 때문이다. 나이 들어 낙태한 경우에도 역시 신효하다.

15. 補中治濕湯

人蔘 白朮 各 1錢, 蒼朮 陳皮 赤茯苓 麥門冬 木通 當歸 各 7分, 黃芩 5分

水病의 通治方이다. 補中行濕한다.

補中治濕하여 脾를 실하게 하는 약은 반드시 浮腫과 脹滿에 써야 한다. 단 外感浮症에 쓰면 빠르면 두서너 날 늦으면 10일에서 15일 내에 반드시 津液이 말라 죽게 된다. 表에 사기가 제거되지 않았는데 인삼을 써서 陰氣를 고갈시켰기 때문이다. 〔敗毒散〕으로 치료한다. 겨울철에는 〔忍冬膏〕를 쓴다.

〔補中治濕湯〕과 〔胃苓湯〕의 종류는 비록 浮腫과 脹滿을 치료하는 좋은 약이나 外感이 심하면서 땀이 나지 않는 경우에는 효과가 없다. 이 경우 〔敗毒散〕을 쓰면 반드시 효과가 있다. 인삼은 虛實의 정도에 따라 조절하여 넣는데 인삼을 쓰지 못하는 경우가 많다. 소변이 순조롭지 않으면 〔四皮五苓散〕을 쓰고 위중하면 琥珀 5分을 加한다. 단방약으로 蜣蜋 螻蛄 등을 쓸 수도 있다.

16. 復元丹

澤瀉 2兩半, 附子炮 2兩, 木香 茴香炒 川椒 獨活 厚朴 白朮略炒 橘皮 吳茱萸 桂心 各 1兩, 肉荳蔲煨 檳榔 各 5錢, 爲末 糊丸 梧子大 紫蘇湯下 50丸 日 三服

心腎의 眞火는 脾肺의 眞土를 生할 수 있는데, 眞火가 이미 훼손되어 眞土를 滋養할 수 없으면 土가 水를 제압하지 못하여 水가 망령되게 三焦 사이를 돌아다니게 된다. 瀉하지 않으면 몸의 樞機가 운행되지 않아 浮腫 脹滿 喘息奔急 股冷 舌乾하고 바로 누울 수 없으며 小便不通하게 된다.

17. 附子山茱萸湯

附子炮 山茱萸 各 1錢半, 肉荳蔲 半夏 各 1錢2分半, 木瓜 烏梅 各 1錢, 丁香 藿香 各 7分半, 薑七 棗二

水勝脾하고 眞陽이 없는 것을 치료한다. 脾濕이 腎으로 전해져 陽氣가 조금도 남아있지 않은 자에게 쓸 수 있다. 〔附子山茱萸湯〕은 효과가 빠르다. 병이 치료된 다음 기타 증상이 남아있는 경우 잇달아 쓰는 처방이 있다.

만약 水勝脾로 인해 脹滿이 되면 〔復元丹〕을 쓰고, 腎虛腰脚痛이 있으면 〔八味元〕 또는 湯으로 쓰거나 인삼을 가해 쓰거나 〔溫腎散〕을 이어서 쓴다.

만약 咳嗽나 煩燥가 약간 있다면 津液이 손상된 것이다. 〔補中益氣湯〕에서 黃耆를 빼고 人蔘을 반으로 줄이고 石膏 5錢, 麥門冬 1錢을 가하여 쓴다.

만약 소변양이 적거나 소변불금하거나 소변불통이 되면 독이 결한 것이므로 〔五令散〕

에 黃連 石膏를 가해 2~3첩 쓴다. 만약 갈증이 심하면 火熱이 점차 심해진 것으로 급히 치료하지 않으면 피해가 크므로, 〔白虎湯〕에 麥門冬 1錢半, 蒼朮 1錢, 知母 黃柏 각 8分을 쓰고 이어서 〔六味湯〕에 〔滋腎丸〕 100여개를 복용하거나, 〔六味湯〕에 知母 黃柏을 가해 써도 좋다.

만약 風症과 浮腫 脹滿 發汗의 증상이 있고 간혹 泄瀉하는 경우는 濕이 많아 병이 치료되지 않는 것으로, 역시 發毒이 점차 심해지는 경우이다. 급히 〔人蔘白虎湯〕에 위의 약재를 가하여 쓴다.

대체로 附子의 부작용은 石膏가 아니면 해결되지 않으므로 〔白虎湯〕으로 치료한다. 땀이 나면 人蔘 白朮을 가하지 않는다. 단 〔白虎湯〕이라도 부작용을 완전히 없애지는 못하고 미미한 정도로만 막을 수 있을 따름이다. 부자의 熱毒이 크게 발생하면 고치기 힘들기 때문에 잘 살펴 써야 한다.

18. 附子二中湯

附子炮 人蔘 白朮 乾薑炮 炙甘草 各 1錢

一方에는 吳茱萸 肉桂 當歸 陳皮 厚朴 各 等分으로 가하여 煎服한다고 하였다. 脾腎陽이 미미하거나 虛寒한 것과 中寒 口禁 身强直을 치료한다.

19. 敷和湯

半夏 五味子 枳實 白茯 加子 乾薑炮 陳皮 甘草炙 各 1錢, 薑三 棗二

表症에 〔敷和湯〕을 쓰고 裏症에는 〔從容牛膝湯〕, 〔牛膝木果湯〕을 쓴다. 〔敷和湯〕은 〔荊防敗毒散〕으로 대신할 수 있다.

20. 備化湯

木瓜 白茯神 各 1錢半, 牛膝 附子炮 各 1錢2分半, 熟地黃 覆盆子 各 1錢, 甘草 7分, 薑五

表症에 〔備化湯〕을 쓰고, 裏症에는 〔苓朮湯〕, 〔白朮厚朴湯〕, 〔牛膝木果湯〕 등을 쓴다.

〔備化湯〕은 〔不換金正氣散〕으로 대신할 수 있다.

胃實에 대해 古人들은 〔平胃散〕 한 가지 약만을 말했는데, 이는 陰症의 경우에 쓴다. 기타 胃熱陽症에 대해서는 언급이 없거나 溫燥하는 데 치우쳤다. 胃實藥은 〔黃連茯苓湯〕, 〔瀉黃散〕과 각종 〔承氣湯〕으로 반드시 胃家熱症에 써야만 한다.

21. 四物凉膈散

〔四物湯〕 合 〔凉膈散〕

肝虛하고 肺熱이 過한 경우에 쓴다.

22. 瀉白散(瀉肺散)

桑白皮 地骨皮 各 2錢, 甘草 1錢

或加 知母 貝母 桔梗 梔子 麥門冬 生地黃

肺實을 치료한다.

○ **人蔘瀉肺散**

黃芩 梔子 枳實 薄荷 連翹 杏仁 桑白皮 大黃 桔梗 甘草 各 7分, 人蔘 5分

伏火가 있으면 人蔘 5分 혹은 3分을 쓰는데 伏火를 끌어내기 때문이다.

肺實熱을 치료한다.

23. 瀉黃散

梔子 1錢半, 藿香 甘草 各 1錢, 石膏 8分, 防風 6分

일명 〔瀉脾散〕이라고도 한다.

脾熱로 인한 口瘡 口臭에 쓴다.

비록 脾熱을 瀉하는 좋은 약이나 써서 효과가 없으면 〔黃連茯苓湯〕에 石膏를 가하여 쓴다. 대체로 脾病에는 小腸을 瀉하는 것이 옳은 방법이다. 어떤 책에는 脾熱을 胃熱이라 하였다.

○ **瀉靑丸**

當歸 草龍膽 川芎 梔子 大黃煨 羌活 防風 各 等分

蜜丸芡實大 每一丸 竹葉湯 同砂糖 溫水化下

일명 〔凉肝丸〕이라고도 한다. 肝實을 치료한다.

○ **洗肝散**

羌活 當歸 薄荷 防風 大黃 川芎 梔子炒 甘草炙 各 1錢

草龍膽 1錢을 가하면 더욱 좋다.

肝實을 치료한다.

24. 滲濕湯

蒼朮 白朮 赤茯苓 各 1錢半, 陳皮 猪苓 澤瀉 各 1錢, 香附子 川芎 縮砂 厚朴 各 7分, 甘草 3分, 薑三片 燈心一撮

모든 濕證을 치료하는 濕病의 通治方이다. 寒濕으로 인해 손상되어 身體重着 如坐水中하고 小便澁 大便利한 경우를 치료한다.

誤用하면 반드시 癰疽 및 眼疾 燥症이 발생하는데 〔生血潤膚飮〕으로 치료한다.

半夏는 비록 임신 중 금기약이나 평소 痰飮이 있고 子癰으로 浮腫이 되면 쓰지 않을 수 없다. 〔柴胡六君子湯〕, 〔加減淸脾飮〕을 쓴다.

25. 生脈散

麥門冬 2錢, 人蔘 五味子 各 1錢, 或加 黃耆 甘草 各 1錢, 或 黃柏 2分

或 麥門冬 2錢, 人蔘 1錢半 或 五分 三分(虛實에 따라 加減), 甘草 一錢, 五味子 九粒 或十三粒

火가 몹시 熾盛하여 金에 潛伏하면 寒水가 절체절명의 위기에 빠지게 된다. 이때 급히 이 약을 써서 구한다. 脈은 元氣인데 元氣가 虛하면 病邪를 물리칠 힘이 없다. 이 약을 복용하여 生津益氣하면 병이 스스로 물러간다.

26. 犀角消毒飮

鼠粘子 2錢, 荊芥穗 防風 黃芩 各 1錢, 犀角屑 甘草生 各 5分

痘疹이 속히 밖으로 나오지 않는 경우를 치료하거나, 이미 나왔는데 열이 나서 아직 해소되지 않은 경우에 급히 이 약을 쓴다.

27. 犀角地黃湯

生地黃 3錢, 赤芍藥 2錢, 犀角 牧丹皮 各 1錢, 加 黃芩 黃連 當歸 各 1錢

衄血 吐血 및 모든 血症의 通治藥이다.

瘀血이 심해 대변이 메마르면 大黃 1錢을 가한다. 腸垢 血便 및 남녀 夜便에 더욱 신효하다.

28. 小承氣湯

大黃 4錢, 厚朴 枳實 各 1錢半

大便燥實 腹滿硬 喘渴을 치료한다. 小熱 小實하고 대변이 燥堅하지 않은 경우에 쓴다. 大熱 大實 大滿하면서 대변이 燥堅하면 〔大承氣湯〕을 쓴다.

29. 小柴胡湯

柴胡 3錢, 黃芩 2錢, 人蔘 半夏 各 1錢半, 甘草 5分, 薑三 棗二
寒熱往來 脇痛 口苦 咽乾 目眩을 치료하고 少陽經의 主藥이다.

30. 升明湯

紫檀香 車前子 靑皮 半夏 酸棗仁 薔薇 甘草 各 1錢
表症에 쓰고, 裏症에는 三焦로 나누어 본다. 〔龍膽瀉肝湯〕으로 대신할 수 있다.

○ **三焦**

上焦似氣 中焦似濕 下焦似火하고, 上焦以降爲主 中焦以通爲主 下焦以溫爲主로 한다. 三焦는 命門에 속해있으나 실제로는 心包絡의 腑이다. 心包絡은 心과 더불어 같이 보기 때문에 따로 구별하지 않는다.

31. 升陽益胃湯

黃芪 2錢, 人蔘 半夏 甘草 各 1錢, 羌活 獨活 防風 白芍藥 各 7分, 陳皮 5分, 柴胡 白朮 茯苓 澤瀉 各 3分, 黃連 2分, 薑三棗二
內傷脾胃證을 치료한다. 秋燥와 濕熱이 조금 물러난 후 飮食無味 體重 口燥 大小便不調 或 洒淅惡寒한 것은 陽氣가 不伸한 까닭이다.
大腸 虛脫을 치료한다.

〔升陽益胃湯〕과 〔補中益氣湯〕은 비록 升陽하는 약이지만, 陰이 손상되거나 四時外感으로 脫肛한 경우에 쓰면 반대로 크게 害를 입는다. 火克肺하기 때문인데 〔白虎湯〕을 쓴다.

〔升陽益胃湯〕과 〔補中益氣湯〕은 비록 설사에 반드시 쓰는 처방이지만, 오래 쓰면 처음에는 효과가 있는 듯하나 나중에는 효과가 없는데 이는 熱積 때문이다. 이때는 〔白虎湯〕을 쓴다. 積熱의 경우에는 〔單大黃湯〕을 여러 첩 쓴 후 〔白虎湯〕으로 조리하거나 〔單石膏丸〕을 쓰는 것도 가능하다.

32. 柴胡四物湯

柴胡 生地黃 各 2錢, 川芎 赤芍藥 當歸 黃芩 各 1錢, 人蔘 半夏 甘草 各 5分, 薑三

〔三元湯〕이라고도 한다.

産後의 發熱 및 熱入血室을 치료한다.

비록 산후의 發熱을 치료하는 좋은 처방이나 破血이 과다하여 喘急 眩暈하는 경우에 잘못 쓰면 병이 심해진다. 급한 경우는 〔血竭散〕을 쓰고, 완만한 경우는 〔歸脾湯〕을 쓴다.

〔柴胡四物湯〕, 〔竹葉逍遙散〕의 종류는 비록 傷寒 房事의 要藥이나 食滯가 있으면 반드시 腹脹이 발생한다. 이 때는 〔五積交加散〕을 쓴다. 노인은 食滯가 없더라도 양기가 손상되어 眞陽이 이미 소모되었기 때문에 〔柴胡四物湯〕에 附子를 조금 가해서 發汗시킨다. 附子를 많이 써서 열이 성해지면 틈틈이 〔承氣湯〕을 써도 무방하다. 그러나 의사로서 할 일은 아니다. 간혹 〔白虎湯〕을 쓰는 것이 좋은 것 같아 보이나, 頭面에 汗出하고 大便이 結하면 〔承氣湯〕이 좋다. 물론 黃芩 3錢을 加한다. 노인은 인삼을 가하고, 소아는 인삼을 가하지 않는다. 노인은 陽氣가 먼저 손상되므로 附子가 좋고 소아는 陰氣가 먼저 손상되기 때문에 知母 黃柏이 좋다.

〔四物湯〕을 잘못 쓰면 반드시 체하는데 약성이 潤하기 때문이다. 〔五苓散〕으로 導滯시킨다. 〔六味丸〕도 역시 마찬가지이다. 〔雙解散〕을 써서 효과를 보았으나, 다 낫지 않은 경우 無汗이면 〔敗毒散〕, 有汗이면 〔白虎湯〕을 쓴다.

〔柴胡四物湯〕을 쓴 후에 술에 취한 것 같이 되는 것은 熱이 心包에 들어갔기 때문이다. 〔導赤散〕을 각 半으로 쓸 수 있다.

33. 審平湯

遠志 紫丹香 各 1錢半, 天門冬 山茱萸 各 1錢2分半, 白朮 白芍藥 甘草 各 1錢, 薑五

表症에는 〔審平湯〕을 쓰고, 裏症에는 〔紫菀湯〕 및 〔麥門冬湯〕을 쓴다. 心實肺虛한 데 쓴다. 〔審平湯〕은 〔瀉白散〕으로 대신할 수 있다.

34. 十味導赤散

黃連 黃芩 麥門冬 半夏 地骨皮 赤茯 赤芍藥 木通 生地黃 甘草 各 5分, 薑五

小腸實熱 口舌生瘡 驚悸 煩渴을 치료한다.

小便이 순조롭지 않고 泄瀉하면 連翹 7分, 梔子 白朮 澤瀉 각 5分, 肉桂 2分半을 가해 쓴다.

一方에는 生黃連을 君藥으로 하고 肉桂를 佐藥으로 하여 조금 넣고 〔白沸湯〕에 끓여 꿀을 넣어 공복에 먹으면 곧 心腎을 相交하게 되는데 〔淸心蓮子飮〕과 효능이 거의 같다고 하였다.

35. 凉膈散

連翹 2錢, 硝黃 甘草 各 1錢, 薄荷 黃芩 梔子 各 5分, 竹葉 7片

積熱 煩燥 口瘡 目赤 腸胃燥澁 二便秘結을 치료한다.

傷寒 膈上微熱에 〔小柴胡湯〕을 합하여 쓰는데, 〔柴胡凉膈散〕이라 한다.

36. 養心湯

白茯苓 白茯神 當歸 生地黃 各 1錢, 黃芪蜜炙 遠志薑汁炒 川芎 栢子仁 酸棗仁炒 各

7分, 半夏 人蔘 甘草炙 辣桂 各 5分, 五味子 13箇, 生薑 1錢半

停水 怔忡하면 檳榔 赤茯苓을 가한다.

근심과 지나친 생각으로 心이 손상되거나 일에 매진하고 신경을 많이 써서 心身不足이 야기됨으로 인해 驚悸·少睡 증상이 발생하는 경우를 치료한다.

37. 苓朮湯

白茯 白朮 厚朴 青皮 炮乾薑 半夏 草果 甘草 各 1錢, 薑三 棗二

〔白朮厚朴湯〕과 같다.

六壬年은 木이 태과하여 風氣가 유행하므로 脾土가 사기를 받는다. 飱泄 食減 體重 煩寃腸鳴 脇痛支滿한 데 쓴다.

胸鬱이 肝火犯肺로 인해 발생한 경우에는 〔白朮厚朴湯〕을 쓴다.

胃口痰積이 있으면 〔苓朮湯〕을 쓴다.

38. 五苓散

澤瀉 2錢半, 赤茯 白朮 猪苓 各 1錢半, 肉桂 5分

太陽證이 裏로 들어가 煩渴 小便不利가 발생하는 경우를 치료한다. 이는 腎濕을 瀉하는 좋은 처방이다. 아울러 脾腎兩經의 濕을 치료한다. 濕熱이 盛하면 黃連 2錢을 가한다.

치료효과가 〔黃連茯苓湯〕과 비슷하다. 대체로 腎經의 水邪를 瀉하는 경우에는 〔五苓散〕을 위주로 하고, 腎經의 實火를 瀉하는 경우에는 〔滋腎丸〕을 위주로 한다. 補陰하면 火가 스스로 물러나지만 知母 黃栢은 전적으로 命門之火를 치료하니, 어찌 腎에는 無瀉法이라 말할 수 있겠는가?

〔五苓散〕을 誤用하면 반드시 津液이 고갈되는데, 〔淸心蓮子飮〕으로 풀어준다. 〔人蔘白虎湯〕도 가능하다.

疝과 肝火가 치솟아 肺를 침범한 경우에는 〔建中湯〕을 합해서 써서 치료한다. 일명 〔建

中五苓散]이라 하고 肝實肺虛를 치료한다.

○ **建中五苓散**

桂枝 3錢, 澤瀉 2錢, 赤茯 猪苓 白朮 白芍藥 各 1錢半

傷寒暴泄 寒熱한 경우에 〔小柴胡湯〕을 합하여 쓰는데, 〔柴苓湯〕이라 한다.

39. 五味子湯

五味子 附子炮 巴戟 鹿茸 山茱萸 熟地黃 杜沖炒 各 1錢, 薑七

40. 五福化毒丹

黃連 5錢, 玄蔘 1兩, 桔梗 8錢, 人蔘 赤茯 馬牙硝 各 5錢, 靑黛 2錢半, 甘草 1錢, 麝香 5分, 金銀薄 各 8片 或 人蔘減半

小兒痘毒을 치료하고 小兒 및 大人의 痘後 疫後와 積熱變症으로 생기는 耵耳 眼病 口臭 齒脣瘡을 치료한다. 心肺熱이 치솟으면 人蔘을 빼고 羚羊角 犀角 각 3錢을 가하여 쓴다.

41. 五積散, 熟料五積散

蒼朮 2錢, 麻黃去節 陳皮 各 1錢, 厚朴 吉梗 枳殼 當歸 乾薑 白芍藥 白茯苓 各 8分, 川芎 半夏 桂皮 各 7分, 甘草 6分

傷寒 內傷飮食 外感風寒을 치료하며, 積과 積聚에 있어 〔熟料五積散〕은 溫中하고 〔生料五積散〕은 發散한다.

○ **熟料五積散**

〔五積散〕 재료를 잘라 한 첩으로 하는데, 매 첩마다 桂皮 白芷를 빼고 약한 불에 색이

변할 때까지 炒하여 식기를 기다린 다음 桂皮 白芷를 넣고 생강 세 쪽과 대추 2알을 넣는다. 어떤 책에는 파 3개를 넣는다고 하였다. 이를 〔熟料五積散〕이라 한다. 積을 치료하는 좋은 처방이다. 오래도록 써본 결과 효과가 없는 경우가 없었다. 積에 熱을 가하기 때문이다. 有汗하면 〔白虎湯〕, 無汗하면 〔黃連茯苓湯〕에 山査 麥芽 神曲을 가하여 쓴다.

42. 玉燭散

當歸 白芍藥 川芎 熟地黃 大黃 芒硝 甘草 各 1錢

泄瀉에는 쓰지 않는다.

月經이 막혀서 나오지 않아 점차 癥瘕가 된 경우를 치료한다.

先賢의 血閉治法은 모두 補血 瀉火에 주력을 하였다. 補血할 때는 〔四物湯〕, 瀉火할 때는 〔調胃承氣湯〕을 썼으니 즉 〔玉燭散〕이다.

胃가 약하여 血枯로 月經이 끊어지면 〔補中益氣湯〕에 川芎 生地黃 天花粉을 가하여 쓴다.

産後나 유산으로 出血過多하여 經閉하면 〔十全大補湯〕을 쓴다.

43. 溫腎散

熟地黃 1錢半, 牛膝 肉從容 五味子 巴戟 麥門冬 炙甘草 各 8分, 白茯神 乾薑炒 杜沖 各 5分

腎과 命門이 虛寒하여 腰脊部가 몹시 아픈 경우를 치료한다.

44. 牛膝木瓜湯

牛膝 木瓜 各 1錢, 白芍藥 杜沖 枸杞子 黃松節 兎絲子 天麻 各 7分半, 甘草 5分, 薑三 棗二

六庚年은 金이 태과하여 燥氣가 유행하고 肝木이 사기를 받는다. 脇과 小腹이 아프고 耳聾 目赤이 발생하며 胸脇痛이 小腹 尻陰 股膝 髀腨 胻 足으로 퍼져 모두 아픈 경우에 쓴다.

骨節風은 〔疎風活血湯〕을 이어서 쓴다. 효과가 있으나 완전히 치료되지 않으면 〔六味元〕을 쓰는데, 이는 陰虛한 사람에게 쓰고 〔八味元〕은 陽虛한 사람에게 쓴다. 단 虛人中風에는 〔八味元〕에 人蔘을 가하여 湯으로 이어서 쓴다.

脚痿에는 〔四蒸木瓜丸〕을 이어서 쓴다. 挾痰에는 〔烏藥順氣散〕을 이어서 쓴다.

六庚年에는 이 약이 비록 효과는 없을지라도 역시 무해한 처방이다.

45. 牛黃膏

朱砂 鬱金 各 3錢, 牛黃 2錢半, 牧丹皮 2錢, 甘草 1錢, 龍腦 5分, 蜜丸

血經熱을 치료하고 肺心의 火를 내린다.

心肺肝의 實熱과 産後發熱 및 熱入血室을 치료한다.

간에서 허실을 불구하고 제 증상을 말하는 것은 肝은 怒火를 가지고 있기 때문이다.

46. 六君子湯

人蔘 白朮 白茯 炙甘草 陳皮 半夏 各 1錢二分半

脾虛有痰에 쓴다.

○ 香砂六君子湯

食積을 消導하려면 便香附子 1錢半, 厚朴 白荳蔻 각 1錢, 砂仁 木香 益智仁 각 5分을 가하는데 〔香砂六君子湯〕이라고 한다. 또 藿香 枳實 각 5分을 더하면 더 효과가 좋다.

○ 調中君子湯

咳嗽를 치료하려면 〔小調中湯〕을 각 1錢半 혹은 1錢씩 하여 합하는데 〔調中君子湯〕이라 한다. 또 麥門冬 枳實 桔梗을 가하면 더 효과가 좋다.

○ 柴胡六君子湯

寒熱이 있으면 柴胡를 가하는데 〔柴胡六君子湯〕이라 한다.

○ 六六湯

腎虛를 겸해 치료하는 경우에 〔六味元〕을 합해서 湯으로 복용하는데 〔六六湯〕이라 한다.

○ 六八湯

命門虛冷을 겸해 하는 경우에 〔八味元〕을 합하는데 六八湯이라 한다.

나는 이렇게 합방해서 쓰거나, 〔六君子湯〕과 〔六味元〕을 합하여 朝夕으로 兼服 혹은 하루걸러 번갈아 복용하거나, 〔六君子湯〕과 〔八味元〕을 합방하여 복용하기도 한다.

47. 六味丸

熟地 8兩, 山藥 山茱萸 各 4兩, 澤瀉 牧丹皮 白茯 各 3兩

腎水不足을 치료한다. 血虛陰衰에는 熟地를 君藥으로 하고, 精滑에는 山茱萸를 君藥으로 하며, 소변의 양이 많거나 적거나 색이 적색을 띨 때는 茯苓을 君藥으로 하고, 小便淋瀝에는 澤瀉를 君藥으로 하며, 心氣不足에는 牧丹皮를 君藥으로 하고, 皮膚乾澁에는 山藥을 君藥으로 한다.

六味는 비록 虛陽이 妄動하고 小便赤濁한 경우에 쓰는 좋은 약이나, 命門이 虛하면 효과가 없다. 〔八味元〕, 〔鹿茸大補湯〕을 쓴다.

六味는 비록 寒熱往來하고 肌膚가 마르면서 검게 되며 음식을 먹지 못하는 등의 증상에 쓰나, 어린아이의 短氣에는 써도 효과가 없다. 〔蔘歸鱉甲散〕을 쓴다.

六味는 腎虛腰痛에 쓰나, 瘀血이 있으면 효과가 없다. 〔五積散〕에 蘇木 紅花 蓬朮을 가하여 쓴다.

○ 蔘歸鱉甲飮

鱉甲醋煮 1錢3分, 黃芪蜜水炒 靑皮 當歸 白茯苓 白朮 厚朴 川芎 香附子 各 8分, 人參 縮砂 山査子 枳實 各 5分, 甘草 3分, 薑三 棗二 梅一

老瘧으로 인해 腹脇에 멍울이 생겨 瘧母가 된 경우를 치료한다.

48. 陰虛生內熱湯

當歸 川芎 蒼朮 陳皮 各 8分, 白朮 麥門冬 沙蔘 各 7分, 白芍藥 梔子 天花分 各 6分, 玄蔘 5分, 黃柏 3分, 甘草 2分, 薑三

陰虛 煩熱 火動 등의 증상을 치료한다. 火가 肺에 침범한 경우에 쓴다.

오랫동안 복용할 때는 川芎을 빼고 겨울철에는 破古紙를 가한다.

49. 理中湯

人蔘 白朮 乾薑炮 各 2錢, 炙甘草 1錢

太陰腹痛 自利不渴을 치료한다.

脾虛寒 및 傷寒 直中陰經을 치료한다.

○ **附子理中湯**

附子를 가하면 〔附子理中湯〕이라 한다.

50. 滋腎丸

知母 黃柏鹽水炒 等分 蜜丸 梧子大

갈증이 나지 않으면서 小便이 나오지 않는 것을 치료한다. 일명 〔泄腎丸〕이라 한다.

〔滋腎丸〕, 〔補腎丸〕 등은 모두 腎火를 치료한다.

대체로 〔導赤散〕과 〔黃連茯苓湯〕에 澤瀉 白朮 肉桂를 가하여 쓰는 것은 모두 腎經의 濕熱을 瀉하는 것이다. 腎經은 下焦에 매달려 있고 陽氣는 下焦에서 시작된다. 瀉熱하면 腎熱은 스스로 제거된다. 이 역시 心腎相交의 뜻이 있는 것이다.

〔白虎湯〕은 빨리 腎熱을 瀉하기 때문에 小便赤澁에 쓰고, 〔五苓散〕은 전적으로 腎濕熱을 치료하므로 小便白濁에 쓰며, 〔淸心蓮子飮〕은 上下를 平하게 하는 약효가 있어 이 역시 〔導赤散〕과 같은 의미가 있다. 胃經에 虛火가 있으면 이런 약은 쓰지 못한다.

○ **補腎丸**

龜板酒炒 4兩, 知母 黃柏並酒浸炒 各 3兩, 乾薑 1兩

腎水不足 陰虛를 치료한다.

51. 紫菀湯

紫菀 白芷 人蔘 黃耆 地骨皮 杏仁 桑白皮 甘草 各 1錢, 薑三 棗二

六乙年에 金氣가 부족하여 炎火가 성행함으로 인해 肩背가 무겁고 코가 막히며 재채기하고 기침하면서 血便이 설사와 같이 나는 경우에 쓴다.

〔紫菀湯〕을 써서 효과를 보았으나 다 낫지 않으면 〔六味湯〕을 이어서 쓴다. 痰症이 있어 기침이 나면 〔六君子湯〕에 〔調中湯〕 또는 〔厚朴湯〕을 합해서 쓰는데, 만약 효과가 있으나 뿌리까지 치료되지 않으면 〔交解散〕을 쓴다.

○ **小調中湯**

각종 痰火와 怪疾을 치료하고 脾胃를 조절하는 데 신효하다.

黃連을 끓인 물에 甘草를 담그고 甘草 끓인 물에 黃連을 담그며 瓜蔞仁 끓인 물에 半夏를 담그고 半夏 끓인 물에 瓜蔞仁을 담가서 각각 물이 마를 때까지 炒한 다음, 각각 같은 量을 5錢씩 잘라 생강 3편을 넣고 끓여 복용한다.

○ **大調中湯**

虛한 경우를 치료하는데 痰火가 있을 때 가장 좋다. 〔小調中湯〕에 人蔘 白朮 白茯苓 川芎 當歸 生地黃 白芍藥을 加한 것이다.

○ **交解飮**

肉豆蔲 草豆蔲 각 2개(하나는 煨用, 하나는 生用), 厚朴 2寸(一寸은 薑汁浸灸, 一寸은 生用) 甘草 큰 것 2兩(半은 灸用, 半은 生用), 生薑 2塊(하나는 煨用, 하나는 生用). 二貼

분량이다. 棗二 梅一.

일명 〔雙解飮子〕 또는 〔生熟飮〕이라 한다.

瘴瘧 및 寒瘧을 치료하는 데 神效하다.

52. 滋陰降火湯

白芍藥 1錢3分, 當歸 1錢2分, 熟地 麥門冬 天門冬 白朮 各 1錢, 生地黃 8分, 陳皮 7分, 知母 黃柏 酒炒 炙甘草 各 5分, 薑三 棗二

腎水不足하고 陰虛火動하여 잠자는 중에 땀이 흐르고 오후에 熱이 나며 기침할 때 가래가 섞인 피를 토하며, 음식을 적게 먹고 살이 빠지며 장차 勞瘵가 되려는 경우 및 火가 肺에 침범한 경우에 쓸 수 있다.

53. 自製交感黃連丸

香附子(長流水에 담가서 童便으로 법제한 것) 3錢, 黃連酒蒸 2錢半, 連翹 梔子 石膏 寒水石 赤茯神 각 2錢, 靑黛 1錢半으로 옷을 입히고 神曲가루를 薑汁에 치대어 녹두만한 크기로 糊丸하여 〔減分導赤散〕을 끓인 물로 삼키는데, 하루에 2~번 복용한다. 〔減分導赤散〕, 〔十味導赤散〕 재료를 減分한 것은 모두 3分을 쓴다. 여기에 連翹 4分, 白朮 澤瀉 각 2分, 肉桂 1分을 가하여 센 불에 끓여 찌꺼기를 제거하고 그 물에 〔交感黃連丸〕을 삼킨다.

心火가 상부에 있으면서 내려오지 않으면 〔自製交感黃連丸〕을 쓴다. 이는 어떤 증상이든 막론하고, 火氣가 상부에 머물러 火克金하여 金을 태워 嘔逆이 생기고 氣가 치솟아 關格과 같이 되거나 상부에 瘡이 생기는 경우에 〔黃連茯苓湯〕, 〔麥門冬湯〕의 종류를 쓰는데, 이런 약을 써도 효과가 없을 때는 모두 〔自製交感黃連丸〕을 쓸 수 있다.

54. 抵當丸

水蛭 蝱虫 各 7箇, 桃仁 6箇, 大黃 3錢

蜜丸하여 二丸으로 만든다. 물 한 컵에 一丸을 넣고 7分이 되도록 끓여 한 번에 마시고, 효과가 없으면 한 번 더 복용한다.

傷寒에 小腹滿하면 마땅히 小便不利해야 하는데 도리어 小便이 순조로운 경우는 蓄血症이므로 下해야 한다.

蓄血이 하초에 있어 身熱이 없고 대변이 검으며 잘 잊어버리고 미친 듯한 등의 증상을 치료한다. 단 小腹滿하면서 小便이 잘 나오면 이 약으로 緩下시킨다.

55. 錢氏安神丸

朱砂 1兩, 麥門冬 馬牙硝 白茯 山藥 寒水石 甘草 各 5錢, 龍腦 2錢半

心臟을 補한다.

○ **朱砂安神丸**

黃連 6錢, 朱沙 5錢, 甘草 乾地黃 各 3錢半, 當歸 2錢半

心臟을 補한다.

56. 靜順湯

白茯 木瓜 各 1錢2分半, 附子 牛膝 各 1錢, 防風 加子 炮乾薑 炙甘草 各 5分半

表症에 쓸 수 있고, 裏症에는 〔附子山茱萸湯〕, 〔五味子湯〕, 〔滲濕湯〕의 종류를 쓸 수 있다.

〔胃苓湯〕으로 대신할 수 있다.

膀胱實熱에는 〔黃連茯苓湯〕, 〔導赤散〕 등의 瀉熱하는 처방을 쓴다. 〔五苓散〕은 濕症에 쓴다.

57. 正陽湯

白芍藥 玄蔘 川芎 桑白皮 當歸 白薇 旋覆花 炙甘草 各 1錢, 薑五

表症에 쓰고, 裏症에는 〔麥門冬湯〕 및 心實藥을 쓴다. 〔正陽湯〕은 〔十味導赤散〕으로 대신할 수 있다.

小腸에는 〔導赤散〕을 위주로 한다. 〔導赤散〕은 實熱을 치료한다.

58. 志定丸

人蔘 白茯 白茯神 各 3兩, 石菖蒲 遠志 各 2兩, 朱沙 1兩(半은 넣고 半은 丸衣로 쓴다)

心火이 克을 받거나 眞陽이 미약하여 발생하는 驚悸 怔忡을 치료한다.

心氣가 부족하여 가끔 健忘이 생기고 정신이 불안하여 驚悸하거나 놀라거나 꿈을 자주 꾸는 것을 치료한다.

59. 調胃承氣湯

大黃 4錢, 芒硝 2錢, 甘草 1錢

陽明胃熱로 인한 大便硬 小便赤 譫語 嘔 狂 班 煩亂을 치료한다.

陰不足에 當歸를 가한다.

〔三承氣湯〕은 三焦로 나누어 약을 쓴다. 만약 三焦가 손상되어 痞滿 便燥 實堅하면 〔大承氣湯〕을 쓴다. 大黃은 滌熱하고 枳實은 瀉實하며, 厚朴은 消痞하고 芒硝는 潤燥軟堅한다. 만약 上焦가 손상되어 痞滿實而無燥堅하면 〔小承氣湯〕을 쓴다. 厚朴은 消痞하고 枳實은 瀉滿하며 大黃은 滌熱한다. 만약 中焦가 손상되어 痞滿은 없고 便燥實堅하면 이는 〔調胃承氣湯〕을 쓴다. 大黃은 滌熱하고 芒硝는 潤燥軟堅하며 甘草는 和中한다.

60. 從容牛膝湯

肉從容 牛膝 木瓜 白芍藥 熟地黃 當歸 甘草 各 1錢, 薑三 烏梅 2개

六丁年에 木氣가 부족하고 燥가 성행하여 中淸 胠脇痛 小腹痛 腸鳴 溏泄하는 데 쓴다.

六丁年에 眼病이 있으면 〔六味元〕을 이어서 쓰고, 동공이 풀리면 〔八味元〕을 이어서 쓴다.

대체로 이 약을 쓴 후 호전되지 않으면 〔六味元〕, 〔八味元〕 등을 이어서 쓴다.

이 약을 쓴 후 만약 泄(或 滯)症이 생기면 〔苓朮湯〕에 〔五苓散〕을 합해서 쓴다. 혹은 〔五苓散〕만 써도 가능하다.

평소에 火가 있는 사람이 滯하면 〔黃連茯苓湯〕 혹은 〔淸心蓮子飮〕을 이어서 쓴다.

61. 佐金丸

片芩 6兩, 吳茱萸 1兩

肺金을 보좌하여 肝木之火를 억제하는 처방이다..

62. 朱砂安神丸

黃連 6錢, 朱砂 5錢, 甘草 生乾地黃酒洗 各 3錢半, 當歸酒洗 2錢半

東垣曰 : 熱淫이 勝하면 黃連을 苦寒한 성미로써 心煩을 없애고 濕熱을 제거하는 君藥으로 하고, 甘草 生地黃을 甘寒한 성미로써 瀉火補氣 滋生陰血하는 臣藥으로 쓴다. 當歸는 부족한 血을 보하고 朱砂는 떠다니는 화(浮溜之火)를 귀납시켜 神明을 편안하게 한다.

丹溪曰 : 驚悸는 이따금씩 발작하는 것이다. 血虛한 경우에는 〔朱砂安神丸〕을 쓰고, 痰이 있는 경우에는 〔加味定志丸〕을 쓴다. 대체로 血虛와 痰에 속하는데 瘦人에게는 血虛가 많고, 肥人에게는 痰飮이 많다. 때때로 심장이 뛰는 것을 느끼는 것은 역시 血虛이다.

만약 氣浮心亂하면 〔朱砂安神丸〕을 써서 안정시키면 낫는다.

63. 酒蒸通聖散

乾葛 1錢半, 麻黃 1錢, 滑石 1錢, 加 羌活 黃連 各 1錢

熱이 心肺에 있어 胃에까지 이른 것을 치료한다. 心肺에 쌓인 熱이 大小腸으로 전해져 便血이 된 것을 치료하고, 久泄에 挾外感한 것을 치료한다. 丙癸年이 丁壬을 만난 경우에도 쓴다.

滑石을 1錢半으로 하면 酒渴에 더욱 좋다. 이 가감법은 〔雙解飮〕의 뜻과 같다. 滑石은 石膏로 봐야 하는데 어떤 책에는 石膏 1錢半으로 되어 있다.

○ 雙解飮 雙解散

滑石 3錢, 甘草 1錢, 石膏 黃芩 桔梗 各 7分, 防風 川芎 當歸 赤芍藥 大黃 麻黃 薄荷 連翹 芒硝 荊芥 白朮 梔子 各 5分, 豆豉 半合

오랫동안 熱이 心肺에 있어 咳嗽가 멎지 않거나 傷寒의 表證과 裏證이 풀리지 않은 것을 치료한다. 熱이 盛하면 〔玄霜雪梨膏〕를 쓰고, 外感이 심하면 〔忍冬膏〕를 쓴다.

64. 淸肝湯

白芍藥 1錢半, 川芎 當歸 各 1錢, 柴胡 8分, 梔子 牧丹皮 各 4分

肝經血虛와 怒火를 치료한다.

疔腫에 連翹 桑白皮 각 1錢을 가하여 하루에 2번 복용하면 神效하다.

○ 補肝丸

〔四物湯〕에 防風 羌活을 가하여 丸으로 만든다.

肝虛를 치료한다.

○ 柴胡淸肝湯

柴胡 2錢, 梔子 1錢半, 黃芩 人參 川芎 靑皮 各 1錢, 連翹 桔梗 各 8分, 甘草 5分

癰疽가 구레나룻 부위에 나거나 肝膽三焦에 風熱이 있거나 怒火함으로 인해 耳 項 胸 乳 肋 부위가 붓고 아프며 오한 발열이 발생하는 경우를 치료한다.

瘰疽가 구레나룻 부위에 난 것이 怒火로 인한 경우는 〔柴胡淸肝湯〕, 鬱怒로 인한 경우는 〔十六味流氣飮〕, 甚하면 〔仙方活命飮〕을 쓴다.

脇癧이 肝心의 火가 盛하여 발생하면 〔柴胡淸肝湯〕을 쓴다.

膽과 肝은 표리관계이고 또한 筋病을 주관하므로 筋肉에 累累如貫珠와 같고 寒熱焮痛한 것은 肝氣가 요동하여 병이 된 것이다. 마땅히 淸肝火를 위주로 해야 하는데 〔淸肝益榮湯〕, 〔柴胡淸肝湯〕, 〔梔子淸肝湯〕을 써야 한다.

肝이 燥하면 火가 요동하여 筋攣이 된다. 補中하여 勝毒을 위주로 해야 하는데, 怒火가 많으면 〔淸肝解鬱湯〕을 쓰고 寒熱이 있으면 〔單夏枯草散〕을 쓴다.

〔猫頭丸〕, 〔海藻散堅丸〕을 通用한다.

〔淸肝湯〕, 〔柴胡淸肝湯〕은 비록 肝虛門에 있으나 모두 瀉熱 淸凉의 약으로 肝實에 써야 한다. 肝에 있어서 모든 병증이 虛實에 구애받지 않는 것은 肝은 怒火를 가지고 있기 때문이다.

65. 淸肝解鬱湯

當歸 白朮 各 1錢, 貝母 赤茯 白芍藥 熟地黃 梔子 各 7分, 人蔘 柴胡 牧丹皮 陳皮 川芎 甘草 各 5分

肝臟의 鬱火가 血을 손상시켜 야기되는 乳房結核을 치료한다. 婦人의 乳房病과 乳頭에서 조금 출혈되는 것을 치료한다. 대체로 肝膽不和證을 모두 치료한다.

乳房結核의 通治方이다. 氣實하면 人蔘 대신 玄蔘을 쓰고 靑皮 1錢을 가한다.

혈을 손상시켜 乳房結核이 야기되는 것은 肝膽不和證이다. 〔單煎靑皮散〕을 쓴다. 乳病뿐만 아니라 疎肝하는 데 매우 좋다. 靑皮 4錢 혹은 5錢을 가하면 더욱 좋다.

鬱火가 상초에 있으면 〔淸肝解鬱湯〕, 濕熱이 하초에 있으면 〔龍膽瀉肝湯〕을 써서 筋疝과 下焦濕熱로 인한 각종 증상을 치료한다.

66. 淸離滋坎湯

熟地黃 乾地黃 麥門冬 天門冬 當歸 白芍藥 山茱萸 山藥 白朮 白茯 各 7分, 澤瀉 牧丹皮 知母 黃柏 炙甘草 各 5分

陰虛火動하여 발생하는 潮熱 盜汗 痰喘 心慌을 치료한다. 心實腎虛하여 서로 病이 되었을 때 쓸 수 있다.

67. 淸暑六和湯

〔六和湯〕에 黃連(麩炒)를 가한 것

中暑를 치료하고 羌活 川芎 蒼朮을 가한다.

비록 暑病으로 토하고 설사하는 것을 치료하는 좋은 약이나 伏暑가 되면 효과가 없다. 脾胃가 허해지기 때문이다. 가벼우면 〔淸暑益氣湯〕, 심하면 〔補中益氣湯〕을 쓴다.

○ **六和湯**

香薷 厚朴 各 1錢半, 赤茯苓 藿香 白扁豆 木瓜 各 1錢, 縮砂 半夏 杏仁 人蔘 甘草 各 5分, 薑三棗二

暑로 心脾가 손상되어 발생하는 嘔吐 泄瀉 혹은 霍亂 轉筋 浮腫 瘧痢를 치료한다.

68. 淸暑益氣湯

蒼朮 1錢半, 黃芪 升麻 各 1錢, 人蔘 白朮 陳皮 神麴 澤瀉 各 5分, 黃栢酒炒 當歸 靑皮 麥門冬 乾葛 甘草 各 3分, 五味子 9粒

長夏에 濕熱이 찌는 듯하여 四肢가 나른하고 정신이 맑지 못하며 움직임이 굼뜨고 身熱·煩渴하며, 소변이 누런색을 띠면서 배뇨횟수가 잦고 대변이 묽으면서 배변횟수가 잦은데 간혹 설사나 이질이 생기며, 음식 생각이 없고 숨이 차며 땀이 나는 것을 치료한다.

人參 白朮 黃芪 升麻 甘草 麥門冬 當歸 五味子 黃栢 乾葛 등은 淸暑補氣한다. 蒼朮 神麴 陳皮 靑皮 澤瀉는 理脾한다.

69. 淸心蓮子飮

蓮子肉 2錢, 人蔘 黃耆 赤茯 各 1錢, 麥門冬 黃芩 地骨皮 車前子 木通 甘草 各 7分

上實下虛하여 升하는 것은 있으나 降하는 것은 없을 때 쓰는 약이다. 心腎不交하면 人蔘 5分 혹은 3分을 쓰거나 혹은 빼고 쓴다. 또 黃耆를 빼고 黃連 1錢 梔子便炒 酸棗仁 益智仁 忍冬 각 7分을 가한다. 빨리 上下를 平定하려면 白朮 澤瀉 각 7分, 肉桂 3分, 甘草 5分, 燈心 10莖을 가한다. 肺熱이 너무 盛하면 石膏 2錢 혹은 1錢半, 知母 7分을 가한다.

上實下虛를 通治한다. 人蔘의 양은 熱에 따라 加減하거나 뺀다.

婦人虛勞와 男子勞熱 및 각종 熱에는 〔加味逍遙散〕을 쓴다.

婦人勞熱에는 〔滋陰降火湯〕을 쓴다.

이 약은 上焦心經의 熱을 내리는 약이지 腎經虛損之元으로 작용하는 약은 아니다.

70. 淸心溫膽湯

陳皮 半夏 茯苓 枳實 竹茹 白朮 石菖蒲 黃連薑汁炒 香附子 當歸 白芍藥 各 1錢, 麥門冬 7分, 川芎 遠志 人參 甘草 各 5分, 2貼분량이다. 薑三片

『萬病回春』에는 일명 〔淸心抑膽湯〕이라 했다.

각종 癎疾을 치료한다. 平肝解鬱 淸火化痰 益心血한다.

71. 秋石丸

秋石 3兩 寒水石 石膏 各 1兩, 靑黛 5錢

분말하여 柿霜 人乳 생꿀로 綠豆만한 크기로 丸을 빚은 다음 溫水에 3~50丸을 복용한다.

三焦實熱을 치료한다.

72. 八味丸

熟地 8兩, 山藥 山茱萸 各 4兩, 澤瀉 牧丹皮 白茯 各 3兩, 肉桂 附子炮 各 1兩.

命門火不足으로 陽虛한 것을 치료한다.

脾虛하면 人蔘 1兩 혹은 5錢을 가한다. 肺虛하면 麥門冬 2兩, 濕盛하면 蒼朮 杜沖의 종류를 가한다. 虛損이 심하면 破古紙를 가한다.

火가 없으면 〔六味丸〕을 쓰고 火가 있으면 〔古庵心腎丸〕을 쓴다.

〔八味丸〕은 배뇨횟수가 잦아 침지 못하거나 배변횟수가 잦은 증상에 쓰지만 약을 써서 오히려 더 심해지는 것은 相火가 熾盛해졌기 때문이다. 심하면 〔六味丸〕에 知母 黃柏을 가해서 쓰고, 가벼우면 〔大補陰丸〕을 쓴다. 知母 黃柏은 相火를 瀉하기 때문이다. 〔升陽益胃湯〕도 가능하다.

〔八味丸〕은 陰痿를 치료하는 약이나 써서 효과가 없는 것은 上虛하기 때문이다. 〔淸心蓮子飮〕을 쓴다. 〔八味丸〕에 녹용을 가해 조리하고, 鬱火가 심한 경우 陰痿가 되는 경우도 있는데 〔還少丹〕을 쓴다. 보통 知母 黃柏은 淸火堅腎의 약인데 八味 鹿茸 還少丹 膃肭의 종류와 같이 쓴다.

〔八味丸〕은 過色으로 下消가 된 것을 치료하는 약이나 효과가 없는 것은 오랜 세월동안 津液이 안에서 고갈되고 胃中에 燥屎가 있기 때문이다. 심하면 〔承氣湯〕을 쓰고 가벼우면 〔三黃湯〕을 쓰는데, 효과가 있으면 〔六味丸〕, 〔古庵心腎丸〕 등의 종류로 조리한다. 대체로 身熱 有汗한 경우와 酒色에는 〔白虎湯〕을 쓴다. 身熱無汗한 경우는 〔柴胡四物湯〕에 〔凉膈散〕, 〔古庵心腎丸〕을 합해서 쓴다.

○ 腎氣丸

五味子를 가한 것을 〔腎氣丸〕이라 한다. 이는 老年에 水火가 모두 고갈되고 腎氣가 虛하여 下元이 冷하며, 腰痛·脚軟하고 밤에 소변을 자주 보며 얼굴이 검어지고 입이 마르며 耳焦한 경우를 치료한다.

○ 還少丹

熟地黃 枸杞子 各 1兩半, 山藥 牛膝 遠志 山茱萸 巴戟 白茯 五味子 石菖蒲 肉蓯蓉 楮實子 杜沖 茴香 各 1兩.

꿀과 棗肉으로 梧子만한 크기로 丸을 빚어 30~50丸 복용한다.

下部의 脈이 微細하고 陰痿不起를 치료한다.

○ **三黃湯1**

大黃煨 黃芩 黃連 各 1錢半

三焦積熱을 치료한다.

○ **三黃湯2**

黃連 黃芩 梔子 石膏 芍藥 桔梗 陳皮 茯苓 各 8分, 白朮 甘草 各 3分, 入烏梅一箇

脾熱로 인한 口甘을 치료한다.

73. 解毒四物湯

黃芩 黃連 黃柏 梔子 乾地黃 川芎 當歸 白芍藥 各 1錢

崩漏 面黃 腹痛을 치료한다. 이 처방은 〔四物湯〕과 〔黃蓮解毒湯〕을 합방한 것이다. 이 두 처방은 肝虛한 경우 活血補血하는 효과가 있다.

壬木이 태과하면 木克土하고 己年은 土不及하여 木의 克을 받는다. 이 두 해에는 간혹 木生火하는 경우도 있어 冷劑를 쓰는데, 항상 있는 것이 아니기 때문에 자세히 살펴야 한다.

74. 黃耆茯神湯

黃耆 赤茯神 遠志 紫河車 酸棗仁炒 各 1錢 薑三 棗二

六癸年은 火不足하여 寒氣가 성행한다. 胸痛 脇滿 膺背肩胛 兩臂內痛 鬱冒 心痛 暴瘖할 때 쓴다. 이 약은 비록 항상 쓸 수 있는 약은 아니나 心虛有火가 陰症에 속한 데 쓴다. 효과가 있으면 〔歸脾湯〕을 이어서 쓴다. 心經에 火가 없으면 〔定志丸〕의 종류도 가능하다.

75. 黃連茯苓湯

黃連 赤茯 各 1錢2分半, 麥門冬 遠志 通草 車前子 各 7分半, 黃芩 半夏 甘草 各 5分半, 薑七棗二

六丙年에 水가 태과하여 寒氣가 유행하고 心火가 사기를 받아 身熱 心燥 陰厥 上下中寒 譫妄 心痛 喘咳 寢汗하는 데 쓴다.

효과가 있는 듯하나 다 낫지 않으면 〔淸心蓮子飮〕을 이어서 쓴다. 實火가 있으면 人蔘을 뺀다. 간혹 實火가 있어 이 약의 치료효과가 약하다고 생각되면 〔白虎湯〕을 이어서 쓴다. 이 약을 쓴 후 虛陷하여 죽음의 위기에 이른 경우에는 人蔘茶에 附子를 약간 가해서 쓴다.

만약 소변양이 적고 잘 나오지 않는 경우에 이 약이 좋은 것도 나쁜 것도 없다면 六味에 知母 黃栢을 가하여 이어서 쓴다.

만약 浮脹이 있는데 〔黃連茯苓湯〕을 잘못 써서 증상이 더해지면 〔實脾湯〕을 이어서 쓴다. 만약 氣虛한 사람에게 誤用하여 氣가 虛陷되면 〔補中益氣湯〕을 이어서 쓴다. 肺에 伏火가 있는 사람에게는 〔麥門冬湯〕을 이어서 쓴다.

火盛難制하고 또 煩燥 汗多 背寒한 症狀이 있으면 〔人蔘白虎湯〕, 〔竹葉石膏湯〕을 쓴다.

소변양이 적고 赤濁 또는 白濁하면 連翹 1錢, 梔子 白朮 澤瀉 각 7分, 肉桂 3分을 가하여 쓴다.

柴胡 1錢, 梔子 牧丹皮 각 7分, 靑皮 3分하면 〔淸肝湯〕과 같은 효과가 있다.

小便不利에 白朮 澤瀉 猪苓 肉桂 등을 가하거나 〔淸心蓮子飮〕으로 〔滋腎丸〕을 삼킨다. 이는 小便不利가 평소 腎火가 있어 발생한 사람에게 쓴다.

76. 人蔘·附子의 부작용

人蔘과 附子는 비록 補虛하는 약제로 氣虛症에 많이 사용한다. 人蔘을 써서 효과가 있는 듯하고 부작용은 없으나 병이 깨끗하게 제거되지 않는 경우는 반드시 胸中에 嘈雜이 있거나 병이 있어도 肌肉이 감소되지 않는 증상이 있는 것이다. 이 중 한 가지만 있어도 이것은 痰[2]이다. 마치 물이 얼음 위를 흐르고 불이 바위 위에서 난 것과 같다. 반드시 먼저 痰을 치료해야 한다. 〔導痰湯〕, 〔順氣導痰湯〕의 종류로 치료한다. 그러나 痰이 寒痰인 경우는 人蔘을 1錢 가한다.

人蔘과 附子는 大溫 大熱한 藥으로 病이 陽分에 있을 때는 그 부작용이 빨리 나타나며 치료가 잘되지 않는다. 病이 陰分에 있을 때는 외적으로는 부작용이 나타나지 않는 것처럼 보여 의사가 이 溫熱한 약을 써도 해가 없다고 하는데, 이는 치료가 되지 않는 양을 사용했기 때문이다.

간혹 數兩의 藥을 쓰거나 數斤의 藥을 써서 사망하는 경우도 있다. 사망하여도 후회할 줄 모르고 의사 역시 알지 못한다. 病이 陰分에 있기 때문에 大熱大溫한 藥을 써서 血液이 다 졸아 증발되어 사망한 것이다.

이런 경우 심하지 않으면 〔牛黃膏〕, 〔二角黃龍散〕의 종류에 生人蔘을 잠깐 물에 끓여 타서 복용한다.

비록 冷劑를 써도 역시 해가 없는 것은 그 병이 陰分에 있음을 의미한다. 마땅히 피가 묽은 牛黃 2~3分, 〔四物湯〕의 재료 각 6分, 人蔘 麥門冬 각 4分을 물에 끓여 타먹어 人蔘 附子의 약독을 없앤 후 〔雙角膏〕로 潤肺하고, 약간 효과가 있으면 人蔘을 加한 〔滋陰降火湯〕, 〔淸离滋坎湯〕의 종류로 調理한다.

二. 육기처방의 사용법

초창결의 처방은 생년의 운기와 발병일의 운기를 비교하여 증상에 대한 해석을 먼저 한다. 그리고 운기보감의 증상과 비교한 후 병리적으로 설명이 부족할 때 쓴다.

운으로 설명이 부족한 경우나 발병일이 1년이 안 된 경우 육기로 변증을 하여 쓴다.

운으로 쓰는 경우는 생년의 운과 발병일의 운으로 해석해야 하지만, 반드시 생년과 발병일의 운이 해당되지 않더라도 오행 간 관계의 설명이 충분히 된다면 다른 合紀일지라

2) 식사량이 적어져도 얼굴색이나 살이 빠지지 않는 것은 痰症이다.

도 쓸 수 있다.

오운에 관한 처방은 앞에 설명하였고, 육기에 대해서는 몇 가지 방법이 있는데 다음과 같다.

1) 六氣相通皆腑病

子・午는 少陰君火로 乙年과 같다. 〔正陽湯〕을 쓴다.

卯・酉는 陽明燥金으로 戊年과 같다. 〔審平湯〕을 쓴다.

辰・戌은 太陽寒水로 甲・辛年과 같다. 〔靜順湯〕을 쓴다.

丑・未는 太陰濕土로 壬・己年과 같다. 〔備化湯〕을 쓴다.

寅・申은 少陽相火로 丙・癸年고 같다. 〔升明湯〕을 쓴다.

巳・亥는 厥陰風木으로 庚・丁年과 같다. 〔敷和湯〕을 쓴다.

子・午년에는 〔正陽湯〕, 卯・酉년에는 審平湯, 辰・戌년에는 〔靜順湯〕, 丑・未년에는 〔備化湯〕, 寅・申년에는 〔升明湯〕, 巳・亥년에는 〔敷和湯〕을 쓴다.

육기에 따라 일 년의 처방이 하나씩 제시된 것이다.

2) 十二支 相通

子・午・卯・酉는 서로 통하므로 子・午年에 卯・酉年藥을 써도 되고 卯・酉年에 子・午年藥을 써도 된다.

辰・戌・丑・未는 서로 통하므로 辰・戌年에 丑・未年藥을 써도 되고 丑・未年에 辰・戌年藥을 써도 된다.

寅・申・巳・亥는 서로 통하므로 寅・申年에 巳・亥年藥을 써도 되고 巳・亥年에 寅・申年藥을 써도 된다.

3) 六氣 相通에 따른 처방의 선택

일 년은 여섯 가지 氣 즉 六氣로 나누어지는데, 그 중 三氣까지를 上半年이라 하고 四氣부터 六氣까지를 下半年이라 한다. 初氣(一氣)에서 三氣까지는 司天之氣가 주관하며 三

氣를 司天之氣라 한다. 四氣부터 終氣(六氣)까지는 在泉之氣가 주관하며 六氣를 在泉之氣라 한다.

사천지기가 주관하는 上半年은 그해 십이지의 약을 쓰고, 재천지기가 주관하는 下半年은 그해 십이지와 상통하는 십이지의 약을 쓴다. 예를 들면 子·午년에서 三氣까지의 병은 子·午년의 약인 〔正陽湯〕을 쓴다. 子·午년은 子·午·卯·酉가 서로 相通하므로 四氣에서 六氣까지의 병은 卯·酉년에 쓰는 약인 〔審平湯〕을 쓴다. 나머지도 마찬가지다.

그러나 육기 상통에 따라 처방을 하지 않는 경우도 있다.

육기 상통에 의하면 子·午年에는 상반년에는 子·午년 약인 〔正陽湯〕을 쓰고, 하반년에 〔審平湯〕을 쓴다. 만약 환자가 卯·酉년에 태어난 사람이라면 子·午년 상반년이라도 〔正陽湯〕을 쓰지 않고 卯·酉년 약인 〔審平湯〕을 쓴다. 마찬가지로 子·午년에 태어난 환자라면 卯·酉년의 상반년이라도 〔審平湯〕을 쓰지 않고 〔正陽湯〕을 쓴다.

만약 子·午년에 태어난 사람이 子·午년에 병이 되면 상반 하반을 구별하지 않고 모두 〔正陽湯〕을 쓰고, 卯·酉년에 태어난 사람이 卯·酉년에 병이 되면 역시 상반 하반을 구별하지 않고 모두 〔審平湯〕을 쓴다.

4) 십이지의 육기별 처방

각 해의 십이지에 따라 六氣별로 환자가 태어난 해의 십이지에 따른 처방방법이다.

십이지에 따라 일 년에 한 가지 처방이 있는 방법 1)과 십이지의 상통에 따른 방법 2)와 비교할 때 보다 더 상세한 방법이다. 예를 들면 1), 2)의 방법에 의하면 子·午年에는 〔正陽湯〕 한 가지를 쓰는 방법과 육기 상통에 의해 少陰君火司天이므로 三氣까지는 〔正陽湯〕, 四氣부터 六氣까지는 陽明燥金在泉하므로 〔審平湯〕을 쓰는 방법이 있는데, 십이지의 육기별 처방은 一氣부터 六氣까지 더 상세하게 처방을 하는 방법이다.

加臨은 '客氣' 加臨 '主氣'로 객기와 주기의 관계를 보아야 한다.

(1) 子·午年

육기 상통에 의해 少陰君火司天이므로 三氣까지는 〔正陽湯〕, 四氣부터 六氣까지는 陽明燥金在泉하므로 〔審平湯〕을 쓴다. 여기에서 각 氣에 따라 오행의 관계에 의해 더 상세한 처방을 한다.

① 初氣 : 太陽加臨厥陰 水能生木 환자가 巳·亥년에 태어난 사람이면 〔敷和湯〕을 쓴다.

② 二氣 : 厥陰加臨少陰 木能生火 환자가 子·午년에 태어난 사람이면 〔正陽湯〕, 寅·申년에 태어난 사람이면 〔升明湯〕을 쓴다.

③ 三氣 : 少陰加臨少陽 火能生土 又能克金 환자가 寅·申년에 태어난 사람이면 〔升明湯〕, 丑·未년에 태어난 사람이면 〔備化湯〕에서 부자를 창출로 바꾸어 쓴다.

④ 四氣 : 太陰加臨太陰 土能克水 又能生金 환자가 丑·未년에 태어난 사람이면 〔備化湯〕, 卯· 酉년에 태어난 사람이면 〔審平湯〕을 쓴다.

⑤ 五氣 : 少陽加臨陽明 火能克金 환자가 寅·申년에 태어난 사람이면 〔升明湯〕을 쓴다.

⑥ 終氣 : 陽明加臨太陽 金能生水 환자가 辰·戌년에 태어난 사람이면 〔靜順湯〕에서 부자를 두충으로 바꾸어 쓴다.

(2) 丑·未年

太陰濕土司天 太陽寒水在泉

① 初氣 : 厥陰加臨厥陰 木能克土 且能生火 환자가 巳·亥년에 태어난 사람이면 〔敷和湯〕, 子·午년에 태어난 사람이면 〔正陽湯〕, 寅·申년에 태어난 사람이면 〔升明湯〕을 쓴다.

② 二氣 : 少陰加臨少陰 火能克金 又能生土 환자가 子·午년에 태어난 사람이면 〔正陽湯〕, 丑·未년에 태어난 사람이면 〔備化湯〕을 쓴다.

③ 三氣 : 太陰加臨少陽 火能生土 환자가 丑·未년에 태어난 사람이면 〔備化湯〕을 쓴다.

④ 四氣 : 少陽加臨太陰 火能生土 환자가 丑·未년에 태어난 사람이면 〔備化湯〕을 쓴다.

⑤ 五氣 : 陽明加臨陽明 金能克木 又能生水 환자가 卯·酉년에 태어난 사람이면 〔審平湯〕, 辰·戌년에 태어난 사람이면 〔靜順湯〕을 쓴다.

⑥ 終氣 : 太陽加臨太陽 水能克火 又能生木 환자가 辰·戌년에 태어난 사람이면 〔靜順湯〕, 巳·亥년에 태어난 사람이면 〔敷和湯〕을 쓴다.

(3) 寅·申年

少陽相火司天 厥陰風木在泉

① 初氣 : 少陰加臨厥陰 木能生火 환자가子·午년에 태어난 사람이면 〔正陽湯〕을 쓴다.

② 二氣 : 太陰加臨少陰 火能生土 환자가 丑·未 년에 태어난 사람이면 〔備化湯〕을 쓴다.

③ 三氣 : 少陽加臨少陽 火能克金 又能生土 환자가 寅·申에 태어난 사람이면 〔升明

湯〕, 丑·未년에 태어난 사람이면 〔備化湯〕을 쓴다.

④ 四氣 : 陽明加臨太陰 土能生金 환자가 卯·酉년에 태어난 사람이면 〔審平湯〕을 쓴다.

⑤ 五氣 : 太陽加臨陽明 金能生水 환자가 辰·戌년에 태어난 사람이면 〔靜順湯〕을 쓴다.

⑥ 終氣 : 厥陰加臨太陽 水能生木 환자가 巳·亥년에 태어난 사람이면 〔敷和湯〕을 쓴다.

(4) 卯· 酉年

陽明燥金司天 少陰君火在泉

① 初氣 : 太陰加臨厥陰 木能克土 환자가 巳·亥년에 태어난 사람이면 〔敷和湯〕을 쓴다.

② 二氣 : 少陽加臨少陰 火能克金 又能生土 환자가 子·午년에 태어난 사람이면 〔正陽湯〕, 丑·未년에 태어난 사람이면 〔備化湯〕을 쓴다.

③ 三氣 : 陽明加臨少陽 火能克金 환자가 寅·申년에 태어난 사람이면 〔升明湯〕을 쓴다.

④ 四氣 : 太陽加臨太陰 土能克水 환자가 丑·未년에 태어난 사람이면 〔備化湯〕을 쓴다.

⑤ 五氣 : 厥陰가陽明 金能克木 환자가 卯·酉년에 태어난 사람이면 〔審平湯〕을 쓴다.

⑥ 終氣 : 少陰加臨太陽 水能克火 환자가 辰·戌년에 태어난 사람이면 〔靜順湯〕을 쓴다.

(5) 辰· 戌年

太陽寒水司天 太陰濕土在泉

① 初氣 : 少陽加臨厥陰 木能生火 환자가 寅·申년에 태어난 사람이면 〔升明湯〕을 쓴다.

② 二氣 : 陽明加臨少陰 火能克金 환자가 子·午년에 태어난 사람이면 〔正陽湯〕을 쓴다.

③ 三氣 : 太陽加臨少陽 水能克火 환자가 辰·戌년에 태어난 사람이면 〔靜順湯〕을 쓴다.

④ 四氣 : 厥陰加臨太陰 木能克土 환자가 卯·酉년에 태어난 사람이면 〔審平湯〕을 쓴다.

⑤ 五氣 : 少陰加臨陽明 火能克金 환자가 子·午년에 태어난 사람이면 〔正陽湯〕을 쓴다.

⑥ 終氣 : 太陰加臨太陽 土能克水 환자가 丑·未년에 태어난 사람이면 〔備化湯〕을 쓴다.

(6) 巳· 亥年

厥陰風木司天 少陽相火在泉

① 初氣 : 陽明加臨闕陰 金能克木 환자가 卯·酉년에 태어난 사람이면 〔審平湯〕을 쓴다.

② 二氣 : 太陽加臨少陰 水能克火 환자가 辰·戌년에 태어난 사람이면 〔靜順湯〕을 쓴다.

③ 三氣 : 厥陰加臨少陽 木能生火 환자가 寅·申년에 태어난 사람이면 〔升明湯〕을 쓴다.

④ 四氣 : 少陰加臨太陰 火能生土 환자가 丑·未년에 태어난 사람이면 〔備化湯〕을 쓴다.

⑤ 五氣 : 太陰加臨陽明 土能生金 환자가 卯·酉년에 태어난 사람이면 〔審平湯〕을 쓴다.

⑥ 終氣 : 少陽加臨太陽 水能克火 환자가 辰·戌년에 태어난 사람이면 〔靜順湯〕을 쓴다.

5) 육기의 대체처방

육기의 처방은 십간의 약으로 바꿀 수 있다.

子·午는 少陰君火로 乙年과 같으므로 〔紫菀湯〕으로 대체할 수 있다.

卯·酉는 陽明燥金으로 戊年과 같으므로 〔麥門冬湯〕으로 대체할 수 있다.

辰·戌은 太陽寒水로 甲·辛年과 같으므로 〔附子山茱萸湯〕, 〔五味子湯〕으로 대체할 수 있다.

丑·未는 太陰濕土로 壬·己年과 같으므로 〔苓朮湯〕, 〔白朮厚朴湯〕으로 대체할 수 있다.

寅·申은 少陽相火로 丙·癸年과 같으므로 〔黃連茯苓湯〕, 〔黃耆茯神湯〕으로 대체할 수 있다.

巳·亥는 厥陰風木으로 庚·丁年과 같으므로 〔牛膝木果湯〕, 〔從容牛膝湯〕으로 대체할 수 있다.

그리고 〔正陽湯〕은 〔十味導赤散〕, 〔備化湯〕은 〔不換金正氣散〕, 〔升明湯〕은 〔龍膽瀉肝湯〕, 〔審平湯〕은 〔瀉白散〕, 〔靜順湯〕은 〔胃苓湯〕, 〔敷和湯〕은 〔荊防敗毒散〕으로 대체하여 쓸 수 있다.

6) 육기와 오운의 처방 선택

병이 일 년이 지나면 오장으로 들어가고 육부에는 머물러 있지 않기 때문에, 오운에서 일 년이 지나지 않은 경우는 십이지에서 처방을 선택한다.

앞부분에 있는 운기보감처방과 초창결의 처방을 비교해 보면 운기보감처방은 초창결의 처방보다 발병일이 더 오래 된 것에 유효하다고 본다. 하지만 변증을 통해 반드시 확인해야 하며 발병일에 구애되어서는 안 된다.

초창결의 처방은 몇 가지가 用量이 다른 것도 있었으나 모두 동의보감 내의 처방이었고 주치증도 같았다. 동의보감에서 환자를 보는 관점과 같으며 보다 변증을 자세히 한 것과 오행을 통해 설명을 한 점이 특징이라 할 수 있다.

≪五臟의 補瀉溫涼藥≫

장부	보	사	온	량
심	원지	황연	당귀	서각
	백복신	고삼	백작약	생지황
	천문동	패모	오수유	우황
	토사자	전호	육계	죽엽
	인삼	울금	창출	주사
	金銀箔		백출	맥문동
	초염		석창포	황연
				연교
소장	모려	총백	파극	모근
	석곡	소자	회향	통초
	감초	속수자	익지인	천화분
		대황	오약	황금
				활석
				차전자
간	모과	청피	목향	별갑
	아교	작약	육계	황연
	천궁	시호	반하	황금
	산수유	전호	육두구	초룡담
	산조인	서각	빈랑	초결명
	오가피	秦皮	필발	시호
		초룡담	진피	영양각
담	당귀	청피	반하	황연
	산수유	시호	생지황	황금
	산조인	황연	천궁	죽여
	오미자	목통	계피	시호
		작약		초룡담
비	인삼	파두	향부자	
	황기	삼능	관계	
	백출	지실	목향	
	복령	적작약	육두구	
	진피	대황	익지인	
	반하	청피		
	건강	신곡		
	맥아	산치자		
	산약			

장부	보	사	온	량
위	백출	파두	정향	석고
	산약	대황	백두구	연교
	연실	지실	초두구	활석
	검인	망초	건강	승마
	백편두	후박	후박	갈근
	인삼	흑견우	익지인	천화분
	황기		오수유	치자
	축사			황금
폐	인삼	정력자	진피	지모
	황기	상백피	반하	패모
	아교	방풍	생지황	과루인
	오미자	행인	관동화	길경
	천문동	마황	백두구	천문동
	사삼	지각	행인	편금
	산약	자소엽	소자	치자
	녹각교		천촉	석고
대장	앵속각	망초	인삼	황금
	오배자	대황	관계	괴화
	두충	속수자	반하	천화분
	육두구	도인	목향	치자
	목향	지각	호촉	연교
	가자	빈랑	오수유	석고
		총백		
		견우자		
신	숙지	택사	침향	지모
	구기자	복령	토사자	황백
	녹용	저령	부자	목단피
	구판	호박	육계	현삼
	오미자	목통	파고지	생지황
	육종용		백자인	
	우슬		오매	
	두충		파극	
방광	익지인	차전자	회향	생지황
	석창포	구맥	오약	방기
	속단	활석	육계	황백
		망초	침향	지모
		택사	오수유	활석
		저령		감초
		목통		

장부	보	사	온	량
명문	육종용	오약	부자	황백
	침향	지각	육계	산치자
	황기	대황	파고지	시호
	육계	망초	회향	지모
	토사자	치자	오약	활석
	파고지	황백	건강	망초
			침향	
삼초	인삼	황백	부자	지모
	황기	치자	파고지	초룡담
	건강	저령	당귀	목통
	감초	택사	숙지황	차전자
	백출	복령	토사자	지골피
	계지	대황	오수유	황백
	익지인	빈랑	회향	치자

第四章 運氣醫學 개설

五運六氣란 五運과 六氣를 이용하여 기후변화를 예측하고 기후에 따른 질병을 알아내는 방법이다. 오운육기를 이용한 의학을 운기의학이라 한다. 운기의학은 질병의 치료뿐 아니라 체질적인 素因과 매년 변화하는 기후에 따라 나타나는 질병도 설명이 가능하고 질병예방 및 양생에도 탁월한 효과가 있다.

오운육기에 대한 이론은 이미 『黃帝內經』에 자세히 기재되어 있다. 『黃帝內經』에서는 기후변화를 예측하고 기후에 따른 질병을 오행으로 설명하였다. 하지만 방제의 원칙은 제시하였으나 처방에 대한 내용은 없다. 운기에 대한 이론은 증상에 대한 오행과 오장으로 배속하는데 病機十九條를 위주로 하였다. 운기에 쓰는 처방을 제시한 것은 陳言의 『三因方』이 처음이었다. 『三因方』에서는 운과 기에 따라 일 년에 처방 한 가지씩만을 제시하여 예방의학적인 가치는 있으나 실제 질병을 치료하기에는 부족하였다.

우리나라에서는 오운육기별로 처방과 증상에 따라 사용하기 편리하도록 제시하였으나 아직 잘 알려져 있지 않고, 연구 또한 많이 진행되지 않은 상태이다.

지금까지의 운기의학에 대한 연구 상황을 보면 진승희[3] 등은 운기의학에 제시된 오운의 특성을 찾아내는 임상적 연구가 있었고, 김준태[4] 등은 윤초창의 생애와 초창결에 관한 연구가 있었으며, 이동주[5] 등은 운기의학의 가치와 응용에 관한 이론적 연구가 있었다. 미국과 유럽에서도 오운의 특성에 관한 서적이 출판[6]되었으나 대부분 오행과 관련한

3) 1. 진승희, 최경미, 김태희, 아시아여성의 오운체질별 검사특성 및 증상과의 관계, 대한한의진단학회지. 2010;14(1):44~56 2. 진승희, 김태희, 최경미. 운기체질과 오장병증의 상관관계. 대한한의진단학회지. 2010;14(2):10~119

4) 김준태, 윤창열. 윤초창의 생애와 초창결에 관한 연구. 대한한의원전의사학회지. 1992:6

5) 이동주, 최승훈, 안규석, 문준전. 運氣論의 본질적 이해와 그 실용화에 관한 연구. 대한한의학회지. 1992;13(1):103~104.

이론적인 내용이 대부분이다.

운기의학은 필사본인 『草窓訣』과 『五運六氣寶鑑』 또는 이와 유사한 이름의 처방책으로 전해지고 있다. 초창결과 오운육기보감의 처방 방식은 다른 점이 있다. 초창결에서는 태어난 해의 오운과 당해 년의 오운이 만나 나타나는 병, 그리고 당해 년의 육기를 만나 나타나는 병에 대해 설명하였다. 오운육기보감은 각 해마다 運氣를 10가지로 나누어 오운육기를 구성하여 60년 동안 600가지 운기로 나누고, 각각 특징적인 증상과 이에 따른 처방을 제시하여 체질적인 요소가 더 가미되었다.

아직 이 처방의 유래 및 증상을 유추한 이론적 근거를 명확히 설명할 수 없지만, 임상에서 치료효과가 크기 때문에 운기의학에 대한 연구를 지속해야 하는 당위성이 있다. 최근 체질의학에 대한 관심도가 높아지고 있는데, 이는 질병의 치료 및 예방에 탁월한 효과가 있고 체질별 관리하는 방법이 제공되기 때문이다. 체질을 판단하고 질병을 진단·예방한다는 측면에서 볼 때, 운기의학은 환자의 생일에 따라 오행으로 운과 기를 계산하여 누구나 같은 운기체질을 판단할 수 있고, 기후와 오행의 변화에 따른 질병의 변증과 치료 및 예방에 객관적인 지표를 제공할 수 있어 임상에서 큰 가치를 지닌다.

一. 운기의학의 정의와 의사학적 고찰

1. 운기의학의 정의

운기의학이란 오운과 육기를 활용하여 그 운기에 태어난 사람의 체질과 질병의 성향을 알아내고 매년 나타날 수 있는 병을 예측하여 예방·치료하는 의학이다.

오운육기는 지구의 기후변화를 예측하는 학문으로 시작되었다.

---

6) 1. Herriet B, Efrem K. Between Heaven and Earth. New York, The Random House Publishing Group, 1992, 131~234. 2. Angela Hicks, John Hicks, Peter Mole. Five Element Constitutional Acupuncture. Philadelphia, Elseriver, 2007.

인체는 소우주라 하여 자연 즉 지구의 기후변화에 영향을 받기 때문에 잉태 또는 출생 당시 기후의 오행적 특성을 지닌다. 그러므로 그 당시의 기후를 알면 사람의 체질특성을 알 수 있다는 데 근거를 두고 있다. 뿐만 아니라 태어날 때의 운기는 매년 변화하는 운기와 오행 간의 작용으로 발생하는 질병에 대한 설명이 가능하다. 이런 근거에서 실제 치료와 예방법이 우리나라에서 제시되었는데, 이를 이용하여 치료하는 것을 "運氣醫學" 또는 "五運六氣醫學"이라고 한다. 오운은 十干을, 육기는 十二支를 이용하여 표시하며, 각각에 배속된 오행의 성질이 있다. 이에 따라 태어난 해의 運과 氣의 오행 간 상관관계와 당해 년의 운과 기의 오행 간 상관관계로 질병을 예측하고 예방과 치료방법을 강구한다.

오행은 인체 장부의 속성을 말하는 것으로 장부의 기능적인 면을 설명한다. 肝은 木, 心은 火, 脾는 土, 肺는 金, 腎은 水로 설명이 가능하다. 원래 오행에는 각각 오행이 내재되어 있다고 한다. 마찬가지로 장부 내에도 다른 오행의 기능이 있다. 오행을 이용하여 변증하는 것을 오행변증 또는 운기변증이라 하고, 오행으로 체질을 나눈 것을 운기체질 또는 오행체질이라고 하는데, 이는 진단·생기능 의학의 한 부분이다.

2. 運氣醫學의 이론적 근거

오운육기 이론은『黃帝內經·素問』大論 7篇에 중점적으로 그 내용이 실려 있다.『素問』大論 7篇에 실린 내용은 인간을 자연의 한 축소판으로 보고 자연현상이 그대로 인체에서도 나타나고 또 자연의 영향을 받는다는 天人相應사상이다.

실제로도 자연의 기후변화에 따라 사람들의 질병이 달라지고 문화까지 달라진다. 이 중 태양은 인간에게 가장 큰 영향을 미치고 기후 및 토질 등 자연의 영향에 따라 여러 가지 변화가 인체에서 일어나게 된다. 그 변화가 질병과 체질의 특성을 알 수 있게 해주는 데 중요한 역할을 한다. 일 년은 태양력을 기준으로 10개의 구간으로 나누어 관찰하였다.

따라서 인간이 태어날 때 이미 태양 변화와 같은 자연의 환경적인 요소가 몸 안에 그대로 반영되기 때문에, 이런 차이가 개인의 어떤 신체적인 특성이나 자주 나타나는 질병의 경향성을 결정짓게 된다.

3. 운기의학의 醫史學的 고찰

1) 중국의 운기의학

五運六氣에 대해 醫史學的으로 고찰해보면 『황제내경』에 이미 그 이론이 거의 완성되어 있다. 『素問』 7篇의 大論에 오운육기에 대한 내용이 상세히 나와 있는데, 그 이후로 내용이 바뀐 바는 없다. 『황제내경』에서는 이미 오운육기로 기후변화와 그에 따른 질병을 예측하고 매년 발생하는 질병에 대한 증상이 있다고 보았다. 『氣交變大論』에서는 "木運이 太過한 해에는 風氣가 유행하여 脾土가 邪氣를 받아, 사람들은 飧泄·식욕감퇴·身體沈重·煩悶·腸鳴·腹部脹滿 앓게 된다(歲木太過 風氣流行 脾土受邪 民病 飧泄 食減 體重 煩冤 腸鳴 腹肢滿[7])."고 하여, 木이 太過한 해에는 바람이 불고 脾土가 邪氣의 침입을 받아 발생하는 질병의 증상에 대해 설명하였다. 『六元正氣大論』에서는 "少陽이 司天하는 해인 寅申年에는 ……바람이 심하게 일어 나무를 쓰러뜨리고 모래가 날리며 무더위가 유행하고 陰氣가 陽化되어 비가 때때로 내린다. ……사람들은 寒中病에 걸려 밖으로는 瘡瘍이 나고 안으로는 설사·脹滿이 발생한다. ……一氣는 風氣가 偏盛하여 요동하고 寒氣는 물러가 기후가 매우 온화하며, 초목이 앞당겨 무성해지고 寒氣가 와도 피해를 입히지 못하고 溫病이 발생한다. 그 병으로는 熱氣가 상부에 울결되어 血溢·目赤·咳逆·두통이 발생한다. ……二氣는 ……"[8]고 하여, 寅申年의 전체적인 기후와 질병 및 一氣에서 六氣까지 일 년의 기후와 질병을 설명하였다.

『황제내경』에는 치료수단인 약물에 대한 언급이 없는데 오운육기에 대해서도 方劑의 구성 원칙만 있을 뿐 처방은 없다. 『至眞要大論』에 "諸氣在泉, 風淫于內, 治以辛凉, 佐以苦, 以甘緩之, 以辛散之. ……司天之氣, 風淫所勝, 平以辛凉, 佐以苦甘, 以甘緩之, 以酸瀉之."[9]라고 하였다. 이후 陳言의 『삼인방』에 이르러 처음으로 처방이 제시되어 "六壬年에

7) 王琦 外. 黃帝內經素問今釋. 成輔社, 1983, 337

8) 王琦 外. 前揭書. p.572, "凡此少陽司天之政, ……風乃暴擧, 木偃砂飛, 炎火乃流, 陰行陽化, 雨乃時應, ……民病寒中, 外發瘡瘍, 內爲泄滿. ……初之氣, 地氣遷, 風勝乃搖, 寒乃去, 候乃大溫, 草木早榮, 寒來不殺, 溫病乃起, 其病氣怫于上, 血溢目赤, 咳逆頭痛, ……二之氣 ……"

9) 王琦 外. 前揭書. 成輔社, p.434, 1983.

는 〔苓朮湯〕, 六戊年에는 〔麥門冬湯〕, 六甲年에는 〔附子山茱萸湯〕, 六庚年에는 〔牛膝木瓜湯〕, 六丙年에는 〔黃連茯苓湯〕, 六丁年에는 〔從蓉牛膝湯〕, 六癸年에는 〔黃芪茯苓湯〕, 六己年에는 〔白朮厚朴湯〕, 六乙年에는 〔紫菀湯〕, 六辛年에는 〔五味子湯〕, 辰戌之歲에는 〔靜順湯〕, 卯酉之歲에는 〔審平湯〕, 寅申之歲에는 〔升明湯〕, 丑未之歲에는 〔化備湯〕, 子午之歲에는 〔正陽湯〕, 巳亥之歲에는 〔敷和湯〕을 쓴다."[10]고 하였다.

이런 처방내용은 『普濟方』에서도 찾아 볼 수 있다. 『보제방』에 기록된 운기 내용을 보면 육십년 동안 運氣를 구분하고 증상과 처방이 모두 기록되어 있다. 하지만 분량면에서 60年을 모두 기록하여 방대하지만 내용면에서는 『내경』과 『三因方』 이후의 발전된 내용을 거의 찾아 볼 수 없다.

『황제내경』의 저작연대는 확실히 고증할 수 없으나, 運氣篇이 기재된 7篇은 六朝時代 全元起가 『素問』을 注할 때 이미 散失되어 唐代에 王冰이 7篇을 補入하였고, 나머지 刺法論과 本病論은 宋代에 補入된 것[11]으로 알려지고 있다.

『황제내경』의 저작연대가 불확실하다는 점과 『삼인방』의 처방이 갑자기 나타났고 아울러 내용이 바뀌지 않고 그대로 후대에 쓰이고 있다는 점 그리고 『내경』과 『삼인방』에서 기후와 질병을 설명하는 부분이나 처방의 구성방법과 내용이 그대로 후세에까지 전해지고 있는 점으로 미루어 볼 때, 陳言의 『삼인방』에서 처음으로 처방을 만든 것이 아닐 수 있다는 추측이 가능하다. 앞으로 이 처방의 성립에 대해서 더 연구가 필요하다.

이와 같이 중국에서의 운기의학은 내경 이후 이론과 임상응용에서 큰 발전을 찾아보기 어렵다. 明나라 팽용광(彭用光)의 體仁匯編에 운기의 병증과 관련이 있는 처방이 있다[12]고 한다. 이렇듯 삼인방의 처방 이외에 몇 가지 처방을 추가한 예가 보이기는 하지만 처방의 수가 그다지 많지 않다.

2) 우리나라의 운기의학

우리나라에서는 대체로 『草窓訣』·『運氣寶鑑』 등의 운기처방책에 의존하고 있다. 이 책에는 각기 運과 氣에 따라 오행의 상관관계, 오장육부와의 관계 및 발생증상을 설명하

10) 陳言. 三因極一方論. 中國醫學大系 券11. 商務印書館, 1990, p.(743)217~(743)224.
11) 洪元植. 中國醫學史. 서울, 東洋醫學硏究院, 1984, 40~41
12) 권영규, 김은하. 오운육기학 해설, 서울, 법인문화사, 1996, 199~210

고 그에 따른 처방을 제시하고 있다. 『草窓訣』은 조선시대 영조 때 尹草窓이 운기처방을 제시한 것으로 알려져 있는데, 이는 서문에 윤초창의 저서라고 기록되어 있는 것에 근거할 따름이다. 『運氣寶鑑』은 1936년 조원희가 저술하였다. 그 근원은 알 수가 없고 자신의 발명이라고 하였다.

『초창결』13)에는 "六年三氣相通, 八年四氣相逢" 등으로 運을 五行의 관계로 설명하였는데, 이는 매년 운기와의 상관관계를 설명한 것으로 『삼인방』에서 일 년의 운기에 따라 처방 하나를 제시한 것보다는 더 진보된 내용이며 『동의보감』의 처방을 인용한 것도 많다.

『운기보감』에서는 매년 10가지 처방을 제시하여 600가지로 구분하였고, 초창결에서는 태어난 해와 당해 년의 관계를 설명하였다.

초창결은 한국의학대계14) 43권에 필사본이 수록되어 있다. 여기에는 『草窓訣』·『草堂遺訣』·『濟癃編』 세 권이 있다. 내용은 모두 거의 대동소이하다. 세 권 모두 책 중에 있는 運氣衍論序文에 윤동리 또는 초당도인이 서문을 1725년에 쓴 것으로 되어 있다. 초창결과 초당유결에는 淡窩가 발문을 썼다고 하며 丙辰 元月 下旬에 쓴 것이라 하는데 1736년이다. 초창결에도 같은 발문15)이 있는데 앞 문장 몇 개가 빠진 것을 제외하고 같은 내용이다. 책 속의 내용도 거의 같은 것으로 미루어 같은 책으로 보인다. 제융편에서는 운기연론서문을 초당도인이 歲青蛇 7월 상순에 썼다고 했는데 青蛇라 한 것은 아마도 앞의 두 권에서 明의 연호를 계속 쓴 것과 무관하지 않은 것으로 보인다. 내용에서는 십이지를 이용한 처방에 더 추가된 부분이 있다.

초창결의 가치는 같은 사람이 특별한 생활변화 없이 어느 해에 이유 없는 병이 발생하는 것에 대한 병리와 치료법을 제시한다는 데 있다. 따라서 운동선수들이 어느 해에는 성적이 좋고 나쁘고 하는 기복의 이유와 일반인들이 항상 같은 생활을 반복함에도 불구하고 발생하는 질병 또는 변화에 대한 병리적 과정과 치료법을 제시할 수 있다.

초창결의 변증은 어느 해에 태어난 사람이 어느 해가 되면 어떤 병이 발생하는 것에 대한 변증이다. 이는 오행이론으로 인체에서 일어나는 실제 상황을 설명한 것으로, 오행관계로 장부의 병을 설명하기 때문에 오행관계를 인체에서 보다 쉽게 알 수 있게 해 준다. 초창결의 변증은 두 가지로 나누어 볼 수 있다.

---

13) 김신근. 초창결. 서울, 여강출판사, 한국의학대계 43권,1988.

14) 김신근. 초창결. 서울, 여강출판사, 한국의학대계 43권,1988.

15) 김신근. 초창결. 서울, 여강출판사, 한국의학대계 43권,1988.

하나는 十干을 이용해 어느 해에 태어난 사람이 어떤 해를 만나 어떻게 병이 되는가를 파악하는 방법이다. 또 하나는 十二支를 이용해 어느 해에 태어난 사람이 어떤 해의 일 년 중 어느 육기 기간 중에 병이 나타나는가를 파악하는 방법이다. 십간을 이용해 치료하는 병은 발병이 일 년이 지난 경우에 많이 쓰고, 십이지를 이용해 치료하는 병은 발병일이 일 년이 안 된 병을 대상으로 한다. 십간을 이용한 처방에 대해서는 한 가지 방법을 쓰고 있으나 십이지를 이용한 처방에 대해서는 몇 가지 방법을 쓰고 있는데, 어느 방법이 옳다고 하는 것보다는 모두를 응용하는 것이 좋다고 생각한다.

초창결의 처방은 운기에서 온 처방과 후대의 처방이 있는데 동의보감과 비교해 볼 때 주치증이나 가감법이 거의 동일하다. 동의보감의 처방을 이용해 운기의학에서 썼다는 점으로 미루어 볼 때 운기의학이 기존의 의학을 보다 더 발전시킨 것으로 볼 수 있다.

초창결에 대해 김준태16) 등이 발표한 논문이 있어 인용한다.

尹東里의 子는 子美, 號는 草窓이며 坡平尹氏의 26世孫 尹頣敎의 2남2녀의 장남으로 숙종 31년 을유년(1705년)에 출생하여 정조 8년 갑진년(1784년) 80세의 나이로 卒한 의가였다. 그는 季父인 尹雨敎(1695~1737)에게 학문을 배웠다. 윤동리의 호인 초창은 원래 明代 儒醫 劉溥의 自號로서 송대 성리학자 周濂溪선생을 항상 사모하여 창 앞에 풀을 제거하지 않았다 하여 호를 초창이라 한 것인데, 윤동리가 또한 이 뜻을 따라 호로 삼았다. 運氣衍論 서문에 "歲崇禎再乙巳 七月上澣에 草窓道人尹東里는 序하로라"라 하여 그의 나이 21세에 저술한 것으로 볼 수 있다. 그의 친구로 보이는 淡窩가 발문을 썼는데 "歲丙辰元月 下澣에 跋하노라"한 것으로 보아 발문은 저술한 11년 후인 1736년에 기록했음을 알 수 있고, 用藥勸書에 "歲丙寅仲夏"라 되어 있어 1746년에 용약부분이 쓰여 진 것을 알 수 있다. 運氣衍論과 用藥勸書 두 부분을 합하여 草窓訣이라 한 것 같다.

초창결이라는 명칭이 직접 윤동리가 붙인 것인지 후세인이 그의 호를 빌어 붙인 것인지는 확실치 않다.

초창결은 필사본으로 尹氏家門에 家傳되어 왔으며 최근 1975년 아산군 한의사회에서 책으로 간행하였으나 誤字가 많아 訂正하여 1980년 청구한의학연구회가 漢城出版社에서 간행되었다. 윤씨 家傳本 외에도 한독의약박물관과 국립중앙도서관에 소장된 것과 한국정신문화연구원 내의 장서각에 소장되어 있고 일본에서 三木榮씨가 소장하고 있는 것으

16) 김준태, 윤창열. 윤초창의 생애와 초창결에 관한 연구. 대한원전의사학회지, 1992; 6:192-194

로 알려져 있다.

우리나라에서 운기학설의 도래는 고려시대로 보고 있다. 고려 말에서 조선 초에 이르러 의가들은 이 학설을 신봉하고 허준의 동의보감에서도 운기에 대해 상술하고 있으며, 후에는 인체의 생리·병리를 모두 오운육기로 이해하려고 하였고 그 치료도 응용하려는 의학의 일파가 있었는데, 이들을 運氣醫라 불렀다. 三木榮은 우리나라에서 운기의론을 처음으로 기록한 것은 동의보감 잡병 卷一에 보이며 運氣醫가 상당수 있었다고 한다.

運氣寶鑑은 초창결과는 달리 아직 연구된 바가 없다. 필자가 조사한 바에 의하면 지금까지 출판된 운기보감에 대한 서적은 처방 용량이 조금씩 다르거나 각자 경험한 증상이 조금씩 추가된 이외에는 대체로 내용이 동일하기 때문에 그 근원은 같다고 판단된다. 필자가 소장하고 있는 운기처방 책 세 가지를 비교해 보면 서로 처방 용량과 증상이 일치하는데, 저자와 출판년도가 다르기 때문에 그 근원이 같다고 추측하는 것이다. 이에 대해서는 연구가 더 필요하다고 본다.

처음 책은『五運六氣醫學寶鑑』으로 1936년 4월에 출판되었으며, 저자는 趙元熙이다. 조원희 선생은 이 책의 跋文에 醫學士라고 밝혔고, 서문을 쓴 柳春馨은 '철학의약박사 조원희'라고 표현하였다. 조원희 선생은 스스로를 軍籍典醫였다가 후에 醫生이 되었다고 소개하였다. 醫生은 醫生規則이 1913년 제정되어 1914년부터 시행되었고 醫生規則에 의해 면허를 받은 東醫가 5813인이었다고 한다.17) 아마 그 중 한 분으로 추측이 되나 아직 신원에 대해 정확히 파악하지 못하였다.

다음 책은『五運六氣漢醫學寶鑑』으로 1964年에 右文堂印刷社에서 출판되었으며, 저자는 吳大泳 원장이다. 오대영 원장은 책의 서문에서 천안시 한의사회장이라고 스스로를 소개하였으며, 책의 말미에 편집인 겸 발행인을 천안한의사회로 표기하였고 아울러 천안한의사회·익수당한의원·우문당인쇄사의 주소와 전화번호를 기재하였다.

필자는 연락처로 기재되어 있는 익수당한의원 文性珪 원장에게 전화로 문의한 결과, 오대영 원장은 당시 안성에서 개원을 하다 천안 시청 앞에서 개원하였고 책을 내는 데 도움을 청한 바 있어 연락처로 기재되었고 오대영 원장의 후손들은 한의원을 잇지 않았으며, 출판한 당시 천안시 회장은 익수당한의원의 문성규 원장님으로 대전·충남부회장을 겸하고 있었다고 하였다.

---

17) 김중한, 김달호. 韓中醫學簡史, 釜山, 小康出版社, 1995, 164

오대영 원장은 서문에서 "윤초창 선생의 運氣訣이 세간에 간행되지 못하고 간혹 베껴서 비밀리에 사용한 예가 적지 않았는데, 천원군 광덕면에 은거한 心堂先生이란 분이 우연히 이 책을 발견하여 환자에게 써 보니 효과가 좋아 널리 한의사들이 쓰기를 원하는 마음이 있었기 때문에 책으로 출간하는 것을 허락했다."고 하였다.

세 번째 책은 출판사나 저자를 알 수 없는 『東醫運氣寶鑑』인데, 처방은 모두 앞의 두 책과 같으나 저자의 경험방이 같이 수록되어 있다는 점이 상이하다. 이 책은 대한운기연구소편으로 되어 있는데, 『東醫運氣寶鑑 運氣體質速見表』라는 책 역시 이 연구소편으로 출판되었다. 아마도 편저자는 같은 사람으로 추측되는데 그에 대해서는 정확히 아는 바가 없다. 단지 필자가 운기의학에 관심이 없을 당시 들은 바에 따르면 性은 崔氏이고 四柱에 정통하여 運氣를 잘 운용한다고 하며, 2000년 현재 생존한다면 대략 70대의 나이일 것으로 추측된다고 하나 이 또한 정확하지 않다.

3) 草窓訣 序文

大凡人之生於甲者 亦病於甲 病於乙者 其生也亦乙則 不須巧思 宜用當年之劑 辛產 病於甲 乙人患在戊則 亦宜擇兩年之劑 符驗症樣而煎之 如此者流 雖蓬心盲知而可以容易說矣 及至甲生 病於乙於戊 與夫乙生 患于甲于辛之屬 必須運活法於方寸 乃可以理推之矣 何則或從生年 或從病紀 或生年病紀 圓機而會之 如甲辛水涸不能制火 則病於乙戊而火盛金衰者 暨夫乙戊金虧不能生水則 病于甲辛水被土克者 嗚呼怪矣 雖云甲生而其生也 正月二月則 病多崇於癸 此傷在胎時也 雖曰乙生 其娩也十有二月則 病或有於丙 此傷在產後也 是誠軒岐之心法 華扁之正統 而不能形諸言筆諸書也 柰何 俗醫不知運氣 爲甚件物事 徒以症形藥方而葫蘆之 衆口咻之曰晬日之兒 豈有心火之理 三尺之孩 安病腎虛之道乎 至死而不知悔 病家亦不以爲咎 其爲醫門之痼弊 可勝嘆哉 一紀之內 天運地氣 每每不均 或旱或雨 過風過寒則人之一身 禀天地之至靈者 豈無虛實之應於臟腑之內 而雖半午之寒感 毛孔之小腫何者 有外於運氣之理乎

吾所以祥論甲乙二紀之理者 將欲使後學細於十干之病 當如斯然後 可推故也 後之有志於醫者 當勿牟髦 能自常目則可謂地下無寃鬼 世間足健人矣 其蔭功積善 不下於造七寺矣

歲崇禎 再乙巳 七月 上澣 草窓道人 尹東里序

대개 갑년에 태어난 사람이 갑년에 병이 나고 을년에 병이 난 사람이 을년에 태어났다면 여러 가지 생각을 하지 않고도 마땅히 당년의 약을 쓰면 된다. 신년에 태어난 사람이 갑년에 병이 나고 을년에 태어난 사람이 무년에 병이 나면 역시 양년(兩年)의 약을 선택하여 증상에 맞게 약을 쓰면 된다. 이와 같은 종류의 것은 비록 마음이 닫혀 있고 아무것도 모르는 사람일지라도 쉽게 말할 수 있다. 그러나 갑년에 태어난 사람이 을년이나 무년에 병이 되거나 을년에 태어난 사람이 갑년이나 신년에 병이 되면 반드시 가슴에서 활법을 운용해야 비로소 치료의 이치를 추측할 수 있다. 왜냐하면 태어난 해를 따르는 경우도 있고 병이된 해를 따르는 경우도 있고 태어난 해와 병이 된 해를 다 두루 살펴야 하는 경우도 있기 때문이다. 예를 들면 갑년과 신년은 수(水)가 말라 화(火)를 제압할 수 없으므로 을년과 무년에 병이 나면 화가 성하고 금(金)이 쇠약해진다. 그리고 을무년은 금이 부족해져 수를 생할 수 없는데다가 갑년과 신년의 수가 토의 제약을 받는 상태에서 병이 나는 경우가 있다. 오호라! 괴이하도다! 비록 갑년에 태어난 사람이 태어난 시기가 정월과 이월이라면 병은 갑년의 전인 계년에 많은 영향을 받는데 이는 태중에서 상한 것이다. 비록 을년에 태어났다고 해도 분만일이 십이월이라면 혹 병은 병년의 영향을 받는다[18]. 이는 산후에 상한 것이다. 이야말로 황제와 기백의 심법(心法)이고 화타와 편작의 정통한 이론이며 어떤 말이나 글과 책에서 형언할 수 없는 것이다. 어찌하겠는가! 세속의 의사들이 운기를 모르고 심히 사물의 외형만 위주로 하여 모두 증과 형태에 따라 약방을 하니 참으로 고약하구나. 모든 사람이 떠들기를 돌쟁이 아이에게 어찌 심화가 있겠는가. 키가 삼척밖에 안 되는 어린 아이에게 어찌 신허의 병이 있겠는가라고 한다. 죽음에 이르러도 의사 자신도 몰라서 후회할 줄 모르고 병든 사람도 역시 의사를 원망 하지 않으니 의료계의 고질적 병폐로 가히 탄식을 하고도 남는다. 일 년 내에 하늘의 운과 땅의 기가 매번 같지 않다. 혹은 가물고 혹은 비가 오고 바람이 심하기도 하고 추위가 심하다. 사람의 몸은 천지로부터 지극히 신령한 것을 받았는데 어찌 천지 기의 허실이 장부의 안으로 상응하지 않겠는가? 비록 반나절의 추위에도 모공이 오그라드는 것은 운기의 이치가 밖으로 드러나는 것이 아니고 무엇이겠는가?

내가 갑년과 을년의 이치를 상세하게 말한 것은 장차 후학이 십간의 병에 대해 자세히 연구할 때 마땅히 이 이후부터 추론하기를 바람이고, 후에 의학에 뜻을 둔 사람이 마땅

18) 생일이 1월과 2월인 경우는 전년도에 잉태되었으므로 잉태된 해인 계년의 영향을 받을 수 있고, 생일이 12월인 경우는 대한일이 지나서라면 생일은 을년이나 대한일이 지났기 때문에 다음해인 병년에 속하게 된다.

히 쓸 데 없는 데 관심두지 말고 항상 눈 여겨 보면 죽어 원망하는 경우가 없을 것이며 세간에 건강한 사람들이 가득하게 될 것이다. 음공과 적선은 관아[19]에서 내려 주는 것이 아니다.

숭정년 재을사[20] 7월 上旬 초창도인 윤동리 서

4) 草窓訣 跋文

盱 醫之術其來久矣 嘗草制藥 神農氏創之 於是土病木癲 曁邪風惡氣 觸之而傷一變 咸囿於春臺中 以終其天壽 其爲功於世 豈不宏乎哉 自神農後 扁鵲華陀者流 神功奇技亦不草草於世 而卽其後論醫者 是庸庸者流耳 何足言哉 余友尹君子美 早志于醫 發天載未發之見 繼天載未傳之緖 其所手著運氣論者 若車指南 如龜坼兆 其所以蔑如視於世紛紛于于 而扼腕大談於醫門者宜也 雖然 醫是雜技 君是正士也 何可以正士而業雜技也 此予所以爲君 發一慨以勗之

歲丙辰元月下澣 淡窩跋

크도다! 의술이 전해온 지 오래되는구나! 초목을 맛보고 약을 만든 것은 신농씨가 만든 것이다. 이에 토병에 목이 병 되는 것과 풍사와 나쁜 기운에 접촉하여 병 되는 것 모두가 춘대에 모여 있어 천수를 다하도록 하는 공이 세상 사람들에게 어찌 크지 않다하겠는가? 신농씨 이후로 편작・화타와 같은 사람은 신기한 공과 기이한 기술 역시 근심하지 않았다. 하나 그 후 의학을 논하는 사람들은 아주 평범한 류의 사람이라 어찌 족히 말을 할 수 있겠는가? 나의 친구 윤자미는 일찍 의학에 뜻을 두고 오랫동안 발견하지 못한 견해를 발견하여 오랫동안 전해지지 않은 실마리를 이어 직접 운기론을 저술하였으니, 지남차와 거북등으로 점을 치는 것을 발견한 것과 같다. 세간에 분분하고 만족해하는 것을 무시하고 주먹을 쥐고 의학에 대해 대범하게 말한 것은 옳은 것이다. 하지만 의료라고 하는 것은 잡기에 속하는 것인데 윤군은 올바른 선비라 어찌 선비가 잡기를 직업으로 할 수 있겠는가? 이에 내가 윤군을 위해 한번 큰 소리로 힘을 내라 한다.

병진년[21] 원월 하순 담와 발문을 쓰다

---

19) 七寺: 고려시대 일곱 관아

20) 崇禎 再乙巳 : 영조 원년 1725년, 당시의 연호는 숭정이 아니었고 을사년도 아니다. 청나라로 되자 명대 쓰던 연호인 숭정을 그대로 쓰고 그 당시 을사년에서 다시 을사가 된 것을 재을사라 말한다.

5) 五運六氣醫學寶鑑 跋文

不佞自奢年22)以來 能專力於醫藥 多方試服得稽 於十全爲上 十失一次 十失四爲下之術 故虛名溢外薦選爲軍籍典醫 至其掌務施法 傷於風土者 其能復蘇罷乎 瘴海者 畢竟還甦一不失手者 一以信本草之精妙 二以專自身之誠意然矣 其後遞任醫生 私自講究於五運六氣 三十餘年積累功效閱歷諸家演義 註前人所未該輯 至數卷 因借柳晦宇梳理加減編次 又付首序其盡卷義 此不復贅而綴其餘意 以爲醫學寶鑑跋

昭和十一年四月十五日 醫學士 趙元熙

재능이 없는 제가 수 십 년 동안 의약에 전념하여 여러 방면으로 경험한 결과 돌이켜 보면 완벽하게 치료한 것을 上이라 하고, 열 가지 병 중 하나를 치료하지 못하면 그 다음이고, 열 중 넷을 놓치면 下의 기술이라고 한다. 그래서 虛名이 바깥으로 넘쳐 군적전의(軍籍典醫)로 천거되어 그 업무를 장악하게 되었다. 풍토병에 상하여도 능히 소생시켰고, 전염병에 걸린 자도 끝내 소생시킨 것은 하나의 실수도 하지 않았던 것인데, 첫째로 본초의 정묘함을 믿었고 둘째로 전적으로 자신의 성의를 다한 결과인 것이다. 후에 의생이 되어 개인적으로 오운육기를 연구하기를 30여 년이 되어 여러 효능을 경험하였고, 제가의 이론을 두루 살펴보았고 옛사람이 설명하지 못한 부분에 주를 달은 것이 여러 권이 되었다. 이에 회우 유춘형이 이론과 편차를 정리하고 또 책머리에 서문을 부쳐 그 출판의 뜻을 밝혔다. 이는 덧붙이는 말이 아니고 남은 뜻을 엮은 것이다. 이로써 의학보감에 발문에 붙인다.

1936년 4월 15일 의학사 조원희

6) 五運六氣漢醫學寶鑑 序文23)

21) 병진년 : 1736년

22) "奢年"은 뜻을 알 수 없어 필자가 추측컨대 오자로 보여 본문 내용 중 "私自講究於五運六氣 三十餘年"에 의거해 수 십 년간으로 해석하였다.

23) 이 서문은 문장을 그대로 인용한 것으로 원래 뛰어 쓰기가 되어있지 않은 문장이나, 필자가 읽기 쉽게 뛰어 쓰기를 한 것이다.

무릇 의학이라 함은 인체의 질병을 치유하는 학문으로서 그 학문이 類을 介擧할 수 없는 정도이나 음양오행을 근간으로 한의서 중 제일 생리철학이 되는 오운육기학은 동양의학의 가장 신비적 철학임은 부인할 수 없는 사실인데, 자고로 각종 의서에 그 대강은 기재되어 있으나 상세한 것은 기술함이 없고 다만 『醫學入門·運氣總論』에 이르기를 "雖一時一刻之短과 一毫一芒之細라도 五行之氣와 五行之化가 莫不在焉이라 하고 又曰 有天之運氣하며 有人之運氣하니 天時勝則舍人之病 而從天之時하고 人病勝則 舍天之時 而從人之病이라" 하였고, 또한 張子和論을 인용하여 "病如不是當年氣 看與何年運氣同 只向某年求活法 方知都在至眞中이다"라고 하였을 뿐이므로 그 심오한 논리를 상세 표현됨이 거의 없고 조금 상세한 것은 歲之運氣를 논할 뿐이고 人之運氣를 논한 것은 더욱 찾아보기 어려웠던바 근대의 草牕尹 선생이 이 運氣學에 超出하야 상세히 발명한 것이 있어서 世人이 감탄하였으나 선생의 발명한 運氣訣이 세간에 간행되지 못하여, 혹자 醫學家에서 抄出하여 두고 타인이 알까 염려하여 비밀히 사용한 예가 적지 않았는데, 天原郡 廣德面 一隅에 은거한 心堂先生이 우연이 이 訣을 圖得하야 신음하는 환자를 다수 실험한 결과 百中之效를 보았으니 이 訣은 주로 人之運氣를 상세히 논술한 학문으로서 각 사람의 生年月日時를 알면 그 사람의 入胎年月日時가 算出되며 따라서 그 사람의 藏府가 五行 中 何藏何府인지를 알게 되는 동시에 그 질병을 亦是立證하였으며 其該當處方이 指定되여 있음으로 半年以上 呻吟한 病은 六氣로 치료하고 一年以上 呻吟한 病은 五運으로 치료하면 肺勞환자라 稱하는 환자가 咳嗽을 治하는 藥品은 無한 處方임에도 不拘하고 咳嗽가 快愈되야 病의 全治가 되며 婦人의 病을 治療함에는 調經劑의 藥品이 別无한 처방이나 于先 調經부터 되며 病이 全治도 되기 前에 胞孕이 되는 수 不少하며 大小人을 莫論하고 健康치 못한 것은 藏府의 缺陷 卽 五行의 過不及이 原因이 되는 故로 此五行을 균등케 조리하야 건강케 할 수 있는 醫療法이니 此는 不可思議的 神秘學文이라 하지 않을 수 없다. 實로 病論만을 듣고 또는 診脈만을 하여서 投藥하는 것은 타인이 볼 때에 하등의 증거가 보이지 않으나 이 運氣訣에 用藥之方은 상기와 如히 孕胎日時가 算世되면 그 사람의 何藏何府를 알며 어떤 질병을 알게 되고 그 처방도 確定되어 있으니 진실로 生理哲學인 동시에 자연과학이 아닐 수 없다. 그러므로 우리 天安漢醫師會에서 알게 되여 世間에 널리 發布하기 위하야 先生에게 要請한 缺課 先生이 欣然히 快諾하며 日 나는 그런 마음은 있었으나 有意莫遂였다 하고 同意을 표시함으로 病苦로 呻吟하는 환자를 爲하야 또는 후학을 위하며 東洋醫學의 發展을 爲하야 發行하여 廣布하는 바인 고로 혹 抄出의 次序

와 編輯의 規模가 未備한 點이 有하더라도 後學의 增删함을 바라며 編輯에 즈음하여 數言의 眞意을 남기는 바이다.

中元甲辰 二月 二日[24] 天安漢醫師會長 吳 大泳 謹序

二. 오운육기학

1. 기후

기후는 봄·여름·가을·겨울 사계절로 나뉘는데, 여름철에 장마철이 끼어있는 것이 우리나라와 중국 기후변화의 특징이다. 그러므로 봄은 木, 여름은 火와 暑, 가을은 金, 겨울은 水에 기후를 각기 배속시켰다. 이것은 五運의 변화이다.

六氣의 변화는 봄·이른 여름·장마철·한여름·가을·겨울의 순서로 진행된다. 즉 봄은 厥陰風木, 이른 여름은 少陰君火, 장마철은 太陰濕土, 한여름은 少陽相火, 가을은 陽明燥金, 겨울은 太陽寒水에 속한다. 이는 기후현상에 따라 구분지은 것이다. 예컨대 봄에는 바람이 많고 모든 생물이 추운 겨울날을 견디고 새롭게 생명을 시작하는 때이므로 봄을 風과 木에 속한다고 한 것이다. 이른 여름은 少陰君火에 속한다. 君火는 相火와 비교하여 형성된 개념으로 君火는 임금의 위치에, 相火는 신하의 위치에 해당한다. 君火는 멀리서 모든 사람이 정상적으로 잘 지낼 수 있도록 너그럽게 대해주는 작용을 하므로 태양과 같다고 본다. 相火는 君火보다 강렬하고 국소적인 면이 있어 해로운 작용을 하기도 하므로 모닥불과 같다고 본다. 태양은 불태우지 않지만 모닥불은 불태운다는 데 차이점이 있는 것이다. 이른 여름은 모든 생물이 가장 왕성하게 자라는 시기이므로 君火에 귀속되고, 한여름은 너무 더워 모든 생물이 더위에 지치고 더위를 먹게 되는 경우도 있으므로 相火에 귀속된다. 더위가 심하면 더위를 식혀주는 비가 내리고 이 비가 심하면 장마가 되는데, 장마철에는 습도가 높아지므로 太陰濕土에 해당한다. 습기가 많아지면 습기를 없애기 위

24) 中元甲辰은 1964년을 말한다

해 건조한 날씨가 이어지는데 가을이 되면 쌀쌀하면서 건조한 기후가 지속되므로 가을은 陽明燥金에 속한다. 겨울은 추운 날씨로 太陽寒水에 속한다. 이는 봄・여름・가을・겨울의 생(生)・장(長)・수(收)・장(藏)의 큰 틀 안에서 변화가 일어나는 것이다.

1) 五運으로 판단하는 법

五運은 十干으로 표시하고 十干은 모두 五行에 속하므로 그 五行으로 기후와 체질을 판단한다. 運의 종류에는 主運・客運 그리고 大運 세 가지가 있고, 主運・客運・大運은 각각 木・火・土・金 ・水로 귀속된다.

우선 五運으로 기후를 판단하는 방법에는 세 가지가 있다. 첫째 大運, 둘째 主運, 셋째 客運으로 보는 방법이 있다. 기후는 이 세 가지의 관계를 고려하여 예측하지만 운기체질은 客運으로 정하기 때문에 客運을 아는 것이 중요하다.

主運은 매년 전혀 변하지 않고 찾아오는 주기적인 기후를 말한다. 즉 봄・여름・가을・겨울의 순서는 몇 천 년이 지나도 바뀌지 않고 찾아오기 때문에 이것을 主運이라고 한다. 이는 어느 해든 상관없이 木・火・土・金 ・水의 순서로 변하기 때문에 변함이 없다. 主運은 항상 일정하여 변하지는 않지만 客運과의 관계로 기후변화를 계산하기 위해 필요하다.

客運은 손님 객(客)자를 써서 글자 뜻 그대로 언제 찾아올지 모르는 손님과 같이 찾아오는 기후를 말한다. 이 客運은 우리가 느끼는 기후변화에 직접 영향을 미친다. 客運은 그 해 大運의 五行으로 시작하여 相生의 순서로 바뀐다.

大運이란 그 해 일 년을 주관하는 기후를 말한다. 그 해의 十干 五行 성질이 그 해 일 년간의 기후특징을 반영한다.

甲과 己로 시작하는 해는 土運이, 乙과 庚으로 시작하는 해는 金運이, 丙과 辛으로 시작하는 해는 水運이, 丁과 壬으로 시작하는 해는 木運이, 戊와 癸로 시작하는 해는 火運이 大運이 되어 일 년간 기후의 특징으로 작용한다. 예를 들면 戊나 癸로 시작하는 戊子 戊寅 癸酉 癸亥 등의 해는 大運이 모두 火이다. 그 중 戊子 戊寅의 경우 大運이 火이고 十二支인 子가 少陰君火, 寅이 少陽相火로 運과 氣가 모두 火이므로 다른 해보다 비교적 더운 특징이 있다.

五運과 十干의 배속표

甲 과 己는	土
乙 과 庚은	金
丙 과 辛은	水
丁 과 壬은	木
戊 와 癸는	火

(1) 甲과 己로 시작하는 해

甲과 己로 시작하는 해는 大運이 土運이다. 客運의 1運도 土運인데, 土生金하므로 金運이 2運이 되고 金生水하므로 水運이 3運이 되며, 水生木하므로 木運이 4運이 되고 木生火하므로 火運이 5運이 된다. 즉 甲과 己로 시작하는 해는 大運이 土運이고 客運은 1運이 土, 2運이 金, 3運이 水, 4運이 木, 5運이 火가 된다. 主運은 1運이 木, 2運이 火, 3運이 土, 4運이 金, 5運은 水가 된다. 主運의 순서는 모든 年에서 이와 동일하다.

표로 나타내면 다음과 같다.

甲己년의 大運·主運·客運 표

	一運	二運	三運	四運	五運
大運	土				
客運	土	金	水	木	火
主運	木	火	土	金	水

(2) 乙과 庚으로 시작하는 해

乙과 庚으로 시작하는 해는 大運이 金으로 시작하므로 客運에서 1運은 金, 金生水하므로 2運은 水, 水生木하므로 3運은 木, 木生火하므로 4運은 火, 火生土하므로 5運은 土가 된다.

乙庚년의 大運·主運·客運 표

	一運	二運	三運	四運	五運
大運	金				
客運	金	水	木	火	土
主運	木	火	土	金	水

(3) 丙과 辛으로 시작하는 해

丙과 辛으로 시작하는 해는 大運이 水로 시작하므로 客運은 1運이 水가 되고, 水生木하므로 2運은 木, 木生火하므로 3運은 火, 火生土하므로 4運은 土, 土生金하므로 5運은 金이 된다.

丙辛년의 大運·主運·客運 표

	一運	二運	三運	四運	五運
大運	水				
客運	水	木	火	土	金
主運	木	火	土	金	水

(4) 丁과 壬으로 시작하는 해

丁과 壬으로 시작하는 해는 大運이 木이므로 客運에서 1運은 木, 木生火하므로 2運은 火, 火生土하므로 3運은 土, 土生金하므로 4運은 金, 金生水하므로 5運은 水가 된다.

丁壬년의 大運·主運·客運 표

	一運	二運	三運	四運	五運
大運	木				
客運	木	火	土	金	水
主運	木	火	土	金	水

(5) 戊와 癸로 시작하는 해

戊와 癸로 시작하는 해는 大運이 火이므로 客運에서 1運이 火, 火生土하므로 2運은 土, 土生金하므로 3運은 金, 金生水하므로 4運은 水, 水生木하므로 5運은 木이 된다.

戊癸년의 大運·主運·客運 표

	一運	二運	三運	四運	五運
大運	火				
客運	火	土	金	水	木
主運	木	火	土	金	水

2) 六氣로 판단하는 법

六氣는 十二支로 표시하고 十二支는 각각 삼음삼양과 오행에 귀속되며 땅에서 일어나는 기후를 나타낸다. 六氣에도 主氣와 客氣가 있다.

主氣는 항상 일정하게 찾아오는 사계절의 변화를 말하며, 主運과 마찬가지로 변하지 않는다. 主氣는 厥陰風木·少陰君火·少陽相火·太陰濕土·陽明燥金·太陽寒水의 순서로 변화한다.

客氣는 客運과 마찬가지로 해마다 변화하는 것으로 손님과 같다고 하여 客氣라고 부른다. 기후변화에 직접적으로 영향을 미친다. 客氣는 客運과는 다른 형태로 변화하여 厥陰風木·少陰君火·太陰濕土·少陽相火·陽明燥金·太陽寒水의 순서로 순환한다. 객기는 매년 그 해의 十二支에서 세 번째 나타나는 3氣로 정하는데, 이는 그 해의 전반기 6개월을 주관하며 司天之氣라 한다. 사천지기가 정해지면 厥陰·少陰·太陰·少陽 ·陽明·太陽의 순서에 의해 마지막에 나타나는 여섯 번째 氣가 후반 6개월을 주관하게 되는데, 이를 在泉之氣라 한다.

主氣와 客氣의 변화표

	一氣	二氣	三氣	四氣	五氣	六氣
客氣	厥陰風木	少陰君火	太陰濕土	少陽相火	陽明燥金	太陽寒水
主氣	厥陰風木	少陰君火	少陽相火	太陰濕土	陽明燥金	太陽寒水

六氣와 十二支의 배속표

子와 午는 少陰君火	丑과 未는 太陰濕土	寅과 申은 少陽相火
巳와 亥는 厥陰風木	辰과 戌은 太陽寒水	卯와 酉는 陽明燥金

(1) 子와 午로 시작하는 해

甲子·丙子·戊子·庚子·壬子·甲午·丙午·戊午·庚午·壬午년

子와 午로 시작하는 해는 子와 午가 少陰君火이므로 少陰君火가 3氣가 된다. 그러면 1氣는 太陽寒水, 2氣는 厥陰風木, 3氣는 少陰君火, 4氣는 太陰濕土, 5氣는 少陽相火, 6氣는 陽明燥金이 된다. 主氣는 모든 年에서 동일하다.

子·午년 客氣 主氣표

	一氣	二氣	三氣	四氣	五氣	六氣
客氣	太陽寒水	厥陰風木	少陰君火	太陰濕土	少陽相火	陽明燥金
主氣	厥陰風木	少陰君火	少陽相火	太陰濕土	陽明燥金	太陽寒水

(2) 丑과 未로 시작하는 해

乙丑·丁丑·己丑·辛丑·癸丑·乙未·丁未·己未·辛未·癸未년

丑과 未로 시작하는 해는 丑과 未가 太陰濕土이므로 太陰濕土가 3氣가 된다. 그러면 1氣는 厥陰風木, 2氣는 少陰君火, 3氣는 太陰濕土, 4氣는 少陽相火, 5氣는 陽明燥金, 6氣는 太陽寒水가 된다.

丑·未年 客氣 主氣표

	一氣	二氣	三氣	四氣	五氣	六氣
客氣	厥陰風木	少陰君火	太陰濕土	少陽相火	陽明燥金	太陽寒水
主氣	厥陰風木	少陰君火	少陽相火	太陰濕土	陽明燥金	太陽寒水

(3) 寅과 申으로 시작하는 해

甲寅·丙寅·戊寅·庚寅·壬寅·甲申·丙申·戊申·庚申·壬申年

寅과 申으로 시작하는 해는 寅과 申이 少陽相火이므로 3氣가 少陽相火가 된다. 그러면

1氣는 少陰君火, 2氣는 太陰濕土, 3氣는 少陽相火, 4氣는 陽明燥金, 5氣는 太陽寒水, 6氣는 厥陰風木이 된다.

寅·申년 客氣 主氣표

	一氣	二氣	三氣	四氣	五氣	六氣
客氣	少陰君火	太陰濕土	少陽相火	陽明燥金	太陽寒水	厥陰風木
主氣	厥陰風木	少陰君火	少陽相火	太陰濕土	陽明燥金	太陽寒水

(4) 卯와 酉로 시작하는 해

乙卯·丁卯·己卯·辛卯·癸卯·乙酉·丁酉·己酉·辛酉·癸酉년

卯와 酉로 시작하는 해는 卯와 酉가 陽明燥金이므로 3氣가 陽明燥金이 된다. 그러면 1氣는 太陰濕土, 2氣는 少陽相火, 3氣는 陽明燥金, 4氣는 太陽寒水, 5氣는 厥陰風木, 6氣는 少陰君火가 된다.

卯·酉년 客氣 主氣표

	一氣	二氣	三氣	四氣	五氣	六氣
客氣	太陰濕土	少陽相火	陽明燥金	太陽寒水	厥陰風木	少陰君火
主氣	厥陰風木	少陰君火	少陽相火	太陰濕土	陽明燥金	太陽寒水

(5) 辰과 戌로 시작하는 해

甲辰·丙辰·戊辰·庚辰·壬辰·甲戌·丙戌·戊戌·庚戌·壬戌년

辰과 戌로 시작하는 해는 辰과 戌이 太陽寒水이므로 3氣가 太陽寒水가 된다. 그러면 1氣는 少陽相火, 2氣는 陽明燥金, 3氣는 太陽寒水, 4氣는 厥陰風木, 5氣는 少陰君火, 6氣는 太陰濕土가 된다.

辰·戌년 客氣 主氣표

	一氣	二氣	三氣	四氣	五氣	六氣
客氣	少陽相火	陽明燥金	太陽寒水	厥陰風木	少陰君火	太陰濕土
主氣	厥陰風木	少陰君火	少陽相火	太陰濕土	陽明燥金	太陽寒水

(6) 巳와 亥로 시작하는 亥

乙巳・丁巳・己巳・辛巳・癸巳・乙亥・丁亥・己亥・辛亥・癸亥년

巳와 亥로 시작하는 亥는 巳와 亥가 厥陰風木이므로 3氣가 厥陰風木이 된다. 그러면 1氣는 陽明燥金, 2氣는 太陽寒水, 3氣는 厥陰風木, 4氣는 少陰君火, 5氣는 太陰濕土, 6氣는 少陽相火가 된다.

巳・亥년 客氣 主氣표

	一氣	二氣	三氣	四氣	五氣	六氣
客氣	陽明燥金	太陽寒水	厥陰風木	太陰濕土	少陽相火	太陰濕土
主氣	厥陰風木	少陰君火	少陽相火	太陰濕土	陽明燥金	太陽寒水

3) 기후변화의 시기

기후가 변화하는 날짜는 오운육기를 정하는 기준이 되므로 반드시 알아둬야 한다. 오운육기에서는 기후가 大寒日을 기준으로 변화한다고 보는데, 이는 四柱・奇門遁甲 등에서 보는 기준과는 다르다. 즉 사주에서는 일 년의 시작을 立春으로 보아 입춘이 되면 立春大吉이라는 글을 대문에 붙이는 풍속이 남아있다. 또한 제갈공명이 계산했었던 기문둔갑 등은 夏至・冬至를 기준으로 본다.

대한일을 기준으로 오운을 나누면 다음과 같다.

1運은 대한에서 춘분 후 13일까지

2運은 춘분 후 13일부터 망종 후 10일까지

3運은 망종 후 10일부터 처서 후 7일까지

4運은 처서 후 7일부터 입동 후 4일까지

5運은 입동 후 4일부터 대한까지

또한 氣는 여섯 가지이므로 일 년을 대한으로부터 여섯 시기로 나눈다. 일 년은 24절기로 되어 있으므로 대한으로부터 4절기씩 나누면 된다.

1氣는 대한부터 춘분까지

2氣는 춘분부터 소만까지

3氣는 소만부터 대서까지

4氣는 대서부터 추분까지

5氣는 추분부터 소설까지

6氣는 소설부터 대한까지

참고) 24절기

절기	소한・대한	입춘・우수	경칩・춘분	청명・곡우	입하・소만	망종・하지
월	12	1	2	3	4	5
	춘분 : 밤・낮의 길이가 같다.			하지 : 낮의 길이가 가장 길다.		
절기	소서・대서	입추・처서	백로・추분	한로・상강	입동・소설	대설・동지
월	6	7	8	9	10	11
	추분 : 밤・낮의 길이가 같다.			동지 : 밤의 길이가 가장 길다.		

2. 기후와 발생하는 질병

1) 五運으로 판단하는 법

(1) 甲으로 시작하는 해

甲子・甲寅・甲辰・甲午・甲申・甲戌年

土運이 강하기 때문에 太陰濕土의 세력이 강하다. 따라서 습기의 작용으로 비가 오고 습기가 많으며 土克水하여 水가 병을 받으므로 水와 관련된 腎에 병이 발생한다. 腎이라는 것은 신장・방광・자궁 등을 말한다. 신에 병이 발생하면 배가 아프고 몸이 싸늘해지며 기분이 좋지 않고 몸이 여위며 다리에 힘이 없고 발바닥이 아프다. 土氣가 강하면 土가 많아 야기되는 증상인 소화기능장애가 발생하여 속이 그득하고 입맛이 떨어지며 팔다리가 아픈 증상이 나타난다. 이때는 〔附子山茱萸湯〕을 쓴다.

〔附子山茱萸湯〕

附子・山茱萸 各 1錢半, 半夏・肉荳蔲 各 1錢2分半, 木果・烏梅 各 1錢, 丁香・藿香 各 7分半

(2) 丙으로 시작하는 해

丙子・丙寅・丙辰・丙午・丙申・丙戌年

水運이 강하기 때문에 太陽寒水의 세력이 강하다. 따라서 차가운 기운이 심하여 몸이 차고 헛소리를 하게 된다. 水는 火를 극하기 때문에 심에 병이 발생하므로 몸에 열이 나고 가슴이 답답하며 숨이 차거나 기침이 나고 식은땀을 흘리게 된다. 이때는 〔黃連茯笭湯〕을 쓴다.

〔黃連茯笭湯〕

黃連・赤茯苓 各 1錢2分半, 麥門冬・遠志・通草・車前子 各 7分半, 半夏・黃芩・甘草 各 5分

(3) 戊로 시작하는 해

戊子・戊寅・戊辰・戊午・戊申・戊戌年

火運이 강하기 때문에 더위가 심하다. 火克金하여 金에 병이 발생하는데 金은 폐와 관련이 있으므로 폐나 기관지계통에 병이 도지는 것처럼 느껴진다. 학질이 발생하거나 호흡이 짧아지고 기침을 하거나 눈・코・귀・입이나 대소변으로 출혈이 나타나기도 하며 몸에 열이 나고 뼈 속이 아프기도 한다. 이때는 〔麥門冬湯〕을 쓴다.

〔麥門冬湯〕

麥門冬・白芷・半夏・竹葉・鐘乳粉・桑白皮・紫菀・人蔘 各 1錢, 甘草 5分

(4) 庚으로 시작하는 해

庚子・庚寅・庚辰・庚午・庚申・庚戌年

金運이 강하기 때문에 陽明燥金의 영향을 많이 받는다. 陽明燥金은 건조한 기후로 나타나기도 하고 차가운 기후로 나타나기도 하는 특성이 있다. 金은 木을 극하기 때문에 건조해지거나 차가워지는 金 본래의 증상 이외에도 木과 관련된 병도 나타난다. 즉 옆구리나 아랫배가 아프고 귀가 잘 들리지 않으며 눈이 아프거나 무릎・허벅지・장딴지・정강이・발에 통증이 발생한다. 이때는 〔牛膝木果湯〕을 쓴다.

〔牛膝木果湯〕

牛膝・木果 各 1錢, 白芍藥・杜沖・枸杞子・黃松節・兎絲子・天麻 各 7分半, 甘草 5分

(5) 壬으로 시작하는 해

壬子・壬寅・壬辰・壬午・壬申・壬戌年

木運이 강하기 때문에 바람이 많이 불게 되므로 풍기가 많은 사람은 건강에 좋지 않다. 木은 土를 극하기 때문에 土의 증상, 즉 소화가 되지 않고 설사하며 입맛이 떨어지고 몸이 무거우며 옆구리가 아픈 증상이 나타난다. 이때는 〔苓朮湯〕을 쓴다.

〔苓朮湯〕

白茯苓・白朮・厚朴・青皮・乾薑・半夏・草果・甘草 各 1錢

(6) 乙로 시작하는 해

乙丑・乙卯・乙巳・乙未・乙酉・乙亥年

金運이 부족하므로 火氣가 와서 金을 대신하여 나타난다. 사람들은 어깨와 등이 무겁고 재채기・기침을 하며 대변에서 출혈이 발생하기도 한다. 이때는 〔紫菀湯〕을 쓴다.

〔紫菀湯〕

紫菀・白芷・人蔘・黃芪・地骨皮・杏仁・桑白皮・甘草 各 1錢

(7) 丁으로 시작하는 해

丁丑・丁卯・丁巳・丁未・丁酉・丁亥年

木運이 부족하기 때문에 金氣가 木을 대신해서 나타난다. 건조한 기후가 형성된다. 속이 차고 옆구리・아랫배가 아프며 설사가 발생한다. 이때는 〔蓯蓉牛膝湯〕을 쓴다.

〔蓯蓉牛膝湯〕

肉蓯蓉・牛膝・木果・白芍藥・熟地黃・當歸・甘草 各 1錢

(8) 己로 시작하는 해

己丑・己卯・己巳・己未・己酉・己亥年

土運이 부족하기 때문에 木氣가 土를 대신해서 나타난다. 木氣運이 나타나면 바람이 많이 불게 된다. 살이 떨리고 성을 잘 내며 아울러 土가 손상을 입어 설사하고 토하며 몸이 무겁고 배가 아픈 증상이 함께 발생한다. 이때는 〔白朮厚朴湯〕을 쓴다.

〔白朮厚朴湯〕

白朮・厚朴・半夏・桂心・藿香・青皮 各 1錢, 乾薑・甘草 各 5分

(9) 辛으로 시작하는 해

辛丑・辛卯・辛巳・辛未・辛酉・辛亥年

水氣가 부족하기 때문에 土氣가 水氣運을 무시하고 대신 나타난다〔土克水〕. 土氣運이 나타나면 습기가 많아지므로 몸이 무겁고 부으며 설사를 하고 다리에 힘이 없고 싸늘해지는 증상이 발생한다. 이때는 〔五味子湯〕을 쓴다.

〔五味子湯〕

五味子・附子・巴戟・鹿茸・山茱萸・熟地黃・杜冲 各 1錢

(10) 癸로 시작하는 해

癸丑・癸卯・癸巳・癸未・癸酉・癸亥年

火運이 부족하기 때문에 水氣가 火를 대신해서 나타난다. 水氣運이 나타나면 찬 기운으로 날씨가 서늘해진다. 水氣가 火를 억제하기 때문에 가슴과 옆구리가 아프고 어깨나 등・양팔이 아픈 증상이 나타나는데, 간혹 가슴이 답답해지면 갑자기 말을 못하게 되는 경우도 있다. 이때는 〔黃芪茯神湯〕을 쓴다.

〔黃芪茯神湯〕

黃芪・茯神・遠志・紫河車・酸棗仁 各 1錢

2) 六氣로 판단하는 법

(1) 子와 午로 시작하는 해

甲子・丙子・戊子・庚子・壬子・甲午・丙午・戊午・庚午・壬午年

少陰君火가 司天之氣가 되어 전반 6개월을 주관하고 陽明燥金이 在泉之氣가 되어 후반 6개월을 주관한다. 기후변화는 절기보다 빨리 시작된다. 이때는 〔正陽湯〕을 쓴다.

〔正陽湯〕

白薇・玄蔘・川芎・桑白皮・當歸・白芍藥・旋覆花・甘草 各 1錢

① 1氣 : 客氣는 太陽寒水이고 主氣는 厥陰風木으로서 춘분 전 60일을 주관한다. 기후는 찬 기운이 심하고 서리와 눈이 내리며 물이 언다. 관절이 뻣뻣하게 아프고 허리등뼈가 아프며 종기가 많이 생긴다.

② 2氣: 客氣는 厥陰風木이고 主氣는 少陰君火로서 춘분 후 60일을 주관한다. 기후는 날씨가 온화하고 따뜻한 바람이 분다. 임병(淋病)이 발생하고 눈이 빨개지며 氣가 울체되

어 열이 난다.

③ 3氣 : 客氣는 少陰君火이고 主氣는 少陽相火로서 하지 전후 각각 30일을 주관한다. 기후는 몹시 더워진다. 主氣와 客氣가 모두 火·熱이므로 열이 많음으로 인해 병이 발생한다. 가슴이 아프고 추웠다 더웠다하고 기침하며 눈이 빨개지고 모래가 있는 것 같게 된다.

④ 4氣 : 客氣와 主氣 모두 太陰濕土로서 추분 전 60일을 주관한다. 기후는 큰비가 내리고 습기가 많으며 번개가 친다. 황달이 발생하고 코가 막히며 코피가 나고 목이 마르며 구토나 담음병이 생긴다.

⑤ 5氣 : 客氣는 少陽相火이고 主氣는 陽明燥金이며 추분 후 60일을 주관한다. 기후는 따뜻한 바람이 불고 싹이 튼다. 이때는 사람들이 건강해서 병에 잘 걸리지 않는다.

⑥ 6氣 : 客氣는 陽明燥金이고 主氣는 太陽寒水로서 동지 전후 각각 30일을 주관한다. 기후는 건조하면서 찬 기운이 심하다. 상체에 부종이 생기거나 해소·천식이 발생하고 심하면 입이나 코·귀에서 출혈이 나타나기도 한다.

(2) 丑과 未로 시작하는 해

乙丑·丁丑·氣丑·辛丑·癸未·乙未·丁未·己未·辛未·癸未年

太陰濕土가 司天之氣가 되어 전반 6개월을 주관하고 太陽寒水가 在泉之氣가 되어 후반 6개월을 주관한다. 기후변화는 절기보다 늦게 시작된다. 이때는 〔備化湯〕을 쓴다.

〔備化湯〕

木果·茯神 各 1錢半, 牛膝·附子炮 各 1錢2分半, 熟地黃·覆盆子 各 1錢, 甘草 5分

① 1氣 : 客氣와 主氣가 모두 厥陰風木으로서 춘분 전 60일을 주관한다. 主氣와 客氣가 모두 風木이므로 바람이 심하다. 木의 위로 뻗어 올라가는 성질이 나타나 위쪽에서 출혈이 발생하거나, 뻣뻣한 나무의 성질과 같이 근육과 관절이 뻣뻣해지고 몸이 무겁거나 근육에 힘이 없어진다.

② 2氣 : 客氣와 主氣 모두 少陰君火로서 춘분 후 60일을 주관한다. 이때는 전염성질환이 널리 퍼지므로 주의를 해야 한다.

③ 3氣 : 客氣는 太陰濕土이고 主氣는 少陽相火로서 하지 전후 각각 30일을 주관한다. 기후는 좋지 않아 번개가 치고 비가 오며 우박이 내리기도 한다. 火와 土의 관계에서 발생하는 소화기질환이 나타나므로 몸이 무겁고 발등이 부으며 배가 더부룩해진다.

④ 4氣 : 客氣는 少陽相火이며 主氣는 太陰濕土로서 추분 전 60일을 주관하며, 기후는 물 끓듯이 덥다. 사람들은 피부가 뜨겁고 간혹 입이나 코·귀로 출혈이 발생하고 윗배가 불러오며 부종이 나타난다.

⑤ 5氣 : 客氣와 主氣 모두 陽明燥金으로서 추분 후 60일을 주관한다. 主氣와 客氣가 모두 陽明燥金인 까닭에 매우 싸늘하고 건조한 기후가 나타난다. 피부의 차가운 기운이 속까지 파고들어 불편해진다.

⑥ 6氣 : 客氣와 主氣 모두 太陽寒水로서 동지 전후 각각 30일을 주관한다. 主氣와 客氣가 모두 太陽寒水이므로 몹시 춥고 얼음이 언다. 관절이 뻣뻣해지고 허리·척추 뼈가 아프게 된다.

(3) 寅과 申으로 시작하는 해

甲寅·丙寅·戊寅·庚寅·壬寅·甲申·丙申·戊申·庚申·壬申年

少陽相火가 司天之氣가 되고 厥陰風木이 在泉之氣가 된다. 기후변화가 절기보다 빠르게 시작된다. 이때는 〔升明湯〕을 쓴다.

〔升明湯〕

紫檀香·車前子·靑皮·半夏·酸棗仁·薔薇·甘草 各 1錢

① 1氣 : 客氣는 少陰君火이고 主氣는 厥陰風木으로 춘분 전 60일을 주관한다. 기후는 君火가 일찍 와서 風을 타고 다니게 되므로 더운 바람이 부는 날씨가 많다. 더운 바람이 불면 건조해져 풍열로 인한 병이 많이 유행한다. 풍열은 위(上)로 작용하여 얼굴에 병이 많이 발생한다. 눈·코·귀·입 등에 출혈이 발생하거나 눈이 가렵거나 귀에서 소리가 나거나 얼굴에 머리카락이 붙은 것 같거나 머리가 아프고 물을 많이 마신다. 또한 여자들은 하혈하기도 하고 피부병이나 비듬이 많이 생기기도 한다.

② 2氣 : 客氣는 太陰濕土이고 主氣는 少陰君火로서 춘분 후 60일을 주관한다. 太陰濕土의 영향으로 습기가 자주 생겨 안개가 끼거나 비가 자주 온다. 습기가 발산되지 못하고 열이 안에 쌓여 토하고 머리가 아프며 정신이 맑지 못하고 몸에서 열이 나며 종기가 생긴다.

③ 3氣 : 客氣와 主氣가 모두 少陽相火로 하지 전후 각 30일을 주관한다. 主氣와 客氣 모두 상화이므로 기후는 해가 쨍쨍 내리쬐어 매우 더우며 풀이 마르고 강이 메말라 가뭄이 든다. 기후의 영향으로 사람들은 더위를 먹고 그로 인해 병이 발생한다. 열은 인체 위

쪽으로 침입하여 병을 유발하므로 주로 머리에 병이 발생하는데, 눈·코·귀·입에서 출혈이 발생하거나 눈이 가렵거나 머리가 아프고 귀가 잘 들리지 않으며 고름이 나오고 입이 마르며, 머리에 비듬이 생기고 피부에는 종기가 생겨 곪으며 목소리가 나오지 않는 등의 증상이 나타난다.

④ 4氣 : 客氣는 陽明燥金이고 主氣는 太陰濕土이며 추분 전 60일을 주관한다. 기후는 서늘한 바람이 불고 이슬이나 안개가 끼는데, 마치 여름의 더위를 극복하기 위한 것과 같은 날씨가 계속된다. 이는 亢害承制 이론을 염두에 두고 이해하면 좋다. 여름철 더위로 인해 물을 많이 마신 상태에서 서늘함을 접하게 되므로 배가 아프고 몸이 무거워지는 증상이 발생하게 된다.

⑤ 5氣 : 客氣는 太陽寒水고 主氣는 陽明燥金으로 추분 후 60일을 주관한다. 기후는 主氣와 客氣의 영향으로 추위가 일찍 찾아오게 된다. 추위가 일찍 오므로 건강관리에 조심해야 한다. 여름철 더위에 체력이 손상되어 감기에 걸리기 쉽다.

⑥ 6氣 : 客氣는 厥陰風木이고 主氣는 太陽寒水로 동지 전후 각 30일을 주관한다. 추운 겨울에 風木의 영향으로 찬바람이 불고 비가 내린다. 가슴이 아프고 추위로 양기를 저장하지 못하므로 기침을 하게 된다.

(4) 卯와 酉로 시작하는 해

乙卯·丁卯·己卯·辛卯·癸卯·乙酉·丁酉·己酉·辛酉·癸酉年

陽明燥金이 司天之氣가 되어 전반 6개월을 주관하고, 少陰君火가 在泉之氣가 되어 후반 6개월을 주관한다. 기후변화는 절기보다 늦게 온다. 이때는 〔審平湯〕을 쓴다.

〔審平湯〕

遠志·紫檀香 各 1錢半, 天門冬·山茱萸 各 1錢2分半, 白朮·白芍藥·甘草 各 1錢

① 1氣 : 客氣는 太陰濕土이고 主氣는 厥陰風木으로 춘분 전 60일을 주관한다. 바람이 불고 비가 오며 음산한 기후가 지속된다. 습기가 발산되지 못하기 때문에 속에 열이 차고 배가 더부룩해지며 얼굴과 눈이 붓고 코피가 자주 나게 된다. 간이 좋지 않은 사람은 조심해야 한다.

② 2氣 : 客氣는 少陽相火이고 主氣는 少陰君火로 춘분 후 60일을 주관한다. 기후는 主氣와 客氣가 모두 火이기 때문에 봄철 더위가 빨리 오고 이상고온 날씨가 도래하면 전염병이 많이 발생하게 된다.

③ 3氣 : 客氣는 陽明燥金이고 主氣는 少陽相火로 하지 전후 각 30일을 주관한다. 기후는 서늘한 바람이 가끔 분다. 서늘한 바람 때문에 감기와 비슷한 증상이 생기고 더웠다 추웠다하는 증상이 나타난다.

④ 4氣 : 客氣는 太陽寒水이고 主氣는 太陰濕土로 추분 전 60일을 주관한다. 기후는 찬비가 내려 가을 수확에 해를 끼친다. 졸도・헛소리를 하거나 목이 마르고 가슴이 아프며 종기가 크게 나고 대변에서 출혈하는 증상이 나타난다.

⑤ 5氣 : 客氣는 厥陰風木이고 主氣는 陽明燥金으로 추분 후 60일을 주관한다. 기후는 서늘한 바람이 불면서 날씨가 청명하여 지내기가 좋다.

⑥ 6氣 : 客氣는 少陰君火이고 主氣는 太陽寒水로 동지전후 각 30일을 주관한다. 기후는 따뜻하여 동면한 벌레가 일찍 나오고 흐르는 물이 얼지 않는다. 기후가 따뜻하면 溫病 등 유행성 질환이 유행하게 된다.

(5) 辰과 戌로 시작하는 해

甲辰・丙辰・戊辰・庚辰・壬辰・甲戌・丙戌・戊戌・庚戌・壬戌年

太陽寒水가 司天之氣가 되어 전반 6개월을 주관하고 太陰濕土가 在泉之氣가 되어 후반 6개월을 주관하다. 기후변화는 절기보다 빨리 찾아온다. 이때는 〔靜順湯〕을 쓴다.

〔靜順湯〕

白茯苓・木果 各 1錢2分半, 附子・牛膝 各 1錢, 防風・訶子・乾薑炮・甘草炙 各 7分半

① 1氣 : 客氣는 少陽相火이고 主氣는 厥陰風木으로 춘분 전 60일을 주관한다. 기후가 따뜻한 편이라서 유행성전염병이 발생하기 쉽다. 유행성전염병은 가벼운 경우 감기나 독감, 심한 경우 뇌염・말라리아・콜레라・장티푸스 등이 발생한다. 따라서 발열・두통・구토・종기 증상이 나타난다.

② 2氣 : 客氣는 陽明燥金이고 主氣는 少陽相火로 춘분 후 60일을 주관한다. 기후는 변화가 심하여 온도차이가 크게 난다. 봄철에 기후가 고르지 못하기 때문에 木의 뚫고 나가는 성질이 억제되어 속으로 열이 차고 배가 불러오는 증상이 나타난다.

③ 3氣 : 客氣는 太陽寒水이고 主氣는 少陽相火로 하지 전후 각 30일을 주관한다. 기후는 때때로 찬 기운이 생기며 이따금 우박이 내리기도 한다. 찬 기운이 병이 되어 열로 변해서 나타나고 종기가 심하게 나고 설사를 하며 가슴에 열이 차서 답답해진다.

④ 4氣 : 客氣는 厥陰風木이고 主氣는 太陰濕土로 추분 전 60일을 주관한다. 기후는 비바람이 많이 몰아친다. 기운이 빠지고 다리에 힘이 없으며 발열·설사가 발생한다.

⑤ 5氣 : 客氣는 少陰君火이고 主氣는 陽明燥金으로 추분 후 60일을 주관한다. 기후는 따뜻한 편이나 습기가 많다. 병은 많지 않으나 열병을 조심해야 한다.

⑥ 6氣 : 客氣는 太陰濕土이고 主氣는 太陽寒水로 동지 전후 30일을 주관한다. 기후는 흐리고 추우며 눈이 내리고 땅에 습기가 많다. 사람들의 기분이 우울해진다.

(6) 巳와 亥로 시작하는 해

乙巳·丁巳·己巳·辛巳·癸巳·乙亥·丁亥·己亥·辛亥·癸亥年

厥陰風木이 司天之氣가 되어 전반 6개월을 주관하고 少陽相火가 在泉之氣가 되어 후반 6개월을 주관한다. 기후변화는 절기보다 늦게 나타난다. 이때는 〔敷和湯〕을 쓴다.

〔敷和湯〕

半夏·五味子·枳實·白茯苓·訶子·乾薑·陳皮·甘草 各 1錢

① 1氣 : 客氣는 陽明燥金이고 主氣는 厥陰風木으로 춘분 전 60일을 주관한다. 기후는 陽明燥金이 봄의 기운을 억눌러 날씨가 선선하게 나타난다. 병은 간이 손상되어 나타나는데 우측 옆구리 아래에 통증이 발생한다.

② 2氣 : 客氣는 太陽寒水이고 主氣는 少陰君火로 춘분 후 60일을 주관한다. 기후는 太陽寒水로 인해 날씨가 차가운데 간혹 더운 날씨도 나타난다. 속에 열이 차는 병이 발생한다.

③ 3氣 : 客氣는 厥陰風木이고 主氣는 少陽相火이며 하지 전후 각 30일을 주관한다. 기후는 더운 바람이 불고 木生火하므로 더위가 심하다. 풍열로 인해 눈물이 나고 귀가 울리는 증상이 많이 나타나며, 肝火가 심해져 어지러움·떨림이 야기된다.

④ 4氣 : 客氣는 少陰君火이고 主氣는 太陰濕土로 추분 전 60일을 주관한다. 기후는 습기가 많아 산에 구름이 걸리고 갑자기 큰비가 내려 땅이 질퍽해진다. 황달이 발생하거나 발등이 붓는다.

⑤ 5氣 : 客氣는 太陰濕土이고 主氣는 陽明燥金으로 추분 후 60일을 주관한다. 기후는 때때로 비가 내리는 날씨가 나타난다. 寒氣로 인해 병이 많이 발생하므로 조심해야 한다.

⑥ 6氣 : 客氣는 少陽相火이고 主氣는 太陽寒水로 동지 전후 각 30일을 주관한다. 기후는 少陽相火의 영향으로 따뜻해져 이상고온이 나타나 유행성질병이 발생하게 된다.

3. 운기의학과 기후설명의 다른 점

이상으로 五運과 六氣를 맞추어 보면 1운1기 · 1운2기 · 2운2기 · 2운3기 · 3운3기 · 3운4기 · 4운4기 · 4운5기 · 5운5기 · 5운6기 열 가지가 나온다.

운기보감의 처방에는 기본 처방이 있는데, 이 중에서 運과 氣가 같은 1운1기 · 2운2기 · 3운3기 · 4운4기 · 5운5기의 기본처방을 中元藥이라고 하였다. 기후에서는 전반 6개월과 후반 6개월을 나누어 前半年을 주관하는 司天之氣과 後半年을 주관하는 在泉之氣으로 구분하는 점이 운기의학과 기후의 운기가 다른 점이다.

『삼인방』에는 오운육기를 이용하여 기후를 설명하고 처방은 십간에 의한 처방 한 가지와 십이지에 따른 처방 한 가지가 있다. 갑자년을 예로 들면 〔附子山茱萸湯〕과 〔正陽湯〕을 쓸 수 있다. 십간에 의해 갑년이므로 〔附子山茱萸湯〕을 쓰고, 십이지에 의해 자년에는 〔正陽湯〕을 쓰기 때문이다. 乙丑年의 경우는 乙年에 쓰는 〔紫菀湯〕과 丑年에 쓰는 〔備化湯〕을 쓸 수 있다.

초창결에서는 『삼인방』에서처럼 십간과 십이지에 따른 처방은 같다. 그리고 출생 년의 십간이 당해 년 십간을 만날 때의 처방과 당해 년 십이지에 의한 처방을 육기에 따라 제시하였다. 육기에 따라 쓰는 처방 방법 몇 가지를 제시한 것도 『삼인방』과 다른 점이다. 예를 들면 갑자년에는 子年이므로 〔正陽湯〕을 쓰는데 일 년 모두 쓰는 경우도 있고, 자년 전반에만 〔正陽湯〕을 쓰고 후반에는 〔審平湯〕을 쓰도록 하는 등 몇 가지 방법이 있다.

이런 점은 중국의 오운육기와 우리나라 오운육기의 차이점이다. 우리나라에서는 오운육기를 실제로 사용할 수 있도록 만들었다는 점에서 매우 중요한 의의를 갖는다.

4. 先天과 後天의 선택

운기의학에서는 본래 先天과 後天으로 구별한다. 先天이란 入胎日을 말하고 後天이란 출생일을 말한다. 入胎日은 출생일에서 역산을 하는 것이므로 출생일에 의해 좌우된다.

필자의 경우는 先天을 보지 않고 後天으로 변증을 한다. 가장 큰 이유는 한 가지 변증방법만 쓰는 것이 아니라 臟腑辨證·八綱辨證 등 여러 가지 변증을 병행하고 있기 때문이고, 두 번째 이유는 출생일로 변증하여도 결과가 같기 때문이다. 세 번째 이유는 入胎日을 계산하기 번거롭고 환자에게 좋지 않은 선입견을 주기 때문이다. 운기의학이 사주 범주에 속한다고 오해한 것도 아마 入胎日 계산을 위해 만세력을 펴고 있었던 것에서 비롯된 듯하다.

5. 사주와 운기의 차이점

운기변증이 생일을 이용하기 때문에 사주와 혼동하는 경우가 있으나 다르다. 사주는 태어난 시간을 기준으로 하거나 사주를 보게 되는 그 때의 시간을 기준으로 하여 판단한다. 운기와 사주 두 경우 모두 중심이 되는 것은 생일이다. 단 사주에서는 생일과 태어난 시간이 중요한 반면, 운기에서는 생일이 어느 기간 즉 어느 交司日 내에 있는 어느 運氣에 속해 있는가가 중요하다. 즉 같은 날 같은 십이지의 시간 내에 출생한 사람은 사주가 같다. 운기에서는 運이 약 73日, 氣가 약 60日 정도의 기간을 가지고 있기 때문에, 이 기간에 태어난 사람은 모두 같은 運氣체질을 가지게 된다. 그러므로 運氣가 일치하는 사람의 수가 사주에 비해 훨씬 많다. 그러나 運氣가 같다고 무조건 같은 질병에 걸리고 동일한 처방으로 치료되는 것은 아니다.

사주에서는 干支를 오행에 배속시킬 때 兄弟五行으로 판단한다. 즉 甲·乙은 木, 丙·丁은 火, 戊·己는 土, 庚·申은 金, 壬·癸는 水로 판단한다. 운기에서는 夫婦五行을 쓰기 때문에 사주와 다르다. 夫婦五行에서는 甲·己는 土, 乙·庚은 金, 丙·申은 水, 丁·壬은 木, 戊·癸는 火로 판단한다.

사주에 질병을 판단하는 방법이 있는데, 이는 사주 전체의 오행관계나 생일에 해당하는 干支로 판단하므로 운기의학과는 전혀 별개이다.

第五章 운기체질 변증

운기체질 변증에서 중요한 점은 첫째, 오행에 대한 속성을 잘 이해하고 있어야 한다. 모든 증상을 오행의 속성에 따라 오행 중 어느 것에 속하는 지를 판단하여야 한다. 둘째, 생리와 병리에 대한 지식이 충분해야 한다. 셋째, 변증의 여러 방법에 대해 충분한 지식이 있어야 한다. 체질에 따라 질병이 고정불변한 것이 아니기 때문이다.

오행간 서로 미치는 영향은 生克 乘侮 亢害承制로 설명한다. 이들의 관계는 무한히 순환하면서 이루어지는 것이 아니다. 예를 들면 토를 補하면 토생금 하고 금은 금생수하고 수는 수생목하고 목은 목생화하고 화는 화생토하기 때문에 토만 잘 補하면 모든 오행이 다 補해진다는 논리는 맞지 않는다. 역시 克하는 경우도 마찬가지다. 이는 亢害承制가 있기 때문에 끊임없이 순환하면서 관계가 이루어지지 않게 된다.

1. 오행

1) 오행의 勝復

오행 간의 관계는 勝復으로 설명되고, 이 勝復은 단계별로 오행의 相生相克·乘侮·亢害承制 단계로 구별된다. 질병을 설명할 때 병의 원인과 인과관계는 五邪로 표시하고 운기변증에서는 五邪가 변증의 중요한 단서가 된다.

(1) 相生과 相克

木生火 · 火生土 · 土生金 · 金生水 · 水生木

木克土 · 土克水 · 水克火 · 火克金 · 金克木

(2) 乘侮

木乘土 · 土乘水 · 水乘火 · 火乘金 · 金乘木

木侮金 · 金侮火 · 火侮水 · 水侮土 · 土侮木

乘과 侮는 세력이 강할 때 나타나는 현상을 설명한다.

(3) 亢害承制

木이 亢하여 土가 해를 심하게 받으면 土의 子인 金이 木을 제약하고,

火가 亢하여 金이 해를 심하게 받으면 金의 子인 水가 火를 제약하며,

土가 亢하여 水가 해를 심하게 받으면 水의 子인 木이 土를 제약하고,

金이 亢하여 木이 해를 심하게 받으면 木의 子인 火가 金을 제약하며,

水가 亢하여 火가 해를 심하게 받으면 火의 子인 土가 水를 제약한다.

亢害承制는 克, 乘, 侮가 심하게 진행된 경우를 설명한다.

2) 五邪

五邪는 병의 원인과 증상이 나타나는 곳을 설명한다. 生, 克, 乘, 侮, 亢害承制 등으로 오행의 관계와 오장의 병증으로 현재의 상태를 설명하면 원인과 결과가 구분되므로 이를 바탕으로 五邪를 판단한다.

① 正邪 : 自病

② 微邪 : 내가 克하는 곳에서 온 병

③ 賊邪 : 나를 克하는 곳에서 온 병

④ 實邪 : 내가 生한 곳에서 온 병

⑤ 虛邪 : 나를 生한 곳에서 온 병

3) 病機十九條

『黃帝內經 · 至眞要大論』의 病機十九條는 오행의 속성에 따라 증상을 오장에 배속한 내

용이다.

諸風掉眩, 皆屬於肝. 諸寒收引, 皆屬於腎.

諸氣膹鬱, 皆屬於肺. 諸濕腫滿, 皆屬於脾.

諸熱瞀瘛, 皆屬於火. 諸痛癢瘡, 皆屬於心.

諸厥固泄, 皆屬於下. 諸痿喘嘔, 皆屬於上.

諸禁鼓慄, 如喪神守. 皆屬於火. 諸痙項强, 皆屬於濕.

諸逆衝上, 皆屬於火. 諸脹腹大, 皆屬於熱.

諸躁狂越, 皆屬於火. 諸暴强直, 皆屬於風.

諸病有聲, 鼓之如鼓, 皆屬於熱. 諸病胕腫, 疼酸驚駭, 皆屬於火.

諸轉反戾, 水液渾濁, 皆屬於熱. 諸病水液, 澄澈淸冷, 皆屬於寒.

諸嘔吐酸, 暴注下迫, 皆屬於熱.

4) 운기보감에서 오행간 현상

운기체질을 판별한 후에는 그것을 해석할 수 있어야 한다. 운기체질은 크게 木·火·土·金·水 다섯 가지로 나뉘고 運과 氣가 있으므로 25가지 체질로 표시한다. 그리고 각 해마다 十干과 十二支의 종류가 다르고 운기가 10가지가 있으므로 모두 600가지 체질이 나오게 된다.

우선 오행으로 표시되는 운기체질은 다음과 같다.

	木	火	土	金	水
木	木木	木火	木土	木金	木水
火	火木	火火	火土	火金	火水
土	土木	土火	土土	土金	土水
金	金木	金火	金土	金金	金水
水	水木	水火	水土	水金	水水

이상 25가지 체질을 보면 오행이 서로 같은 경우, 상생되는 경우, 상극되는 경우가 있다. 運과 氣가 모두 같은 것은 같은 성질을 나타낸다. 상생되는 경우 즉 火와 土, 土와

金, 金과 水, 水와 木, 木과 火 또한 같은 성질로 나타나는데, 물론 運과 氣가 같은 경우보다는 그 성질이 완전히 일치하지는 않는다. 대체로 火와 土는 土의 성질로, 土와 金은 太陰의 성질로, 金과 水는 水의 성질로, 木과 火는 火의 성질로 나타난다.

運과 氣가 서로 상극인 경우에는 약간 복잡하게 나타난다. 氣가 運을 극하는 경우에는 병적인 관계가 다소 심하고 運이 氣를 극하는 경우에는 병적인 관계가 경감된다. 서로 상극이 되는 경우는 水火·火金·金木·木土·土水의 관계일 때 나타나는데, 물론 어느 것이 運이고 氣인가에 따라 다르고 그 해의 大運과 司天之氣·在泉之氣가 있어 변수가 달라지므로 복잡하다. 또 오행끼리의 관계도 한 가지 관계로만 설명되지 않고 몇 가지의 관계로 설명되나 일정한 법칙을 가지고 있기 때문에 충분한 이해가 필요하다.

(1) 水火

水火의 경우 水克火하면 火가 부족해져 陽虛證이 되는 경우와 火가 위로 뜨는 火의 증상으로 나타난다. 陽虛證에서는 水의 특성인 찬 성질이 나타난다. 즉 몸 혹은 손발이 차거나 아랫배가 냉하며 오래되면 소화가 되지 않는 등 그야말로 陽氣不足의 현상이 나타나는 것이다. 火가 위로 뜨면 가슴을 중심으로 윗부분에 火가 있는 듯한 증상이 나타난다. 즉 가슴이 답답하거나 심장이 두근거리거나 물을 많이 먹거나 입이 마르며 머리가 맑지 못하고 머리가 아픈 등의 증상이 나타난다. 이때의 火는 實火와 虛火를 구별하여 치료해야 한다. 그러나 攻下를 위주로 하는 의사는 標治를 중시하여 瀉火 위주로 치료하고, 虛火라 보는 의사는 補陰을 하여 火를 치료한다.

(2) 火金

火克金하므로 金이 손상을 입는 증상이 나타난다. 金이 손상을 입으면 기관지가 약하여 감기에 잘 걸리고 가슴이 답답하든지 가래가 나오며 변비가 발생한다. 또한 火의 증상인 불면이나 기억력이 떨어지는 증상이 나타난다.

(3) 木金

金克木하므로 金보다 木의 증상이 나타나는데, 木은 억압을 받으면 오히려 반발현상이 일어나고 이어서 火의 증상이 발생하게 된다. 그 가운데 金의 증상이 조금 나타나는데 이는 자세히 관찰해야 알 수 있다. 木의 증상으로는 口苦 咽乾 目眩 寒熱往來 脇痛 등이 있다. 火의 증상은 계속 열이 올라 있거나 潮熱의 경우 주기가 길기 때문에 구별이 가능하지만 환자의 호소로 구별하기는 쉽지 않다.

(4) 木土

木克土하므로 土의 증상이 나타난다. 일반적으로 소화 장애가 주로 발생하는데 일부는 자신의 증상을 신경성위장병이라고 알고 있는 사람도 있다. 木의 작용은 風과 같아서 상황에 따라 잘 변하는 성질을 가지고 있다. 즉 기분에 따라 木의 기운이 왕성하게 뻗쳤다 그쳤다하기 때문에 소위 말하는 '신경 쓰는 것'과 매우 밀접한 관련이 있다. 즉 기분이 나쁘면 바로 위장에 탈이 나고 심한 경우에는 바로 吐하기까지 한다. 위장질환으로 오랫동안 치료받는 사람들이 많다.

(5) 土水

土克水하므로 증상이 水에서 나타난다. 水와 관련된 장부는 자궁・방광・신장인데 신장 질환은 잘 느껴지지 않으므로 주로 방광과 자궁에 이상을 느껴 알게 된다. 오줌소태・냉증 등과 같은 병으로 고생을 많이 하고 젊은 나이에 부인과 치료를 자주 받게 되거나 일부는 자궁에 혹이 생겨 들어내는 수술을 받는 경우도 있다.

여기에서 중요한 것은 오행변증과 오장변증이 조금 다르다는 사실을 알고 있어야 한다는 점이다. 오행변증은 증상의 특성이 오행의 어느 속성에 속하는가를 판단하고 오행간의 관계로 증상을 이해한다. 오장변증은 각 장부별 증상을 위주로 하여 증상을 판단한다. 오행 관계는 勝復과 五邪로 설명한다. 예를 들어 土의 경우 土克水하거나 土侮木하거나 土生金하여 병이 되고 亢害承制에서 土克水가 심하면 水氣가 復하여 증상이 나타난다. 장부변증에서는 土인 胃에 오래된 積이 있으면 열로 변하여 심장으로 영향을 미치게 된다고 보는데, 오행인 火土의 관계로써 子의 병이 母로 전해진 것으로 설명할 수도 있지만 실제 장부의 위치에 의해 발생하는 병이다. 또 胃의 濕邪가 腎에 영향을 미쳐 寒濕이 된다고 하는데 이는 실제 장부로 설명이 불가능하고 오행으로 설명이 가능한 것이다.

5) 초창결에서 오행간 현상

초창결에서 오행 상호간의 작용은 크게 세 가지 종류가 있다. 우선 六年이 세 가지로 같은 작용을 한다고 하는 六年三紀相通에서 乙戊 丙癸 庚丁 그룹과 甲辛 壬己 丙癸 그룹이 있고, 세 번째는 八年四紀各通으로 甲辛 乙戊 庚丁 壬己 그룹이 있다.

(1) 乙戊, 丙癸, 庚丁 그룹

乙은 金不足으로 火가 대신 와서 성행하므로 火克金하고, 戊는 火太過하므로 火克金한다. 乙과 戊에서 火克金으로 나타나는 결과는 같다.

丙은 水太過하므로 水克火하고, 癸는 火不足으로 水가 대신 와서 성행하므로 水克火한다. 水克火하는 결과는 같다. 이때 火는 水의 克을 받으면 쇠약해지지 않고 오히려 더 熾盛해지는 성질이 있어 다시 火克金을 하게 된다. 따라서 火克金하는 면에서 볼 때 乙戊와 丙癸는 같다

庚은 金太過하므로 金克木하고 丁은 木不足으로 金이 대신 와서 성행하므로 金克木한다. 金이 盛하거나 太過하게 되면 熱로 변하여 陽明症이 된다. 즉 火克金하여 金에 熱이 盛하여 陽明熱로 된 것이나 金자체가 太過하여 熱로 변해 陽明症이 되는 점에서 같다.

따라서 乙戊 丙癸 庚丁은 金에 熱이 있다는 점에서 모두 같은 그룹으로 본다.

(2)甲辛, 壬己, 丙癸 그룹

甲은 土太過로 土濕이 성행하여 土克水하고, 辛은 水不足하므로 土가 대신 와서 土濕이 성행하여 水가 病이 된다.

壬은 木太過로 木克土하여 土에 濕病이 생기고, 己는 土不足으로 木이 대신 와서 木克土하여 土中의 濕痰으로 水病이 생긴다. 甲辛과 壬己는 土의 濕이 水로 내려가 脾의 濕痰이 腎의 病을 만드는 점에서 같다.

丙은 水太過하여 水克火로 火가 약해지고, 癸는 火不足하므로 水가 대신 와서 성행하기 때문에 水의 寒이 성행한다. 丙癸는 水의 寒冷으로 脾陽이 약해지므로 土의 濕痰이 나타난다.

모두 土의 濕痰이 病이 된다는 점에서 같다. 특히 甲辛이나 壬己가 丙癸를 만나면 土의 濕痰이 있는 상태에서 水의 寒冷한 기운을 만나 水乘脾라고 하는 浮脹痼冷 등의 증상이 발생하게 된다.

(3) 甲辛, 乙戊, 庚丁, 壬己 그룹

甲과 辛은 土가 盛해 水가 약해지고 水가 弱하므로 火를 제압하지 못한다.

乙과 戊는 火가 盛하기 때문에 火가 나타난다. 모두 火가 나타난다는 점에서 같다.

庚丁은 金이 盛行하여 燥하면서 陽明熱이 나타나 火의 증상이 나타난다.

壬己는 木이 太過한데 木生火하므로 火가 나타난다. 또 木壬과 土己에 관련된 五臟의

특성으로 설명하면 胃에는 胃의 陽氣가 있고 陽氣는 火를 가지고 있는데 脾와 胃는 서로 表裏이므로 脾胃 모두 火가 있다고 본다. 膽에는 相火가 있고 肝膽表裏관계이므로 肝에도 火가 있다고 볼 수 있어 모두 火가 있다는 점에서 서로 通한다.

위의 내용으로 미루어 볼 때 草窓訣의 주된 관점은 火에 있다고 볼 수 있다. 心火와 脾의 火를 같이 보고 心火와 肺의 火를 같이 보며 肝의 火와 心火를 같이 본다. 더 病이 진행되면 肝의 火가 盛해져 心火로 나타나고 火克金으로 肺에까지 영향을 미친다. 脾의 火도 心火로 나타나고 肺에 영향을 미치는 火로 진행된다.

2. 오장 병증

오행의 속성이란 오행 자체의 성질 또는 특성을 말한다. 즉 木은 나무의 속성을, 火는 불의 속성을, 土는 흙의 속성을, 金은 쇠의 속성을, 水는 물의 속성을 말한다. 이 속성에 따라 모든 것을 오행으로 분류하기 위해 오행 본래의 속성과 같은 종류를 모아서 분류하는데, 이를 物類에 따른 분류라고 한다.

인체를 오행의 속성에 따라 나눈 것이 오장이다.

肝은 木, 心은 火, 脾는 土, 肺는 金, 腎은 水의 속성을 가지고 있다. 肝病은 木·風의 속성을 나타내고 心病은 火·熱의 속성을 나타내며, 脾病은 土·濕의 속성을 나타내고 肺病은 金·燥의 속성을 나타내며, 腎病은 水·寒의 속성을 나타낸다.

1) 오장의 병증

肝病에서는 脇痛과 寒熱往來, 口苦, 咽乾, 目眩, 肢節痛, 善怒가 잘 나타난다.

心病에서는 胸中痛, 膺背肩甲間痛, 兩臂內痛, 수면장애, 소변이상이 잘 나타난다.

脾病에서는 身重善肌肉痿, 足不收行, 善瘈, 脚下痛, 心下痛, 口脣四白의 변화가 나타난다.

肺病에서는 喘欬逆氣, 肩背痛, 汗出, 尻陰股膝髀腨胻足皆痛, 오한이 나타난다.

腎病에서는 腹大脛腫, 喘欬身重, 寢汗出憎風, 少腹腰脊痛, 骱痠이 나타난다.

황제내경의 오장병증

	藏氣法時論	標本病傳論
肝病	兩脇下痛引少腹, 令人善怒	頭目眩, 脇支滿
心病	胸中痛, 脇支滿, 脇下痛, 膺背肩甲間痛, 兩臂內痛	心痛
脾病	身重善肌肉痿, 足不收行, 善瘈, 脚下痛	身痛體重
肺病	喘欬逆氣, 肩背痛, 汗出, 尻陰股膝髀腨胻足皆痛	喘欬
腎病	腹大脛腫, 喘欬身重, 寢汗出憎風	少腹腰脊痛, 胻痠

2) 임상에서의 오장 병증

肝病에서는 小柴胡湯證이 많이 나타나고 관절통이 자주 생기며 화를 잘 낸다.

心病에서는 특징적으로 수면장애가 나타나는데 잠들기 힘들거나 얕은 잠을 자고 꿈을 많이 꾼다. 또 소변이 赤, 白濁하거나 소변양이 적어지고 頻數이 나타나며 심한 경우 소변볼 때 통증이 있다. 배변장애가 많이 나타나는데 이는 火克金하여 생기는 경우로 대변이 시원하게 나오지 않는다.

脾病에서는 四肢無力感, 心下痛, 體重 등이 나타나고 口脣四白의 형태가 뚜렷하게 나타나지 않으며 입 주위가 검게 변한다. 迎香穴 부위가 두껍게 변한다.

肺病에서는 기침과 上逆이 나타난다. 上逆은 嘔逆과는 달리 惡心 없이 나타나는 것으로 딸꾹질, 기침, 사레들리는 것 등으로 표현한다. 기침은 外感 기침이 아니다. 원래 嘔逆·咳嗽 등은 모두 위로 올라오는 것이므로 上逆의 범위에 속한다. 그리고 惡寒이 外感의 惡寒과 비슷하게 나타나는데 정도가 外感보다는 약하다. 마치 체온조절이 잘 되지 않아 생기는 것 같다고 하는 사람도 있다.

腎病에서는 腰痛·下肢痛이 많이 발생한다. 심하면 脊椎가 아프다고 한다.

3. 운기체질 성격

체질에 따라 성격도 변화하므로 성격의 변화를 보고 병의 진전 상태를 알 수 있다.

木體質은 성격이 적당히 강하다. 붙임성도 있으면서 너무 친화적이지도 않고 또 싸늘하지도 않다. 그러나 火로 변하면 급해진다. 木은 火를 따라 변하기 때문이다. 목체질은 자신의 기분에 따라 좌우되는 경향이 많다. 자신의 기분에 맞지 않으면 병이 된다. 예컨대 식사를 하다가 기분이 언짢으면 바로 滯하거나 심하면 吐한다.

火體質은 성격이 급하다. 불이 위로 熾盛하는 것과 같다. 따라서 식사를 하면 식사는 아래로 내려가야 소화가 되는데 火의 기운을 따라 올라가면 소화가 잘 되지 않는다.

土體質은 주위사람들을 편하게 해준다. 흙은 모든 사물을 품고 자라게 해주기 때문에 다른 사람들을 잘 포용한다. 그러나 흙이 너무 많으면 木이 자라지 못하고 반발하여 脇痛이 나타난다.

金體質은 냉정하고 엄한 편이다. 金은 차고 단단하기 때문이다. 쉽게 접근하기 어렵다는 느낌을 준다. 금체질이 병이 되면 주로 火로 인해 병이 되는데 그러면 陽明熱化의 병리를 거치기 때문에 火의 급한 성격으로 변한다.

水體質은 물과 같이 잘 동화되고 조용하다. 수체질이 병이 되면 火로 변하기 때문에 성격이 급하게 된다.

1) 운기체질의 임상상 특징

(1) 木體質

木體質은 단단하고 곧은 성질이 있어 몸이 쉽게 긴장될 수 있다. 따라서 신경을 쓰거나 스트레스를 받으면 몸이 금방 예민해져 신경성 위염 등 신경성 증상 등이 나타나기 쉽다.

木體質의 특징은 쉽게 긴장하고 예민하여 소화가 잘 안되거나 잠을 깊게 잘 자지 못하는 증상, 옆구리통증, 어지럼증, 근육통 등이 나타날 수 있고 시험이나 큰일을 앞두고 좀 더 예민해질 수 있다. 하지만 휴식을 취하거나 시험 혹은 큰일이 끝나거나 신경 쓰이는 일 혹은 스트레스 받는 일이 해결되면 증상이 사라지거나 경감되는 경우가 많다. 컨디션이 이유 없이 자주 변화하여 어떤 때는 기분이 좋다가 어떤 때는 기분이 나빠지는 경우도 있고, 스트레스 받거나 기분이 나쁘면 음식을 먹어 풀려고 하는 경향이 있다. 음식 종류에서는 큰 영향을 받지 않아 편식을 하지 않고 골고루 먹는 것이 중요하고 다만 기분이 좋은 상태에서 식사를 하도록 하는 것이 중요하다. 스트레스 받는 상태 혹은 화가 나는 일이 있는 상태에서 밥을 먹으면 체하기 쉽다.

木體質은 건강과 집중력을 유지하기 위해 다른 체질에 비해 운동이 매우 중요하며, 규칙적인 운동은 좋은 컨디션을 유지하는 비법이 된다. 운동은 스트레칭, 체조, 줄넘기, 탁구, 배드민턴, 가벼운 축구, 족구 등이 좋으며 혼자 좋아하는 노래에 맞춰 춤을 30분~40분 정도 추는 것도 좋다. 어느 것이든 기분이 좋아지는 것을 선택하면 된다.

운동선수의 경우 자신의 기분을 조절할 수 있는 능력을 키우는 것이 좋다. 학생의 경우도 마찬가지다.

(2) 火體質

火體質은 따뜻하게 비춰주는 태양과 같은 성질과 활활 타오르는 가스불과 같은 두 가지 성질을 지닌다. 태양과 같은 성질이란 생리적으로 필요한 힘으로서의 화를 말하고 가스불과 같은 성질이란 병적인 요소로서의 필요 없는 화를 말한다. 火體質은 평소에는 특별한 이상이 없지만, 가스불과 같이 타오르면 성격이 급해져 느긋하게 앉아있거나 기다리는 것을 잘하지 못한다.

火體質의 특징은 긴 시간을 계속 앉아 집중하여 공부하지 못하는 경우가 많다. 그러나 훈련을 통해 또는 필요한 경우 오랜 시간 앉아서 공부하는 것은 가능하다. 대체로 火體質은 집중시간이 짧은 반면 집중력이 높은 장점을 지닌다. 따라서 짧은 시간에 집중해 공부하는 것이 유리하다.

만약 건강에 이상이 생기는 경우 초기에는 대부분 대변을 시원하게 보지 못하므로 대변상태를 확인해야 한다. 그 다음 수면에 이상이 생겨 빨리 잠들지 못하거나 깊은 잠을 이루지 못하거나 꿈을 많이 꾸게 된다. 정신적으로는 긴장하지 않았는데도 깜빡깜빡하거나 아는 것을 쉽게 틀리는 실수를 하기 쉽다.

음식 면에서는 기름기 많은 육류, 기름에 튀기거나 볶은 음식, 고추 겨자 등 매운 음식, 향신료가 많이 들어간 음식, 꿀·사탕·초콜릿 등 단 음식, 우유와 같은 유제품 등은 胃腸에 들어가서 火를 만들어내는 성질이 있다. 火體質의 경우 이런 음식을 일주일에 3회 이상 즐겨 먹으면 건강이 나빠지고 집중력이 떨어지며, 성격이 급해지거나 덤벙거리게 되고 판단력이 흐려지거나 암기력이 때때로 느려지며, 갑자기 생각나지 않는 상황이 발생해 아는 문제도 틀리는 손해를 볼 수 있다. 소고기·삼겹살·닭튀김·자장면·볶음밥·라면·튀김·아이스크림·치즈·탄산음료수·초콜릿·빵·과자·햄버거 등과 같은 음식은 되도록 피하는 것이 좋다. 배고플 때 김밥을 먹는 것이 오히려 좋다. 좋은 음식은

화를 만들어 내지 않는 음식이다. 보리밥・김치・나물류 등 보편적인 한국음식을 섭취하는 것이 좋다.

火體質의 사람은 체육시간(정해진 훈련시간 등)을 제외하고 더운 곳이나 직사광선 아래서 운동을 하지 않는 것이 좋다. 사우나를 자주 해서 땀을 내려고 하는 것은 건강에 도움이 되지 않는다. 시원하고 공기가 좋은 곳에서 민첩성운동 또는 유산소운동을 하는 것이 좋다. 운동의 종류는 본인이 즐겨 쉽게 할 수 있는 운동을 하면 된다.

운동선수의 경우 리듬을 빠르지 않게 일정하게 할 수 있는 훈련이 필요하다. 또 학습할 때 결론을 먼저 말하고 다음 세부사항을 설명하는 것이 효과적이다.

(3) 土體質

土는 소화기를 담당하는 장기로 신체활동을 유지시키는 중요한 역할을 담당한다. 土體質의 경우는 보통 입이 짧다는 소리를 많이 듣고 대부분 음식을 많이 원하지 않는다. 반대로 음식을 많이 먹으려고 하는 경우 소화기장애가 발생하지는 않는지, 성격이 급해지지는 않는지를 반드시 확인해줘야 한다.

土體質의 특징은 끈기가 있어 한 가지 일을 시작하면 끝을 볼 수 있는 성질이 있으나, 체질에 맞지 않는 음식을 자주 먹거나 본인이 먹어야 하는 음식량보다 많이 먹으면 한자리에 오래 앉아 공부하기가 어렵고 암기력과 집중력도 떨어질 수 있다. 실제 임상에서 본 결과 음식량이 늘면서 몸이 붓고 살이 찌는 경향과 습관성유산・불임・자궁근종・여성생식기질환이 많이 나타났다. 그리고 음식량을 줄이는 처방을 했을 때 몸의 컨디션이 좋아졌다는 결과를 얻었다.

음식 면에서는 음식량을 적게 먹는 것이 가장 중요하며 영양의 균형을 맞추어 먹는 것이 좋다. 찹쌀밥・고기류・튀김 등 기름진 음식, 떡・빵・과자 등 밀가루음식, 요구르트・우유・치즈・아이스크림 등 유제품, 탄산음료수, 고추・겨자 등 매운 음식, 향신료가 많은 음식, 꿀・사탕・초콜릿 등 단 음식, 자극성 있는 음식은 피하고 야채위주의 음식을 먹는 것이 좋다. 피해야 하는 음식을 많이 먹으면 판단력이 흐려지거나 암기력이 때때로 느려지고 갑자기 생각이 나지 않는 상황이 발생해 아는 문제도 틀리는 손해를 볼 수 있다.

土體質의 운동은 건강과 직결되는 것은 아니므로 운동에 대해 신경 쓸 필요는 없고 건강을 유지하기 위한 운동 정도면 충분하다.

운동선수의 경우 음식을 많이 먹고 충분한 시간이 지나지 않은 후에는 성적이 잘 나오지 않는다. 학생의 경우도 식사량이 많으면 학습능률이 떨어진다.

(4) 金體質

金은 원래 성질이 차고 쉽게 습해지는 경향이 있으나 쉽게 열 받고 스스로 鬱結되므로 火體質로 오인할 수 있다. 金은 肺와 관련이 있기 때문에 기운(에너지)순환과 밀접한 관련이 있다. 식사를 많이 하거나 심폐운동부족인 경우 조금만 무리해도 쉽게 체력이 떨어지고 면역기능도 같이 저하되는 경우가 많다.

金體質의 특징은 계획을 잘 세우고 계획에 맞춰 공부하는 것을 잘한다. 단 체력관리를 하지 못하면 계획을 지키지 못하게 되므로 신경이 예민해지기도 한다. 몸이 찬 성질을 가진 金體質은 과민성 대장증후군이나 수족냉증, 생리통, 알 수 없는 화병 등으로 곤란을 겪는 경우가 종종 있으며, 이런 체질관련 질병은 잘 낫지 않는 경우도 있다. 熱을 가진 金體質이 식사를 많이 하거나 육류와 같은 기름진 음식을 많이 먹으면 장(腸) 운동이 잘되지 않아 아침에 허리가 아프거나, 몸살이 난 것처럼 신통(身痛)이 있거나, 아침에 일어나기 싫어지거나 소화가 잘되지 않기도 한다.

음식 면에서는 고기류 등의 기름진 음식, 볶음밥·자장면·라면·튀김·프라이드치킨 등 기름에 볶거나 튀긴 음식, 탄산음료수, 초콜릿 등과 같은 단 음식, 우유·아이스크림 등의 유제품 등을 주의해야 한다. 이런 음식은 기운의 순환을 방해하므로, 수험생의 경우 잠이 많아지고 피곤함을 더 많이 느끼게 한다. 음식을 많이 섭취하면 기의 순환이 잘되지 않으므로 적당량을 먹는 것이 좋다. 몸이 차다고 느끼면서 소화가 잘되지 않는다면 차가운 음식을 피하는 것이 좋다.

金體質의 운동에서는 기운의 순환을 위해 폐호흡과 피부호흡이 중요하다. 폐호흡을 위해 신선하고 맑은 공기가 있는 곳에서 체조·스트레칭·줄넘기 등의 운동을 하거나 피부호흡을 위해 피부를 청결히 하는 것이 중요하다. 더운 곳이나 뜨거운 곳에서 많이 운동하면 오히려 좋지 않다. 등산·산림욕·체조·스트레칭·줄넘기 및 짧은 시간의 목욕이나 온천 등도 좋다.

운동선수의 경우 자신이 계획한 것에 대해 차질이 빚어지는 것을 좋아하지 않기 때문에 사전에 스케줄에 대해 서로 잘 의논해야 한다. 학생의 경우도 자신이 짠 계획을 면밀히 상의하여 무리 없이 하는 것이 효과적이다.

(5) 水體質

水體質은 성격이 고요한 호수의 물을 보는 것 같이 차분한 느낌을 준다. 또한 水는 물의 성향과 같이 어느 경우에도 튀지 않고 잘 적응하는 성격으로 부드러운 경향이 많다. 水의 증상은 太過·不及에 따라 다르게 나타날 수 있다. 수가 부족한 체질은 고혈압과 화의 증상이 잘 나타날 수 있고, 수가 태과한 체질은 脾病·濕病·下體浮腫 등의 증상이 나타나기 쉽다.

수험생에서의 水體質은 혼자 차분하게 공부하는 장점이 있다. 평소 아랫배가 차거나 다리가 시린 경우가 많고 다리가 잘 붓거나 하체가 비만해지는 경우도 있다. 병이 생기면 성격이 급해지고 소화가 잘되지 않아 집중시간도 짧아지고 지구력도 다른 체질에 비해 떨어지는 경우도 있다.

음식 면에서는 특별히 가리는 것 없이 소화가 잘되는 음식을 먹으면 된다. 水體質의 경우 음식을 너무 적게 먹어 성장에 지장을 주면 면역력이 떨어지기 쉽다. 음식을 너무 좋아하거나 많이 먹으면 쉽게 살이 찔 수 있어 음식에 대해서는 부모가 신경을 써서 지켜봐줘야 한다. 운동은 건강과 직결되는 것은 아니므로 운동에 대해 신경 쓸 필요는 없고 건강을 유지하기 위한 운동 정도면 충분하다.

운동선수의 경우 스스로 잘 하고 있기 때문에 너무 재촉하는 것은 좋지 않다. 학생의 경우도 마찬가지다.

4. 운기보감과 초창결을 이용한 변증과정

운기체질의 변증방법은 우선 조견표에 의해 운기를 판별하고 환자의 운기에 대한 오행간의 관계와 증상·처방을 참고하여 환자의 主訴證과 비교·검토하는 과정을 거친다. 그 다음 태어난 해의 오운과 당해 년 또는 발병한 해의 오운과 비교해 상관관계를 밝힌다. 마지막으로 발병일 1년이 안된 병은 당해 년의 육기와 출생일의 육기의 상관관계를 검토한다. 그 중 병을 설명하는데 가장 적합한 것을 골라 쓴다.

1) 운기보감을 이용한 변증과정

(1) 증상의 판단

운기보감에는 각 운기별 증상이 나오는데, 이 증상은 변증을 설명하는 데 매우 중요한 의미를 가진다. 처방책에 기록된 증상은 대체로 運과 氣의 관계를 오행 혹은 오장으로 설명하거나, 오장육부의 기능 혹은 三陰三陽의 성질로 설명하거나, 주소증과 병리기전으로 설명한 것으로 이루어져 있다. 따라서 이 증상은 運과 氣의 관계를 상세히 알 수 있는 부분이다. 대개 운기보감의 처방은 발병일이나 당해 년의 운기와 무관한 상태로 체질적인 소인으로 설명하면 된다.

(2) 처방에 대한 고찰

다음은 이미 제시된 運과 氣의 관계 및 증상을 확인할 수 있는 처방이다.

처방에 대해 이해하고 앞서 말한 여러 가지를 재확인하는 방법이다. 운기보감에서 쓰인 처방은 주로 〔四物湯〕과 〔六味地黃湯〕으로 구성된다. 〔四物湯〕은 補血을 위주로 하는 처방, 〔六味地黃湯〕은 補腎 또는 補水하는 처방으로 알려져 있다. 그러나 여기서는 〔四物湯〕을 肝木의 升陽之氣를 補하는 약으로, 〔六味地黃湯〕을 腎의 陽氣를 補하는 약의 의미로도 쓰인다. 운기처방은 李東垣과 朱丹溪의 이론에 밝아야 기본적인 이해가 가능한데, 이를 이해하면 한의학의 모든 이론을 이해하는 것만큼 넓게 쓰일 수 있으므로 단순히 처방책으로서만 의의를 가지는 것이 아니다.

(3) 일반적인 변증과 운기변증의 결과가 다를 때

일반적인 변증이란 臟腑辨證·八綱辨證·經絡辨證 등 흔히 통용되고 있는 변증방법을 말한다. 일반적인 변증에서는 각각의 변증과정에 따라 질병을 이해하는 반면, 運氣辨證에서는 오행의 관계나 성질로 질병을 이해하기 때문에 일반적인 변증과 다른 결과가 나타날 때가 있는데, 이는 오행의 특성상 眞假의 구별이 있기 때문이다. 예컨대 木이 약하거나 강하거나 그 원인에 관계없이 火의 증상으로 나타나기도 하는데, 이 火를 瀉할 것이냐 아니면 그 원인인 木을 補瀉할 것이냐를 결정해야 할 경우가 있다. 虛火인 경우는 木을 補하고 實火인 경우는 木을 瀉하는 것이 원칙이다. 그러나 일반적인 변증에서는 虛實의 구별이 명확하지 않은 경우도 있고 병의 원인이 어디에 있는가를 알기 어려운 경우도 있다. 운기에서는 木이 약한 것으로 나타나 木을 補하기 위해 〔六味地黃湯〕 위주로 방제하고 있으나 환자의 증상은 小柴胡湯證으로 나타나는 경우가 있다. 이런 경우 소시호탕증이 있기 때문에 〔小柴胡湯〕을 사용할 것인가 하는 점이 문제다. 즉 '木이 약한 원인이 水生木을 하지 못해서인데 그것을 나타나는 증상만으로 木을 瀉해야 하는가?'라는 점이다. 이런 문제는 치법에서 標本先後緩急의 방법이 있으므로 이에 따르면 된다. 이론적으로 볼 때는 다른 변증방법으로 虛實眞假의 변증이 가능하다고 하지만 실제적으로는 쉽지 않다. 이러한 경우 운기변증이 도움이 된다.

운기변증과 일반적인 변증에서 내린 결론이 정반대일 경우에는 신중히 선택해야 한다. 대체적으로 일반적인 변증과 운기변증에 따른 결론은 서로 일치하거나 인과관계를 이루므로 치법에 따라 결정한다. 간혹 일반적인 변증으로 치료결과가 확실치 않은 경우 혹은 오랫동안 치료했음에도 불구하고 치유되지 않는 경우가 있는데, 필자는 이 경우 운기변증의 결과를 따르고 있다. 이에 대해서는 앞으로 더 많은 연구를 해야 할 것이다.

2) 초창결을 이용한 변증과정

초창결의 변증에서는 출생 시의 운과 당해 년 운의 오행관계로 설명하는데, 이는 초창결 병리에 자세한 설명이 있다. 육기에 의한 변증은 육기에 따른 오행의 생극관계가 있으므로 당해 년의 육기와 출생 시의 육기를 보면 된다.

5. 운기변증의 예

변증을 하는데 있어 한의학이론을 배제하고 변증을 논할 수는 없다. 운기변증 역시 한의학이론에 기초를 두고 있다는 사실을 염두에 두고 변증을 해야 한다.

1) 운기보감 변증의 예

(1) 1980년 9월20일생(양력) 설사환자

1980년 조견표에서 찾아보면 이 환자는 8월 30일에서 9월 23일 사이이므로 庚申年 四運四氣 火金에 해당한다. 처방에서 庚申年 四運四氣를 찾아보면 증상은 "心肺經濕痰, 胸脇肢節痛, 或痰積聚, 眩暈乾泉"이라고 되어있고, 처방은 白茯苓 3錢, 牛膝・熟地黃・檳榔・桂枝 各 2錢, 黃金・白介子・半夏・當歸・南星・金銀花・甘草 各 1錢, 龜板 7錢, 木香

1錢으로 되어있다. 또한 陽虛한 경우의 가감법도 있다.

이 환자는 한의학을 공부하는 학생으로 스스로를 항상 몸이 차고 사상체질 상에서 소음인에 해당한다고 여겨왔다. 설사로 인해 처방을 받아 여러 가지 약을 복용하였는데 대부분 열한 성질을 가진 약을 많이 사용했다고 한다.

운기가 火金이므로 ① 火로 인한 병, ② 火克金함으로 인한 병, ③ 火로 인해 水가 부족하여 야기된 병, ④ 火生土하여 야기된 병 등으로 구분할 수 있다. 증상에서 보면 心肺經 濕痰과 痰積聚 등이 있는데 이는 肺의 運化작용이 저하되어 痰이 생긴 것이고, 胸脇痛은 胸脇에 痰으로 인한 통증이 발생한 것이며, 肢節痛은 火체질에서 쉽게 나타나는 증상 가운데 하나이다. 眩暈은 痰으로 발생하거나 火로 인해 나타날 수 있고 乾泉은 火로 水氣가 말라 야기된 것이다.

이 환자는 나이가 젊어 이런 증상이 다 나타나지 않았기 때문에 설사와 몸이 차다고만 생각한 것이었다. 처방에서 龜板 7錢과 白茯苓 3錢을 사용한 것을 보면 이는 心火를 내리는 처방으로 볼 수 있지만 이 환자에게는 心火라고 볼 수 있는 증상이 전혀 나타나지 않았다. 행동도 느린 편이고 차분한 성격이었다. 牛膝·檳榔·木香은 모두 下氣시키는 작용을 하고, 桂枝·白介子는 發散시켜 下氣를 돕는 작용을 하며, 黃金·金銀花는 肺에 있는 熱을 없애는 작용을 한다. 이러한 약들로 구성된 것으로 보아 火가 위에 있고 火克金하여 발병한 것임을 알 수 있는데 왜 설사를 할까하는 의문이 생긴다.

몸에서 열을 없애는 방법에는 세 가지가 있다. 즉 땀·소변·대변을 통해 열을 없애는 방법인데, 이는 상한론에서 제시한 방법이다. 이외에 특정부위에 열이 발생하는 경우에는 특정한 약이나 처방을 사용한다. 陽明熱에 石膏나 〔承氣湯〕을 쓰는 것이 그 예이다. 이 환자에게 설사 상태를 다시 묻자 설사 후 별다른 증상이 없었다고 하니 병적이라고 여기기엔 별 문제가 없는 것으로 보이고 나이로 미루어 열을 없애려는 생리적인 현상으로 결론을 내렸다.

설사 외에도 風熱 증상이 있었다. 본 운기처방에서 황금·금은화를 사용하여 열을 없애는 까닭에 〔荊芥連翹湯〕을 처방하였더니 설사가 완전히 멎었고 몸이 차다는 느낌도 들지 않는다고 하였다. 결국 風熱과 心熱이 있어 설사를 했던 것이다.

여기에서 증상에 心肺經濕痰이라고 제시한 것과 왜 환자가 스스로 몸이 냉하다고 생각한 것인지에 대해 생각해보자.

병은 원인과 결과로 나뉜다. 원인에는 직접적인 원인과 간접적인 원인이 있고 결과는 시간·환경에 따라 다르게 나타날 수 있다. 이 환자의 경우 火克金하여 병이 발생한 것으로 화가 원인이기는 하지만 느끼는 증상은 손상된 금에 의해 나타난 것이다. 따라서 金이 火에 의해 손상을 입었기 때문에 금이 약해진 것으로서 이를 장부로 보면 肺에 해당하는데 肺는 氣를 주관하므로 기운이 없어 담이 한담으로 느껴지게 된 것이다. 혹은 화가 위에 성하면 아래는 찬 성질이 모이게 되듯이 수화교제가 잘되지 않아 편중되는 현상에 의해 나타난 것으로 판단된다. 하지만 직접적인 원인은 火라는 것을 잊지 말고 느껴지는 증상만으로 치료해봐야 개선되지 않는다는 점을 유념해야 할 것이다.

(2) 1981년 1월 20일(음력) 요통 환자

이 환자는 요통을 호소하는데 그다지 심하지 않았고 치료를 해도 별다른 진전이 없어 적극적으로 치료하지 않았다. 최근 양방검사에서 강직성척추염은 아니지만 그렇다고 아니라고 할 수는 없다는 애매한 진단을 받았다. 나이 때문에 확진하기가 쉽지 않았고 충분한 조건을 다 갖춘 것도 아니었기 때문이다.

조견표에서 찾아보면 1980년 12월 15일부터 1981년 2월 16일까지 즉 辛酉年 一運一氣 水土에 해당된다.

운기처방을 찾아보면 위·폐경에 습담이 있어 간간히 체증이 발생하고 사지골절이 아프며 간혹 마른기침이 나는 증상(胃肺經濕痰 間間滯症 四肢骨節痛 或 乾咳)을 치료하는 〔加味付茸湯〕, 즉 當歸 10錢, 鹿茸·肉桂·附子 5錢, 熟地·砂仁·甘草·桔梗 2錢, 枳殼·玄蔘 1錢半을 쓰도록 되어 있다.

운기증상과 비교해보면 이 환자는 상술한 운기처방에서의 증상도 없고 앞서 말한 일반적인 水체질의 병증에서도 벗어난다고 볼 수 있다.

처방에서 보면 當歸 10錢을 사용한 것은 木이 부족하다고 본 것이고, 肉桂·附子 5錢을 사용한 것은 腎陽이 虛하다고 본 것이다. 桔梗·枳殼은 土체질에서 많이 쓰이는 약물로서 土를 瀉하는 대표적인 약물이다. 즉 이 환자는 水로 인해 몸이 냉하여 腎陽이 虛한 근본적인 원인을 가지고 있고 이로 인해 水生木이 덜 되어 木이 부족하고 土가 많아 瀉해야 하는 상태로서, 결국 水不足과 土太過로 인해 병이 발생하였다고 본 것이다.

실제로 허리에 刺針하면 매우 딱딱하여 마치 나무에 침을 놓는 것 같은 느낌이 들었다. 이 경우는 土로 인해 木에 병이 된 것인데 화의 성질인 燥으로 인해 딱딱하게 된 것으로 보아야 한다. 즉 土侮木하여 木이 병이 되었는데 木은 從火以生하는 특징으로 火로 변해 병이 된 것이다. 病機十九條에서 "모든 갑작스런 강직은 다 화에 속한다(諸暴强直,

皆屬於火).”라고 하였다. 따라서 이 환자는 증상이 심하지 않다고 하나 이미 병은 상당히 깊이 진행된 것으로 판단해야 한다.

(3) 1988년 1월 20일 알레르기 환자

이 환자는 먼지에 알레르기가 있고 코가 가려운 증상을 가지고 있다. 변비라고 느끼지는 않으나 하루에 한 번씩 배변하지는 못한다. 그 외에 배고픔을 참지 못하고 물을 자주 마시며, 가슴이 두근거리는 것을 자주 느끼고 밥을 많이 먹는 편이다.

조견표에서 찾아보면 戊辰年 一運一氣 火 相火에 해당하다.

증상을 보면 心克肺 邪金不足 故痰喘 未能金生水 而腎水不足 陽虛 消化不良이라 되어 있으며, 처방은 熟地・拘杞子・肉從容・山藥 各 3錢, 巴戟・破古紙・杜冲・鹿茸 各 2錢, 木香・砂仁・五味子 各 1錢으로 되어 있다.

火가 많으면 火克金하므로 金이 邪氣를 받아 약해지고, 火로 인해 水氣가 말라 腎水不足하게 되므로 脾腎陽虛證으로 소화불량이 발생한다.

운기처방을 보면 補陰하면서 腎陽을 補하는 약물로 구성되어 있다.

실제 이 환자의 증상은 운기증상과 같지 않다. 단순히 알레르기 치료만 하면 될까? 알레르기와 변비, 배고픔을 못 참는 증상과의 관계는 무엇인가?

이 환자는 아직 어리기 때문에 火로 인한 水氣不足까지는 발생하지 않았다. 알레르기는 火克金하여 金에 병이 발생한 것이고 변비도 火克金하기 때문이며 배고프면 못 참는 것은 熱生風한 증상이다. 따라서 위의 운기처방과 증상을 환자의 증상과 비교해봤을 때 그 처방을 사용하기에는 적절하지 않다고 판단하고 〔淸离滋坎湯〕에 〔荊芥連翹湯〕을 合方하였다. 〔淸离滋坎湯〕을 쓴 이유는 화체질의 특성상 기운이 위로 잘 올라가는 성질을 가지고 있는데 이 화를 끌어내리는 역할을 해주기 때문이며, 아울러 〔荊芥連翹湯〕을 단독으로 사용하는 경우 기운이 위로 올라가 밥을 더 먹게 되는 부작용을 방지하기 위함이다. 식생활에서는 화가 생기지 않도록 음식의 종류와 먹는 방법을 조심시켰다.

(4) 1979년 11월 25일(양력) 대체처방을 쓴 예

대체처방을 쓴 예로 이 환자는 실제 본인이 느끼는 증상이 아무것도 없다고 한다. 조견표에서 찾아보면 己未년 五運六氣 火水체질이다. 친구를 따라 방문했다가 호기심으로 진찰받게 되었는데 단지 귀가 가려운 증상만이 있었다. 본인은 얼굴피부가 어릴 때부터 검은 편이라고 하였지만, 風熱 증상이 있어 〔蔓荊子散〕으로써 얼굴피부를 밝게 해주었다.

이 환자의 운기처방은 熟地 5錢, 當歸 · 川芎 · 白茯苓 · 白芍藥 · 山藥 · 山茱萸 · 牧丹 · 澤瀉 · 肉桂 · 肉從容 · 附子 · 乾薑 各 2錢, 甘草 1錢이다.

나이나 증상으로 볼 때 운기처방을 쓰기에는 적절하지 않기 때문에 風熱증상에 적합한 〔蔓荊子散〕을 쓴 것인데, 이것만으로도 얼굴피부를 밝게 해주었으니 충분한 효과를 본 것이라 할 수 있다. 이 환자의 경우는 아니지만 火水 또는 水火체질에서 土의 병이 발생하는 경우가 있다. 土는 水火의 가운데 위치하면서 水火의 작용을 원활하게 도와주는 작용을 한다. 만약 찬물을 많이 마셔 土의 작용이 약해지면, 즉 脾陽이 약해지면 水火의 작용도 그에 따라 약해지는 경우가 발생하는데, 이 경우 〔六君子湯〕을 써서 치료하기도 한다. 〔金水六君煎〕을 쓰는 경우도 이와 비슷한 예라고 볼 수 있다.

(5) 1934년 4월 17일(음력) 대체처방을 쓴 예

조견표에서 찾으면 甲戌년 二運三氣 金水체질이다.

우선 金水라고 하면 금과 수 모두 찬 성질을 가지고 있으므로 양기가 허할 것이다. 금과 수는 同類로 寒化하는데, 寒化하면 아래로 내려가고 水의 성질로 변한다. 『내경』에 腰股膝脛足中之事라 하여 아래의 위치를 언급하였는데 寒化하여 아래로 내려가면 그 위치가 차게 된다. 寒이 내려가면 반드시 熱은 위로 치솟아 상부 즉 머리나 가슴에 열증이 나타나게 된다. 이를 "水克火해서 火가 위로 뜬 것이다"라고도 표현한다. 또한 머리로 가지 않는 화도 있다. 즉 傷寒에서 少陰熱化證이 생기는 것과 같이 咽喉가 아픈 경우도 있다. 이런 병리를 알고 운기처방을 찾아보면 증상이 肺金旺 腎水不足 등으로 나타나는데, 중원약은 〔加味右歸飮〕으로 六味에 澤瀉 · 白茯苓을 빼고 附子 · 肉桂 · 枸杞子 · 杜冲이 들어간 처방을 기본처방으로 쓴다. 澤瀉나 白茯苓은 利水시키면서 下氣시킬 수 있는 약이므로 빼고 火를 도우는 附子 · 肉桂를 더한다. 그러나 중원약 〔加味右歸飮〕에서 附子를 빼고 當歸를 1兩 더해 운기처방으로 쓰는 것은 무엇 때문일까? 왜 부자를 뺐을까? 이것과 肺金旺은 어떤 관계에 있을까? 하는 의문점을 해결해야 한다.

肺에 熱이 있으면 건조해진다. 肺는 윤택하면 宣通이 잘되고 熱이 있으면 宣通이 잘되지 않아 旺해지는 것이다. 肺熱이 많으면 附子를 쓸 때 熱因寒飮 즉 열한 성질로 인해 차게 약을 복용해야 하는 방법을 써야 한다. 附子의 더운 성질은 肺가 입과 가까이 있기 때문에 약이 들어가면서 폐의 열을 더 심하게 만들어 주기 때문이다. 또 폐에 열이 있으면 폐가의 陽明熱이라고 해 초창결에서는 열을 사하는 방법을 쓰라고 했다. 따라서 附子를 빼고 쓴 것이다.

열이 있으면 火食氣해서 氣虛가 심해진다.

결론적으로 이 사람은 기가 허하면서 위에 화가 있고 아래는 찬 사람이다. 과연 이런 사람이 내원한다면 이 처방을 줄 것인가 하는 문제이다. 우선 氣虛의 정도에 따라서 〔淸上瀉火湯〕 등 火를 내리는 약을 쓸 수도 있고, 脾를 조절하는 〔六君子湯〕에 肺를 淸熱시키는 약을 加味하여 쓸 수도 있다. 치법에는 本治와 標治가 있고 先後緩急의 순서가 있다. 그리고 증상이 오래된 사람에게는 운기처방을 쓸 수 있다.

2) 草窓訣 변증의 例

(1) 1968년1월10일(양력) 眩暈 환자

丁未年 五運六氣 水水. 主訴증상은 어지럼증이다. 병이 발생한 때는 庚寅年(2010년) 전반기에 발생하였고 병이 심해진 것은 2010년 말부터 심해졌다고 한다.

2011년 2월에 방문하여 해당 년을 庚寅年 2010년으로 보았다.

어지럼증이 심해 두 번 정도 쓰러져 응급실도 다녀오고 평소 운전을 하지 못할 정도이며, 어지러우면 땅이 파도를 치고 눈앞이 깜깜해진다고 하였다. 컨디션이 나빠지면 무릎 아래쪽이 시리고 힘이 없어지기 시작하며 소화도 잘 안되고 속도 잘 미식거리며 항상 신경 쓰는 일이 많고 스트레스가 많다고 하였다. 대변은 묽은 편이고 몸이 힘들면 하루에 두 번 이상도 간다고 하였으며, 오른쪽 脇痛이 腹診에서 확인되었고 복부에 가스도 많이 차 있었다. 피로는 항상 심하고 말도 기운이 없어 힘들게 하는 것이 습관화되어 있었다. 눈은 급격한 시력저하가 동반되었다고 하였다. 항상 입이 텁텁하고 구취가 난다고 호소하였다.

丁未年은 십간의 조합에 庚丁生年에 해당하고 병이 난 당해 년도 庚丁年에 해당한다고 보았다. 庚丁生年이 庚丁年을 만나면 金克木하여 肝虛 血虛 風症 등의 병리로 眼暈 耳鳴 腰脇痛 左邊不仁 骨節痛 筋攣頭風 眼赤痛 다리가 힘이 없고 마르는 등의 증상이 나타난다고 한 것을 토대로 처방은 血虛가 주 치료인 〔從容牛膝湯〕에 風을 치료하는 〔牛膝木瓜湯〕, 木體質의 脇痛과 소화불량을 치료하기 위해 〔淸脾飮〕을 合하여 처방하였다. 20일 복용 후 모든 증상이 사라졌다.

(2) 1965년 6월 1일(양력) 놀이기구 타는 느낌과 근육경직 환자

乙巳年 三運三氣 木木 체질의 여자로 어깨・등의 근육경직이 심해 통증치료를 받았으

나 침 맞고 몸살을 심하게 한 상태였고 항상 놀이기구를 타는 느낌이며 소화는 잘 안되나 먹는 것은 잘 먹고 배고프면 속이 미식거리다고 하였다.

2010년 봄부터 컨디션이 나빠지기 시작하여 몸이 많이 힘들고 양쪽 뺨이 붕 떠있는 느낌이 항상 들며, 눈썹이 잘 떨리고 어깨 뭉침이 심해 두통·편두통·어지럼증이 항상 있었다고 한다. 잠은 많이 자는 편으로 일찍 자도 일어나기가 힘들고 월경 때는 예민해져 이런 증상이 모두 심해진다고 하였으며, 식은땀을 동반한 한열왕래 증상도 동반하였다. 腹診했을 때 아래복부에 가스가 차 있었고 뱃속에서 물소리가 났었다. 한의원에 내원한 것은 2010년 11월이었다.

乙巳年生이 庚丁年을 만난 경우로 庚丁金鬱하거나 金克木하여 木病이 나타난다고 한 것을 토대로, 처방은 血虛가 주 치료인 〔從容牛膝湯〕에 風을 치료하는 〔牛膝木瓜湯〕, 木鬱克脾로 인한 惡心과 腸鳴·소화불량을 치료하기 위해 〔苓朮湯〕을 合하여 처방하였다. 20일 복용 후 증상이 많이 호전되었다.

(3) 1952년 5월 29일(양력) 淺眠·소변빈삭·잔뇨감 호소 환자

壬辰年 二運三氣 火水 체질인 남자로, 많이 예민한 편이고 잔뇨가 심한데 극심한 경우 20분마다 소변을 보러가야 하며 소변을 보러가도 잔뇨감 때문에 빨리 나오질 못한다고 하였다. 변비도 심해서 변비약을 매일 먹지 않으면 안 되고 특히 잠을 잘 때 깊이 자지 못하며 여러 번 깨고 깰 때 마다 소변을 보러가야 한다고 하였다. 추위도 많이 타는 편이고 키 170cm에 체중이 52kg으로 왜소하며 마른 체형이었다. 본인 말로 살이 쪄 보는 것이 소원이라고 말하고 긴장을 잘하며 입이 건조하나 갈증이 나는 것은 아니라고 하였다. 양방에서 과민성방광염이라는 진단을 받은 지가 20년 되었는데 그때부터 이런 증상이 계속 있었다고 하였다.

한의원에 내원한 것은 2011년 2월초이나 발병한 당해 년은 庚丁年으로 보았다.

壬己生年이 庚丁年을 만나 병이 되었는데 金이 鬱滯된 원인이 肝心의 火가 克肺한 것으로 보고 처방은 〔黃連茯笭湯〕〔竹葉石膏湯〕을 주로 하여 처방하였다. 20일 복용 후 수면에 변화가 있었고 소변을 보는 횟수가 조금 줄었으며, 2달 복용 후 여전히 수면 중 4번 정도는 깨지만 예전처럼 10회 이상 깨지는 않았고 소변을 보러가는 횟수도 눈에 띄게 줄었다. 처음에는 싸우는 사람처럼 인상이 찌푸려져 있던 얼굴이 지금은 편하게 보이고 얼굴색이 뽀얗게 돌아왔으며 본인도 몸이 편해졌다고 얘기하였다.

第六章 운기병리

一. 운기보감 병리

1. 土

土는 흙으로 대표되는 성질을 가지고 있으며 그 모습이 흙·濕·脾胃·太陰 등으로 나타난다.

흙은 만물을 소생시키고 만물이 죽어서 돌아가는 곳이다. 즉 만물을 만들고 성장시키며 받아주는 역할을 한다. 따라서 흙이란 누구에게나 친숙한 존재로서 붙임성이 좋다고 본다. 토는 음식으로 섭취되므로 음식물을 많이 먹으면 흙이 많아지는 것과 같은 현상이 나타난다.

濕은 습기를 말한다. 습기의 본체는 물이지만 물과는 약간의 차이가 있어 그보다 세력이 약한 편이다. 濕은 축축한 편에 속하고 그 많고 적음에 따라 水와 구별된다. 종이가 습기에 노출되면 습기의 무게만큼 무거워지고 유리 같은 곳에 잘 붙게 된다. 이와 같이 습이 원인이 되는 질병은 무겁고 들러붙어 있는 듯한 느낌이 들기 때문에 중착(重着)하는 성질이 있다고 한다.

濕에서서는 간혹 三陰三陽에서의 太陰을 같이 언급하기도 한다. 즉 濕은 물기의 많고 적음에 따라 燥濕으로 변하기 때문에 燥는 陽明, 濕은 太陰으로 각기 표현한다. 太陰으로 말할 때는 太陰에 手太陰肺와 足太陰脾가 있으므로 肺와 脾를 같은 범주에 놓기도 하는

데, 이때는 같은 太陰經이라고 한다. 脾胃로 말하는 경우는 장부의 특성에 따른 것이다. 즉 음식물이 입을 통해 들어오면 몸에서는 여러 가지 중요한 일들을 하게 되는데, 이런 과정을 脾胃로 설명하는 것이다. 병을 설명할 때도 脾胃로 표현하는 경우가 있는데 장부의 특성으로 설명하는 것이다.

土체질의 환자는 土가 흙의 성질을 가지기 때문에 흙인 음식을 많이 먹지 말아야 한다. 土체질의 환자는 태어날 때부터 음식섭취량이 적고 어린아이의 경우도 마찬가지로 식사량이 적다. 그러므로 음식을 많이 먹으면 병이 발생하게 되고, 병이 발생하면 스스로 나을 때까지 무의식적으로 음식을 줄이게 된다. 이런 과정은 병이 주기적으로 발생하는 듯이 보이게 한다. 즉 병이 일정한 주기를 가지고 발생하게 되는데 그럴 때마다 음식량을 줄여 스스로 회복하고 다시 일정기간이 지나면 또 이런 일을 반복하게 된다는 것이다. 이는 辰 戌 丑 未가 四季에 걸쳐 있는 것과 같은 이치로 본다.

土체질 환자에게 음식량을 줄이게 하면 쉽게 적응하기도 하지만 그렇지 못한 경우도 있다. 쉽게 적응하는 사람은 스스로 편한 것을 빨리 깨닫고 정신적인 의지로 잘 참아 치료가 수월하며, 잘 참지 못하는 사람은 風이 발생한 것으로 간주하고 去風시켜주면 된다. 음식량은 대개 밥 반 공기에서 2/3공기 정도를 먹고 반찬의 양도 줄여야 한다. 섬유질이 많고 열량이 적다고 해서 많이 먹어도 되는 것이 아니기 때문에 조심해야 하며 물 역시 많이 먹으면 좋지 않다. 특히 물의 경우는 脾의 陽氣를 해치는 경우가 많으므로 조심해야 한다. 무김치를 반찬으로 하면 가장 좋다.

식사량을 줄이면 심리적 박탈감으로 인해 견디기 힘들므로 지속적인 지도와 관찰이 필요하다.

1) 土土

(1) 土가 중첩되면 熱로 변하고 土克水하여 水不足하며 土侮木하여 木이 약해지는데, 木의 반발하는 성질 때문에 木의 증상이 나타난다.

熱生風으로 인해 風증상이 나타나지만 風과 木을 과도하게 瀉하면 안 된다.

① 丁丑 三三 土土

胃經風濕痰旺 故胸脇骨節痛 四肢無力 下焦冷 腎水不足.

〔加味蓮柴湯(天干藥)〕

黃連 2錢, 白芍藥酒炒 白茯苓 白朮 各 1錢半, 靑皮 柴胡 當歸 川芎 生地黃 陳皮 各 1錢, 砂仁炒研 1錢, 知母鹽酒炒 黃柏鹽酒炒 甘草 各 7分, 薑三棗二

加 桔梗 枳殼 鹿茸酒灸 各 1錢, 五味子 7分, 薑三棗二.

② 癸未 二三 土土

脾胃經熱 發生動風 消化不良 眩暈 眼赤 腎虛火動.

〔加味雙和湯〕

白芍藥 2錢5分, 當歸 川芎 熟地黃 黃芪 肉桂 甘草 鹿茸酒灸 各 2錢, 五味子 7分, 知母鹽酒炒 黃柏鹽酒炒 各 5分, 薑三棗二

(2) 水가 不足하여 火증상이 발생한다

① 戊申 二二 土土

心胃經火痰風生 故滯症 鬱 怔忡 腎虛腰痛 乾嘔吐 或 血症 眩暈 下焦虛 腎經不足.

〔加減建胃湯〕

熟地黃 7錢, 白茯苓 白朮 人蔘 各 3錢, 橘皮 砂仁炒研 神曲 厚朴 白芍藥 黃芪 川芎 麥門冬 肉桂 各 1錢

② 甲寅 一二 土土

胃經濕痰 四肢骨節痛 陽虛滯症 消化不良.

〔加減八味湯(中元藥)〕

白茯苓 4錢, 熟地黃 山藥 山茱萸 桔梗 各 2錢, 枳殼 牧丹 澤瀉 各 1錢半, 肉桂 附子 砂仁炒研 各 1錢, 薑三棗二

去 牧丹 澤瀉, 加 當歸 靑皮 柴胡 各 1錢.

(3) 脾腎陽虛

辛巳 四五 土土

腎經濕痰流注 四肢百節痛 腎虛腰痛 間間吐瀉下痢 小便不利.

〔加味朮付湯(中元藥)〕

附子 3錢, 乾薑 白朮 肉桂 苦練根 陳皮 各 2錢, 五味子 甘草 各 1錢, 薑三棗二

加 熟地黃 5錢, 砂仁 肉從容 各 2錢, 麥門去心 五味子 鹿茸酒灸 元杜冲(薑製去系) 枸杞子 各 1錢半, 薑三 棗二.

(4) 脾陽虛

① 壬午 三四 土土

胃經太旺 腎水受邪 腎虛耳鳴 諸般風濕痰 先天不足之致 四肢骨節痛.

〔加味君子湯〕

白朮 半夏 陳皮 白茯苓 人蔘 甘草 各 1錢半, 當歸 白芍藥 五味子 使君子 各 7分, 龍眼肉 3錢, 薑三棗二

② 乙亥 五五 土土

胃經濕痰 滯症 間間精神眩暈 下焦冷 脚氣痛.

〔六君子湯(天干藥)〕

白朮土炒 草果 乾薑炮 白茯苓 陳皮 半夏薑製 人蔘 各 2錢, 使君子 五味子 甘草 各 1錢, 薑三棗二

加 黃芪 砂仁炒研 各 2錢, 桔梗 枳殼 各 1錢半.

若有 腎虛 腎積症 加 小茴香鹽酒炒2錢.

③ 丙子 四四 土土 (理陰煎참고)

胃經冷痰 寒邪滯症 消化不良症 精神不足 骨節痛 腹痛 下冷 便閉症.

〔加減理中湯(天干藥)〕

熟地黃 5錢, 乾薑 白朮土炒 各 2錢, 附子 陳皮 肉桂 人蔘 甘草 各 1錢半

加 枸杞子 肉從容 各 2錢, 五味子 7分.

有風痰 加 鹿茸酒灸 2錢5分.

(5) 土가 많으므로 木을 補한다

① 己卯 一一 土土

土克水 腎經不足 四肢骨節痛 胃經風火 痰喘 下焦冷.

〔歸付湯〕

當歸 5錢, 鹿茸酒灸 3錢, 白朮 白茯苓 青皮 砂仁炒研 肉桂 附子 乾薑 牛膝 桂枝 各 1錢, 薑三棗二

② 丙午 四四 土土

胃經濕痰 四肢骨節痛 腎水不足 或 眩暈 頭痛.

〔蔘茸付歸湯(天干藥)〕

當歸 1兩 人蔘 熟地黃 鹿茸酒灸 各 5錢, 附子 肉桂 五味子 各 2錢, 乾薑 甘草 各 1錢, 薑三棗二

去 乾薑, 加 桔梗 3錢, 枳殼 2錢, 砂仁炒研 1錢, 薑三棗二.

(6) 水를 補한다

① 辛亥 四五 土土

胃土旺 乾咳 積滯症, 四肢骨節痛 腎水枯渴 病在腎經 不知痛處 眩暈.

〔加減八味湯〕

熟地黃 5錢, 當歸 3錢, 山藥 山茱萸 白茯苓 各 2錢, 牧丹 澤瀉 肉桂 附子 五味子 各 1錢, 薑三棗二

② 癸丑 二三 土土 (補陰益氣煎 참조)

土克水 腎水枯渴 未得水生木 陽氣虛 四肢腰痛 精神 眩暈.

〔加味補陰煎(中元藥)〕

熟地黃 8錢, 鹿茸酒灸 五味子 人蔘 各 3錢, 黃芪蜜灸 白茯苓 肉從容 肉桂 麥門 枸杞子 各 2錢, 甘草 1錢, 薑三棗二

加 白茯苓 4錢, 熟地黃 2錢, 附子 杜仲 巴戟 破古紙 桔梗 枳殼 砂仁 各 1錢, 薑三棗二.

(7) 土가 많으므로 土를 瀉하는데, 주로 桔梗 枳殼을 쓴다

① 甲申 一二 土土

脾土太過 腎經受邪 乾泉 腎經衰弱 氣虛 精神眩暈 四肢骨節痛.

〔瀉土補腎湯〕

桔梗 4錢, 枳殼 3錢, 當歸 肉從容 枸杞子 巴戟 破古紙 鹿茸酒灸 各 2錢, 牛膝 木果 五味子 各 7分, 肉桂 1錢, 薑三棗二

② 庚辰 五六 土土

胃經太過 濕痰流注 四肢骨節痛 頭痛 眩暈 上熱下冷.

〔瀉土補腎湯〕

桔梗 3錢, 枳殼 當歸 川芎 白芍藥 各 2錢, 熟地黃 1錢半, 砂仁 靑皮 五味子 各 7分, 附子 5分, 薑三棗二

陽虛 加 鹿茸酒灸 1錢半.

③ 乙巳 五五 土土

胃經陰痰 脇腰痛 肢節痛 食消如滯 腎經虛.

〔開胃補陰湯〕

桔梗 枳殼 3錢, 當歸 砂仁 熟地黃 鹿茸酒灸 各 2錢, 肉桂 枸杞子 各 1錢, 薑三棗二

(8) 대체 가능한 처방

〔開氣消痰湯〕·〔二陳湯〕·〔平胃散〕·〔香砂平胃散〕·〔正傳加味二陳湯〕·〔蟠葱散〕·〔柴平湯〕·〔半夏白朮天麻湯〕·〔淸上蠲痛湯〕·〔半夏芩朮湯〕·〔補陰益氣煎〕·〔理陰煎〕·〔金水六君煎〕·〔淸离滋坎湯〕·〔枳朮丸〕·〔六君子湯〕·〔大和中飮〕

2) 土金

① 土와 金은 같은 太陰經으로 모두 濕과 연관되어 있다.

② 따라서 濕의 원인이 脾에 있는 경우와 肺에 있는 경우가 있다.

③ 氣滯현상이 있을 수 있다. 脾와 肺는 모두 行氣하는 장부이기 때문이다.

④ 土克水하므로 水氣가 부족해진다. 土克水하는 반면 金生水도 가능하다 볼 수 있으나, 土克水가 우선이고 土와 金은 모두 같은 성질로 변한다.

⑤ 土가 많음으로 인해 鬱滯되어 火가 뜨는 경우와 水氣不足으로 火가 뜨는 경우가 있

다. 土가 많으면 濕熱이 되고 土克水함으로 인해 水가 부족하여 火를 제약할 수 없기 때문에 火가 浮越하게 된다.

⑥ 土가 많으면 土侮木하게 되고 木은 반드시 반발하게 된다. 土侮木하나 木克土하나 증상은 모두 土와 木의 증상이 나타난다. 단 土侮木하는 경우에 木을 많이 瀉하면 안 되고, 木克土하는 경우에 土를 많이 사하면 안 된다.

(1) 土가 많아 木이 반발하고 濕痰으로 작용하여 脾虛가 된다

丙寅 四四 土金

胃肺經濕痰 四肢骨節痛 頭痛 風濕痰流注於全體.

〔加味補益湯(天干藥)〕

人蔘 3錢, 白朮 甘草 當歸 川芎 陳皮 升麻 柴胡 黃芪 白茯苓 各 1錢半, 黃栢鹽酒炒 知母鹽酒炒 各 7分

去 當歸 知母 黃栢, 加 熟地黃(爲君) 龜板酒灸 各 2錢, 柯子肉 五味子 砂仁 各 1錢, 鹿茸酒灸 2錢.

※ 〔金水六君煎〕을 대체처방으로 쓸 수 있다. 〔淸上補下湯〕과 비교해 볼 때 〔金水六君煎〕은 脾肺에 작용하는 처방이고, 〔淸上補下湯〕은 肺腎에 작용하는 처방이다.

(2) 土가 많아 水가 부족해지고 木이 반발하여 虛火가 뜬다

丁卯 三三 土金

胃肺經濕痰入肝血分 陽虛 肥 乾咳喘 陰多 故虛陽動 多用水氣 生病.

〔加味雙和湯(天干藥)〕

白芍藥 2錢5分, 熟地黃 黃芪 當歸 川芎 陳皮 蒼朮 厚朴 各 1錢, 半夏 藿香 甘草 肉桂 各 5分, 薑三棗二

去 蒼朮 厚朴 半夏 藿香, 加 白朮 山茱萸 人蔘 黃芪蜜灸 貢砂仁炒硏 各 1錢, 鹿茸酒灸 2錢, 五味子 7分, 薑三棗二.

※ 물을 많이 먹어 脾陽虛가 된 경우에는 〔二陳湯〕·〔六君子湯〕을 標治의 개념으로 잠시 쓸 수 있다.

※ 陽虛하여 비만이 된 경우에는 〔四君子湯〕을 쓰면 좋다.

(3) 濕土로 인해 脾胃에 병이 발생하는 경우

① 己巳 一一 土金

胃土太過 胃肺經濕痰 腎水受邪 下冷上熱 痰滯症 四肢腰痛.

〔加減和中湯〕

白朮 厚朴薑製 桂心 藿香 草果仁炒研 乾薑 砂仁炒研 各 1錢半, 鹿茸酒炙 五味子 各 1錢

② 癸酉 二三 土金

胃肺經濕痰盛 脇痛 骨節痛 或 痰飮頭痛 眩暈.

〔六君子湯〕

半夏 白朮 各 1錢半, 陳皮 白茯苓 人蔘 各 1錢, 甘草炙 5分, 當歸(爲君) 2錢, 薑三棗二

※ 脇痛이 있으면 〔小柴胡湯〕을 쓸 수는 있으나 조금만 써야 한다.

(4) 肺에 병이 되는 경우

甲戌 一二 土金

胃肺經濕痰 下焦冷 腎氣虛 骨節胸脇痛 四肢腰痛 眩暈.

〔淸金降火湯〕

黃芩 白芍藥 各 2錢, 蒼朮 牛膝 木香 桔梗 各 1錢半, 當歸 川芎 桂枝 白芷 蘇葉 麻黃 甘草 各 7分, 薑三棗二

(5) 기침에 〔金水六君煎〕으로 대체

辛未 四五 土金

胃肺經濕痰 急咳喘 脇骨節痛 精神眩暈.

〔加味六君煎(中元藥)〕

熟地黃 5錢, 當歸 半夏 白茯苓 陳皮 各 2錢, 人蔘 附子 肉桂 白芍藥 各 1錢, 乾薑 甘草 各 7分

去 附子 加 當歸(爲君) 3錢, 人蔘 麥門冬 砂仁炒研 各 2錢, 陳皮 桂皮 各 7分, 五味子 5分.

※ 當歸가 君藥이 되므로 熟地黃은 2錢으로 줄여야 한다.

(6) 같은 脾肺經濕으로 胸脇肢節痛이 발생한 경우라도 치료는 다르다

土가 많으면 土를 桔梗·枳殼으로 瀉하고 水가 부족하면 補水·補木을 해야 한다

① 庚子 五六 土金

胃肺經濕痰 胸脇痛 脚氣 風濕痰死血流注作痛 四肢瘀血骨節痛 痛處或腫或赤或白.

〔加味六陳湯 徐東〕

桔梗 3錢, 枳殼 2錢, 熟地黃 枸杞子 桂枝 香附子 牛膝 木果 蘇葉 麻黃 白芷 各 7分, 薑三棗二

※ 土가 많으면 土를 桔梗·枳殼으로 瀉한다.

② 辛丑 四五 土金

胃肺經濕痰 胸脇肢節痛 咳嗽 或 積聚症.

〔加味四六湯〕

熟地黃 5錢, 山藥 山茱萸 各 2錢, 牧丹 澤瀉 白茯苓 牛膝 木果 木香 各 1錢半, 當歸 川芎 白芍藥 各 1錢

※ 水가 부족하면 補水·補木해야 한다.

(7) 土가 많아 火가 생긴다

壬寅 三四 土金

胃肺經濕痰 咳嗽 血分不足 胸脇骨節痛 陰多陽小.

〔加減四六湯〕

白茯苓 4錢, 黃芩 白朮 桔梗 枳殼 各 2錢, 木香 當歸 川芎 桂枝 甘草 各 1錢

(8) 水氣不足으로 火가 생긴다

辛丑 四五 土金

胃肺經濕痰 胸脇肢節痛 咳嗽 或 積聚症.

〔加味四六湯〕

熟地黃 5錢, 山藥 山茱萸 各 2錢, 牧丹 澤瀉 白茯苓 牛膝 木果 木香 各 1錢半, 當歸 川芎 白芍藥 各 1錢

3) 土火

土의 병이나 火生土한 영향으로 土가 燥하다.

(1) 火食氣

① 乙卯 五六 土火

心胃經濕痰으로 인해 四肢骨節痛·眩暈·半身不遂·脚氣痛이 발생한다.

〔加減八物湯(中元藥)〕

人蔘 3錢, 白朮 白茯苓 當歸 川芎 熟地黃 黃芪 白芍藥 各 2錢, 鹿茸酒灸 五味子 肉桂 甘草 各 1錢, 薑三棗二

去 白朮 白芍藥, 加 桔梗 3錢, 枸杞子 肉從容 砂仁炒研 枳殼麩炒 附子 各 2錢, 薑三棗二.

② 壬午 三三 土火

土克水 陰虛火動 嘔吐 間間腹痛.

〔鹿茸腎養湯(天干藥)〕

鹿茸酒灸 1錢半, 人蔘 白朮 乾薑 肉桂 陳皮 當歸 白芍藥 熟地黃 五味子 各 1錢, 薑三棗二

加 鹿茸酒灸 五味子 枸杞子 各 2錢.

※ ①과 ②의 경우 半夏를 쓰면 더욱 燥하게 되므로 半夏가 木을 보한다할지라도 사용하지 않는다. 火로 인해 火食氣하여 補氣藥을 많이 쓰나, 標治와 本治를 구별하여 瀉火시키는 문제도 같이 고려해야 한다.

(2) 水不足

脾胃論을 이용해 설명한다. 甲辰—一土火, 戊寅 二三 土火의 경우가 土火를 치료하는 대표적인 방법이다. 즉 토체질의 일반적인 치료법은 ① 土를 瀉하거나, ② 木을 補하거나, ③ 水를 補하는 방법이다.

① 甲辰 一一 土火

胃經濕痰 下焦腎水不足 四肢骨節痛 眩暈.

〔杞菊地黃湯〕

熟地黃 4錢, 山藥 山茱萸 各 2錢, 白茯苓 牧丹 枸杞子 甘菊 牛膝 五味子 各 1錢

※ 腎水不足으로 열이 위로 뜬 상태이므로 上熱과 風熱은 標治해도 좋다.

② 庚子 五五 土火

心胃經濕痰 四肢骨節痛 風症 脚氣痛 頭痛.

〔加減鎭陰煎(天干藥)〕

熟地黃 5錢, 當歸 川芎 黃芩 半夏 木香 各 2錢, 鹿茸酒炙 五味子 陳皮 各 1錢, 肉桂 附子 乾薑 各 7分

去 木香, 加 龜板 7錢, 牛膝 砂仁 麥門冬 各 2錢, 鹿茸酒炙 1錢.

※ 대체가능한 처방으로 〔六君子湯〕·〔金水六君煎〕을 쓸 수 있다.

③ 癸未 二二 土火

胃經濕痰 腎水虛 精神眩暈 挾滯.

〔加味參鎭湯(天干藥)〕

熟地黃 3錢, 當歸 麥門冬去心 白茯苓 白芍藥酒炒 鹿茸酒炙 人蔘 遠志去骨 枸杞子 各 1錢半, 砂仁 知母鹽酒炒 黃柏鹽酒炒 甘草 各 7分, 薑三棗二

去 知母 黃栢, 加 白茯苓 3錢, 桔梗 2錢, 熟地黃 1錢半, 五味子 1錢.

※ 土火에서 腎水不足을 보하기 위해 숙지황을 많이 쓰면 체할 수 있다.

④ 乙亥 五六 土火

胃經濕痰 滯症 四肢骨節痛 寒熱往來 頭痛 心鬱症.

〔五味子湯〕

五味子 附子 各 2錢5分, 巴戟 山茱萸 熟地黃 鹿茸酒炙 各 1錢半, 砂仁炒研 山査肉 各 1錢

(3) 木을 補한다

戊寅 二三 土火

胃經濕痰 肺經受邪 腹痛 四肢骨節痛.

〔瀉土補腎湯〕

當歸 3錢, 鹿茸酒炙 桔梗 枳殼麩炒 枸杞子 肉從容 各 1錢, 五味子 甘草 各 7分, 薑三棗二

(4) 土를 瀉하는데 蒼朮, 吉梗, 枳殼, 橘皮를 쓴다

① 丁丑 三四 土火

上熱鬱滯 下焦冷 腎水不足 大便不利 或 血症.

〔加味養胃湯〕

蒼朮 陳皮 厚朴 半夏 白茯苓 藿香 人蔘 草果 甘草 砂仁炒研 各 5分, 熟地黃(爲君) 3錢, 鹿茸 五味子 各 5分, 砂仁 7分, 薑三棗二

② 丙子 四五 土火

脾土太過 消化中寒氣內傷肺 故 陰虛火動 或 吐血 下血 乾咳 血痰 精神不足.

〔加減右歸飮〕

桔梗 2錢, 枳殼 當歸 白茯苓 肉從容 五味子 人蔘 肉桂 砂仁炒研 甘草 桂枝 各 1錢, 薑三棗二

③ 己丑 一二 土火

胃經濕痰 滯症 虛熱 腹痛 下焦冷 腎虛 精神眩暈 或 頭痛.

〔瀉土補腎湯(中元藥)〕

桔梗 3錢, 枳殼 熟地黃 山藥 山茱萸 白茯苓 各 2錢, 砂仁炒研 肉桂 附子 鹿茸酒炙 五味子 乾薑 各 1錢, 薑三棗二

去 桔梗 枳殼, 加 枸杞子 破古紙鹽酒炒 各 2錢, 半夏薑製 元杜仲(去絲) 石斛酒炒 各 1錢.

④ 己未 一二 土火

胃經火痰 消化不良 四肢骨節痛 脇痛 手足熱 或 脚氣.

〔加減治中湯〕

桔梗 4錢, 枳殼 3錢, 白朮 白茯苓 人蔘 陳皮 肉桂 附子 乾薑 各 2錢

※ 木症狀이 나타날 경우 〔小柴胡湯〕·〔柴平湯〕을 잠깐 쓸 수 있다.

⑤ 甲申 —— 土火

胃經濕痰 胸脇痛 脚氣浮症 惡寒 肢節痛 眩暈 腎水不足.

〔橘附煎(天干藥)〕

橘皮 3錢, 附子 山茱萸 肉桂 熟地黃 各 2錢, 五味子 砂仁 當歸 枸杞子 肉從容 甘草 各 1錢, 薑三棗二

加 鹿茸酒灸 2錢, 牛膝 枳殼 桔梗 川芎 香附子 各 1錢.

(5) 火가 나타난다

庚午 五五 土火

胃土太過하여 腎水受邪하고 濕痰流注하여 四肢骨節痛 或 頭痛한다.

〔加味八味湯(天干藥)〕

白茯苓 4錢, 山藥 山茱萸 熟地黃 各 1錢半, 杜仲薑製 牛膝酒洗 澤瀉 牧丹 肉桂 人蔘 鹿茸酒灸 各 1錢

去 牧丹, 加 川芎 芍藥 五味子 各 1錢, 知母鹽酒炒 黃栢鹽酒炒 各 7分.

或 乾咳血症 加 五味子 枸杞子 各 1錢.

※ 土에서 火가 心으로 간 경우이다. 白茯苓이 君藥이다.

4) 土水

(1) 土太過, 土克水, 水不能生木하므로 木을 補한다

木을 補하는 의미는, ① 木을 補하여 土를 克하게 함으로써 水를 보존시키고 ② 春生之氣를 補하는 것으로 해석할 수 있다.

① 辛酉 四四 土水

胃經濕痰 四肢骨節痛 消化不良 眩暈 頭痛.

〔加味附茸湯(天干藥)〕

當歸 1兩, 鹿茸 五味子 肉桂 附子 各 5錢, 乾薑 熟地黃 砂仁炒研 甘草 各 2錢

去 熟地黃, 加 白朮 白茯苓 砂仁 桔梗 枳殼麩炒 各 2錢, 薑三棗二.

② 戊辰 二三 土水

脾土太過 腎水受邪 未能水生木 肝經血分 陽氣不足 裏冷 消化不良 四肢骨痛.

〔加味生脈散(中元藥)〕

當歸 2錢, 川芎 熟地黃 白芍藥 麥門冬 人蔘 五味子 各 1錢半, 肉桂 香附子 甘草 各 1錢

去 白芍藥, 加 白茯苓 陳皮 白朮 砂仁炒研 枳殼(夫炒) 桔梗 各 2錢, 鹿茸酒灸 肉從容 枸杞子 各 1錢, 肉桂 附子 各 5分, 薑三棗二.

③ 乙未 五六 土水

胃經冷痰 積聚 乾咳 鼻血 四肢骨節痛 頭痛 或 挾滯症.

〔加減八物湯(中元藥)〕

當歸 3錢, 川芎 人蔘 白朮土炒 白茯苓 白芍藥 熟地黃 各 2錢, 甘菊 麥門冬 黃芩酒炒 木香 甘草 各 1錢, 薑三棗二

去 甘菊 黃芩 木香 白朮, 加 肉從容 五味子 鹿茸 枸杞子 肉桂 附子 各 1錢半, 乾薑 7分, 薑三棗二.

(2) 土克水하여 水乘火降이 안 되고, 水不足으로 水火交濟가 이루어지지 않는다

己巳 一二 土水

胃强水邪 病在腎經 下冷 不得水昇火降 消化不良 四肢腰痛.

〔二氣飮子(中元藥)〕

熟地黃 3錢, 當歸 川芎 枸杞子 白芍藥 各 1錢半, 細辛 白芷 附子 甘草 白介子炒研 蒼朮 各 1錢, 薑三

去 白芷 細辛, 加 杜仲 牛膝酒洗 五味子 五加皮 玄蔘 各 1錢.

※ 熟地黃을 君藥으로 하여 水에 이르게 하고 牛膝·杜冲 등으로 下氣시키면서 五加

皮·蒼朮로 脾濕을 없앤다. 위의 辛酉 四四 土水처럼 木을 보하는 경우와 비교하여 이해하면 좋다.

(3) 火의 증상으로 나타나기도 한다. 水升火降이 안 되어 더 심해진 상태다

① 戊戌 二三 土水〔淸离滋坎湯〕

胃經濕痰入脾經 挾滯 消化不良 精神眩暈 或 頭痛.

〔淸心磁坎湯〕

熟地黃 生地黃 天門冬 麥門冬 當歸 白芍藥 山藥 山茱萸 白茯苓 白朮 各 7分, 牧丹皮 澤瀉 知母鹽酒炒 黃栢鹽酒炒 甘草 橘皮 貝母 各 5分

※ 方藥合編의〔淸离滋坎湯〕과 같은 처방이다. 火克金하여 橘皮·貝母를 더하였고,〔六味地黃湯〕의 變方이다.

② 己亥 一二 土水 (白茯苓君藥)

胃經濕痰 胸脇痛 或 滯症 寒氣來傷 脚氣痛.

〔加減八味湯(中元藥)〕

白茯苓 4錢, 熟地黃 當歸 川芎 鹿茸酒灸 各 2錢, 肉桂 附子 五味子 乾薑 砂仁炒硏 甘草 各 1錢, 薑三棗二

加 龜板 牛膝 2錢.

※ 白茯苓을 君藥으로 하여 心火를 내려준다.〔四物湯〕의 變方으로서, 木을 補해주는 경우와 비교하여 이해해야 한다. 寒氣來傷은 寒氣가 들면서 몸이 아프게 되는 것이다.

(4) 土克水하여 腎虛腰痛이 발생한다(瀉土하여도 된다)

庚寅 五五 土水

濕痰 有腰痛 肢節痛 頭痛 眩暈.

〔加減八味湯〕

熟地黃 桔梗 枳殼 各 3錢, 山藥 山茱萸 白茯苓 澤瀉 牧丹 各 1錢半, 肉桂 附子 白朮 五味子 乾薑 各 1錢, 薑三棗二

※〔六味地黃湯〕에 桔梗·枳殼을 더한 처방으로 瀉土해도 된다.

(5) 水의 寒한 성질로 인한 脾濕 때문에 脾陽虛가 된다

土水에서 水가 부족해져 火가 뜨는 것이 아니라 火가 약해지는 상태로 진행되는 경우이다.

甲午 一一 土水

胃經濕痰 四肢骨節痛 上焦冷痰 眩暈 下焦腎虛冷.

〔加味理中湯〕

人蔘 白朮 白茯苓 乾薑 各 2錢, 附子 肉桂 五味子 貢砂仁 枸杞子 肉從容 各 1錢半, 甘草 7分

※〔六君子湯〕으로 대체해도 가능하다.

(6) 土가 많아 火가 되고 木도 鬱滯된다

土가 많으면 濕熱이 되고 土多木埋하는 형태가 된다. 木이 鬱滯되었다고 해서 木을 瀉하면 안 된다.

丙申 四五 土水

胃經濕痰 滯症 骨節痛 眩暈.

〔加減五味湯(中元藥)〕

白芍藥 5錢, 五味子 附子 巴戟鹽酒炒 山藥 山茱萸 當歸 川芎 鹿茸酒灸 各 2錢, 杜仲 乾薑 肉桂 枸杞子 甘草 各 1錢, 薑三棗二

去 澤瀉, 加 白茯苓 5錢, 熟地黃 肉桂 附子 黃芪蜜灸 各 2錢.

(7) 水를 補한다

庚申 五五 土水

胃經濕痰 四肢骨節痛 下焦冷虛.

〔六茸湯〕

熟地黃 6錢, 當歸 山藥 山茱萸 各 3錢, 白茯苓 鹿茸酒灸 五味子 枸杞子 牧丹皮 澤瀉 各 1錢, 薑三棗二

※ 土에서 鬱滯가 심하면 水를 補할 수 없다. 水를 보하면 土가 흙탕물이 되어 체하게 된다. 土克水하여 水不能生木하게 되므로 木不及현상이 나타나는데, 木의 증상이 나타난

다고 해서 木을 瀉하면 안 된다. 단 木의 특성상 잠시 瀉하는 것은(5일 이내의 치료) 무방하다.

5) 土木

(1) 土克水하여 水不足하므로 水不能生木한다.

乙酉 五五 土木
土克水 未能水生木 肝經血分不足 脚氣痛 寒熱往來.
〔六陳湯〕
熟地黃 5錢, 山藥 山茱萸 牧丹 澤瀉 白茯苓 各 1錢半, 陳皮 桂枝 玄蔘 砂仁炒研 各 7分, 木香 5分

(2) 木克土

① 己丑 一一 土木
性急火痰 寒氣來傷 頭痛 肢節痛 眩暈.
〔加味補脾湯〕
白朮 2錢5分, 白茯苓 人蔘 厚朴薑製 柴胡 陳皮 各 2錢, 乾薑 砂仁炒研 熟地黃 草果炒研 香附子 黃芪 甘草 各 1錢, 靑皮 7分
※〔四君子湯〕으로 補脾한다. 木과 火를 정확히 구별해야 하는데, 이는 木이 從火以生하기 때문이다.

② 辛酉 四五 土木
肝經急 火痰瘀血入心經 精神 眩暈 胃經血痰 皮風 眼赤痛 半身不遂.
〔加減柴胡湯〕
柴胡 人蔘 半夏 陳皮 熟地黃 各 2錢, 蒼朮 砂仁 白芷 防風 杜仲 龜板酒炙 桔梗 各 1錢, 甘草 7分, 薑三
※〔小柴胡湯〕·〔淸上瀉火湯〕으로 대체가 가능하다.

(3) 土侮木하여 木이 반발하는 경우

土가 많으므로 土를 瀉하고, 木이 반발하므로 木을 瀉하여 標治한다. 土와 木의 증상이 함께 나타난다.

① 庚寅 五六 土木

胃經火痰 咳嗽 胸脇痛 精神眩暈 或 蛔蟲痛 四肢骨節痛.

〔人蔘養胃湯〕

蒼朮 2錢, 人蔘 白朮 白茯苓 陳皮 柴胡 半夏 草果仁 各 1錢, 甘草 7分

若陽虛乾咳, 去 柴胡 加 鹿茸酒灸 2錢, 五味子 1錢, 附子 7分.

② 壬戌 三四 土木

胃經濕痰 四肢骨節痛 眩暈 頭痛.

〔加味四君子湯〕

人蔘 熟地黃 使君子 白茯苓 各 3錢, 柴胡 檳榔 草果仁炒研 砂仁 桔梗 枳殼麩炒 陳皮 益智仁炒研 甘草 各 1錢, 薑三棗二

※〔淸脾飮〕으로 대체해도 좋다.

③癸亥 二三 土木

胃經風痰 怔忡 四肢骨節痛 邪症非症 或嘔吐.

〔加減養胃湯〕

蒼朮 人蔘 陳皮 靑皮 白茯苓 各 2錢, 砂仁 枸杞子 鹿茸酒灸 五味子 熟地黃 桔梗 枳殼麩炒 各 1錢, 甘草 7分, 薑三

※ 邪症非症은 아픈 것 같으나 그렇지 않은 것도 같은 증상으로서, 신경성증상과 비슷하다.

※ 土를 瀉한다.

(4) 水不足을 補한다

癸巳 二三 土木

胃經不足 消化不良 精神不足 乾咳 吐血 陰小陽多.

〔加味四六湯〕

熟地黃 山藥 山茱萸 當歸 川芎 白芍藥 牧丹 白茯苓 澤瀉 各 2錢, 砂仁 靑皮 各 1錢半, 鹿茸酒灸 1錢

(5) 土木인데 기후변화로 肺經에서 병이 발생하여 肝脾胃經으로 전이된다

戊午 二二 土木

肺經火痰 入脾胃經하여 流注作痛 四肢痛 痛處或浮或腫或白한다.

〔淸金降火湯〕

麥門冬 當歸 黃芩酒洗 各 3錢, 羌活 桂枝 川芎 蒼朮 牛膝 木果 白茯苓 各 2錢, 木香 甘草 各 7分, 薑三棗二

2. 金

1) 金金

(1) 金克木하여 病이 木에서 나타난다

치료방법으로는 ① 熟地黃을 君藥으로 삼아 虛則補其母하거나, ② 當歸를 君藥으로 하여 직접 補하거나, ③ 黃芩으로 肺를 瀉하고, 補木하는 방법이 있다.

① 辛未 五五 金金

肺經太過 肝經受邪 病在血分, 脇痛 四肢骨節痛.

〔加味五味子湯(天干藥)〕

五味子 1錢半, 附子 巴戟 山茱萸 熟地黃 鹿茸酒灸 杜冲薑製 當歸 白朮 澤瀉 各 1錢

去 附子, 加 熟地黃(爲君) 5錢, 黃芪 黃栢酒炒 各 1錢半, 桂枝 3錢.

※ 熟地黃을 君藥으로 한 경우

② 壬申 四四 金金

肺金太過 肝經受邪 咳喘 痰積 蛔痛 陽虛.

〔加味歸脾湯〕

當歸 5錢, 鹿茸酒灸 熟地黃 枸杞子 肉桂 各 2錢, 木瓜 牛膝 肉蓯蓉 五味子 各 7分

※ 當歸를 君藥으로 한 경우

③ 戊寅 三四 金金

肺金克木, 肝經血分受邪, 頭痛 肢節痛 寒熱往來.

〔淸肺補肝湯〕

黃芩酒炒 2錢, 當歸 川芎 白芍藥 木香 陳皮 白茯苓 各 1錢半, 白芷 半夏 白芥子 牛膝 木瓜 各 1錢, 五味子 甘草 各 7分, 麻黃 蘇葉 香附子 各 1錢

若 頭痛 肢節痛, 去 白芥子 木瓜, 加 鹿茸酒灸 2錢.

※ 黃芩으로 肺를 瀉하고 木을 補한 경우

(2) 金의 冷한 성격이 나타난다

丙子 五六 金金

肺經太過, 痰喘 咳嗽 積聚 腹痛 脇痛 胸鬱 精神不足眩暈 四肢骨節痛.

〔五味子湯〕

五味子 附子 巴戟 山茱萸 熟地黃 鹿茸酒灸 各 1錢半, 薑三棗二

(3) 太陰濕으로 나타난다

太陰經에는 脾와 肺가 있고 燥濕에 의해 병을 관찰할 수 있다. 따라서 ① 蒼朮·藿香·蘇葉으로 濕을 제거하거나, ② 人蔘·白朮·黃芪 등으로 補氣하여 濕을 제거하거나, ③ 蒼朮로 脾濕을 제거하는 방법이 있다.

(4) 肺經濕으로 나타나는 경우

① 丁丑 四五 金金

胃肺經濕痰, 四肢骨節痛 胸脇痛 或 眩暈 上焦熱 下焦冷 間或 頭痛.

〔加味雙和湯(中元藥)〕

白芍藥 2錢5分, 熟地黃 當歸 川芎 牛膝 木瓜 甘草 各 1錢, 桂枝 蒼朮 半夏薑製

藿香 蘇葉 各 7分, 加 人蔘 鹿茸酒灸 各 2錢, 白芷 1錢

② 庚辰 一二 金金

肺經濕痰, 咳喘 脇痛 四肢骨節痛 頭痛 胸腹痛 血虛.

〔蔘芪湯(中元藥)〕

人蔘 白朮 各 2錢, 黃芪 金銀花 桑白皮 杏仁去皮尖 白芥子炒研 桂枝 赤茯苓 枸杞子 各 1錢, 甘草 7分, 地骨皮 1錢, 薑三棗二, 加 熟地黃薑製 3錢.

或 陽氣虛, 加 鹿茸酒灸 3錢, 五味子 1錢.

(5) 脾經濕으로 나타나는 경우

① 壬寅 四四 金金

肺經冷痰, 咳嗽喘急 血分不足 肢節痛.

〔蒼朮四物湯〕

蒼朮 牛膝 桂枝 龜板酒灸 各 2錢, 當歸 木香 鹿茸酒灸 各 1錢半

② 庚戌 一二 金金

肺熱, 故 濕痰喘 胸脇痛 肢節痛 眩暈 頭痛.

〔白朮天麻湯(中元藥)〕

半夏 1錢半, 陳皮 麥門冬 蒼朮 神麴炒 人蔘 黃連 天麻 白茯苓 各 1錢, 澤瀉 黃栢 五味子 乾薑 甘草 各 7分, 薑三棗二

去 黃連 神麴, 加 黃芩酒炒 2錢, 當歸 木香 各 1錢半, 龜板 3錢, 桂枝 牛膝酒洗 各 1錢半.

2) 金土

(1) 金과 土가 濕으로 작용하는 경우는 金과 土가 太陰濕으로 나타난다

① 壬午 四四 金土

肺經濕痰, 胸脇痛 肢節痛 咳嗽.

〔鹿茸腎養湯〕

鹿茸酒灸 1錢半, 人蔘 白朮 乾薑 肉桂 陳皮 當歸 白芍藥 熟地黃 五味子 各 1錢, 薑三棗二, 加 當歸 5錢, 鹿茸酒灸 龜板酒灸 桂枝 牛膝酒洗 各 1錢, 白芥子炒研 7分, 白朮 1錢.

※ 肺의 濕으로 나타난다. 金克木하므로 木을 보한다.

② 癸未 三三 金土

胃肺經冷痰 胸脇四肢腰痛 間間挾滯 腎虛 陰虛火動.

〔加味參鎭湯〕

熟地黃 3錢, 當歸 麥門冬去心 白茯苓酒炒 鹿茸酒灸 人蔘 遠志去骨 枸杞子 各 1錢半, 砂仁 知母鹽酒炒 黃栢鹽酒炒 甘草 各 7分, 薑三棗二

去 麥門冬 遠志, 加 肉蓯蓉 元杜沖薑製 破古紙鹽酒炒 各 2錢.

※ 脾의 濕으로 나타난다. 土克水하므로 熟地黃으로 水를 補한다.

(2) 金과 土가 土로 작용하는 경우

① 壬子四四 金土

胃經肺經濕痰 胸脇痛 骨節四肢痛 頭痛 眩暈 或 積聚.

〔金水六君煎〕

當歸 5錢, 桔梗 3錢, 半夏 川芎 枸杞子 肉蓯蓉 各 2錢, 木香 香附子便炒 桂枝 牛膝酒洗 蒼朮 龜板酒灸 甘草 各 1錢5分 薑三棗二

※ 土가 滯한다.

② 己丑 二三 金土

胃肺經濕痰 肢節痛 胸腹痛.

〔加味補陰湯〕

熟地黃 5錢, 川芎 白茯苓 當歸 各 2錢, 鹿茸 肉桂 五味子 各 1錢半

滯症, 加 桔梗 枳殼 各 2錢.

※ 土가 滯하여 吉梗·枳殼으로 土를 瀉한다. 土가 많으므로 當歸를 君藥으로 木을 補하고 熟地黃으로 水를 補한다.

③ 辛巳 五五 金土

腎經濕痰 乾咳 喘急 四肢骨節痛 眩暈.

〔人蔘歸朮湯〕

人蔘 白朮 當歸 川芎 白芍藥 熟地黃 黃芪 甘草 白茯苓 肉桂 各 1錢半, 鹿茸酒灸 1錢, 五味子 5分, 薑三棗二

※ 土克水한다. 脾腎兩虛證으로 관찰한다.

(3) 金과 土가 金으로 작용하는 경우

① 庚申 一二 金土

肺經熱痰 胸脇肢節痛 或 頭痛 咳嗽 蛔蟲腹痛.

〔淸肺補血湯〕

黃芩 3錢, 當歸 2錢, 川芎 白芍藥 熟地黃 各 1錢半, 鹿茸酒灸 1錢, 砂仁炒研 7分, 薑三棗二

※ 金의 病으로 나타난다. 金克木하므로 瀉金補木한다.

② 丙戌 五六 金土

肺經金旺 肝經血分不良 陽虛 咳嗽 胸腹痛 肢節痛.

〔加味二氣湯〕

熟地黃 3錢, 杜冲 牛膝 當歸 枸杞子 白茯苓 白芍藥 肉桂 桂枝 黃芪蜜灸 各 1錢半, 鹿茸酒灸 砂仁 1錢

※ 金克木한다.

3) 金木

증상에서 金의 증상으로 乾咳·喘急, 木의 증상으로 寒熱往來, 土의 증상으로 消化不良이 나타난다.

(1) 金의 病으로 나타난다

癸巳 三三 金木

肺肝風痰 乾咳 喘急 眩暈 骨痛 或 血症.

〔加味雙和湯〕

白芍藥 2錢5分, 當歸 川芎 黃芪 龜板 人蔘 各 1錢, 玄參 白朮 肉桂 乾薑 甘草 各 7分, 薑三棗二

加 熟地黃 4錢, 肉桂 附子 五味子 枸杞子 各 2錢, 肉荳蔲煨 8分.

(2) 金克木하여 木의 病으로 나타난다

乙未 一一 金木

肺經驚痰 瘀血 脇痛 四肢骨節痛 咳嗽 寒熱往來.

〔加減雙和湯〕

白茯苓 白芍藥 各 2錢, 當歸 川芎 黃芪蜜炙 熟地黃 桑白皮 巴戟 元杜冲 石斛酒炒 枸杞子 香附子 甘草 各 1錢

※ 寒熱往來 등 小柴胡湯證이 있어도 〔小柴胡湯〕을 많이 쓰면 안 된다.

(3) 金과 木이 土의 病으로 나타난다

丙申 五六 金木

肝經風痰入脾經 消化不良 骨節痛 或 咳嗽.

〔加味淸肺養榮湯〕

黃芩酒炒 木瓜 牛膝 當歸 各 2錢, 白茯苓 人蔘 砂仁 甘草 各 1錢

※ 金과 土가 같은 濕으로 木克土하여 土의 병으로 나타난다.

4) 金水

金水에서는 金과 水의 성질 중 찬 성질이 일치하기 때문에 같은 종류로 化하는 경향이 있다. 찬 성질은 水의 성질과 같이 하향하기 때문에 아래에서 나타나며, 아래가 차면 위로는 熱이 오르므로 위에서는 반드시 熱이 나타나야 한다.

熱은 咽喉에서 나타나는데 마치 少陰病의 熱化證과 비슷하다. 標는 熱이고 本은 寒이므로 약을 쓸 때 熱因寒飮을 하든지 熱을 우선 내리고 寒을 치료하는 先標治 後本治하는 방법을 써야 한다. 아래는 小腹 또는 무릎 이하를 말하는데, 대체로 특별한 이유 없이 무릎 아래가 시리고 아랫배가 찬 증상이 공통적으로 나타난다. 水火理論·土理論 및 少陰病에 관한 이론이 많이 쓰인다. 그리고 치료에서는 標治가 효과적이며 金의 병은 대체로 燥에 의해 야기되는 경우가 많다.

(1) 金과 水의 찬 성질이 동시에 나타나는 경우

上熱을 반드시 확인해야 한다. 여기에서 上熱은 병의 진행정도나 깊이를 판가름할 수 있는 지표가 된다.

① 甲戌 二三 金水

肺金旺 腎水不足 胸脇腹痛 骨節痛 或 冷積 痰痛.

〔加味右歸飮〕

熟地黃 山藥 枸杞子 杜冲薑製 山茱萸 各 1錢半, 附子 肉桂 甘草 各 1錢

去 附子, 加 當歸 1兩 枸杞子 肉蓯蓉 鹿茸酒炙 各 2錢, 五味子 7分, 薑三棗二.

※ 少腹部가 차다. 附子를 빼는 것은 상부에 熱이 있기 때문이다.

② 丁酉 四四 金水

肝經血分不足 肺經濕痰 胸脇四肢骨節痛 或蛔蟲腹痛 精神不足.

〔淸肺養榮湯〕

黃芩 3錢, 當歸 川芎 白芍藥 龜板酒炙 牛膝酒洗 木瓜 五味子 蒼朮 各 2錢, 陳皮 半夏 木香 甘草 各 1錢, 薑三棗二

※ 咽喉에서 熱이 생기는 경우

③ 丁卯 四四 金水

肺金燥冷 上焦虛煩症 下焦陰虛 或 脚氣 骨節痛 精神不足.

〔加味雙和湯〕

白芍藥 2錢5分, 熟地黃 黃芪 當歸 川芎 陳皮 蒼朮 厚朴 各 1錢, 半夏 藿香 甘草 肉桂 各 5分, 薑三棗二

去 白芍藥 半夏 藿香, 加 白茯苓(爲君) 白荳蔲 人蔘 五味子 麥門冬 各 1錢半, 鹿茸酒炙 8分.

※ 咽喉에서 熱이 생기는 경우

(2) 金克木하여 木에서 病이 난 경우

木의 病 또는 小柴胡湯證처럼 보이나 실제는 金의 병이다.

① 庚午 一一 金水

肺金太過 肝木受邪 陽虛 或 咳嗽 脇痛 骨節痛.

〔四六湯〕

熟地黃 4錢, 山藥 山茱萸 各 2錢, 白茯苓 牧丹皮 澤瀉 各 1錢半, 當歸 川芎 白芍藥 各 1錢2分, 人蔘 桑白皮 貝母 半夏 各 1錢, 薑三棗二

② 戊辰 三三 金水

肺强 肝木受邪 血分, 陽虛 火痰入腎 流注上焦 故 頭痛 骨節痛 四肢不筋.

〔加減鎭陰煎〕

熟地黃 7錢, 肉蓯蓉 五錢, 肉桂 覆盆子 蓮肉 香附子 乾薑 五味子 各 2錢, 鹿茸酒炙 1錢半, 半夏薑製 7分

③ 癸酉 三四 金水

金克木 肝木受邪 血分不足 陽虛.

〔加減雙和湯〕

玄參 3錢, 白芍藥 2錢, 熟地黃 當歸 川芎 黃芪蜜炙 各 1錢, 桂皮 附子 甘草 各 7分, 薑三棗二

去 附子, 加 鹿茸酒炙 五味子 1錢半, 枸杞子 肉蓯蓉 各 1錢.

(3) 金의 병으로 나타나는 경우

辛未 五六 金水

肺經太過 心經受邪 咳嗽 脇痛 四肢骨節痛 或 虛淋 下焦風症.

〔沙四湯〕

沙參 5錢, 龜板酒炙 3錢, 牛膝酒洗 當歸 川芎 白芍藥 熟地黃 白朮 木香 各 1錢半, 砂仁 桑白皮 杏仁 桂枝 黃芩 各 1錢, 薑三棗二

※ 肺의 氣運이 停滯되어 나타난 병증으로서, 傷寒太陽病에서 咳嗽에 厚朴・杏仁을 加하는 의미와 비슷하다.

(4) 土로 작용하여 土克水하는 경우

己巳 二二 金水

相合 土克水 腎水受邪 肢節痛 頭痛 眩暈 嘔吐 或 血症.

〔加減雙補湯〕

當歸 2錢, 川芎 熟地黃 黃芪蜜炙 人蔘 鹿茸酒炙 枸杞子 白茯苓 各 1錢半, 白朮土炒 肉蓯蓉 肉桂 靑皮 砂仁炒研 各 1錢, 五味子 7分

加 牧丹皮 澤瀉 熟地黃(爲君) 人蔘 黃芪 沙參 五味子 肉蓯蓉 各 1錢.

(5) 太陰濕으로 나타나는 경우

① 壬寅 四五 金水

肝經血分不足 肺經濕痰 怔忡 蛔蟲腹痛 肢節腰痛 全部陽虛.

〔加減養胃湯〕

蒼朮 2錢5分, 當歸 川芎 鹿茸酒炙 五味子 乾薑 使君子 各 1錢, 薑三棗二

② 己亥 二二 金水

肺經冷痰 咳嗽 胸脇肢節痛 寒熱往來 頭痛.

〔加減養胃湯〕

蒼朮 2錢, 人蔘 白朮 當歸 川芎 陳皮 熟地黃 白芍藥 麥門冬 黃芪蜜炙 各 1錢半, 砂仁炒研 五味子 甘草 各 1錢, 薑三棗二

去 白朮, 加 鹿茸酒炙 2錢, 熟地黃 5錢, 木香 草果 各 1錢.

5) 金火

金火와 火金 체질은 모두 火克金하기 때문에 비슷하게 나타난다. 단 성격적 차이가 있어 金火체질이 냉정하다 급해지는 반면 火金체질은 급해도 나중에 냉정해지는 특성이 있다. 발병하면 모두 대변과 수면에 이상이 나타나고, 간혹 설사하는 경우가 있는데 이것이 열을 내보내기 위한 생리적 현상인지를 잘 구별해야 한다. 병적인 설사 증상이 없으면 생리적인 현상으로 판단한다.

(1) 火克金하여 金에 病이 발생하는 경우

① 甲子 二三 金君火

火克金 肝胃經熱痰 腹痛 四肢骨節痛.

〔加減正元湯〕

熟地黄 5錢, 桂皮 乾薑 當歸 各 1錢, 大黃酒炒黑 7分, 獨活 吳茱萸湯炮 各 2錢, 檳榔 蘇葉 川椒去目 各 1錢, 鹿茸酒灸 1錢半, 五味子 5分, 薑三棗二

※ 火克金한다.

② 辛巳 五六 金相火

肺經熱痰 上焦風 眩暈 咳嗽 頭痛 肢節痛 大便燥 小便赤不利.

〔當歸鹿茸湯〕

當歸 7錢, 鹿茸酒灸 人蔘 玄參 各 3錢, 川芎 肉桂 天麻 防風 白芷 白芥子 甘草 各 1錢, 薑三棗二

若有無病腎虛, 加 鹿茸酒灸 五味子 各 1錢.

※ 火로 인해 大便秘가 나타난다.

③ 壬辰 四五 金君火

肺經火痰 上焦虛熱 怔忡 頭痛 肢節痛 咳嗽 嘔吐 下焦淋疾.

〔加減六味湯〕

白茯苓 熟地黃 各 5錢, 山藥 山茱萸 牧丹 澤瀉 當歸 川芎 白芍藥 桂枝 半夏 陳皮 各 1錢半

或加 五味子 鹿茸 各 1錢半.

※ 小便에 영향을 주는 肺의 肅降기능에 장애가 발생한다.

(2) 金克木하여 木에 病이 발생하는 경우

丙子 五五 金相火

肺經太過 肝經受邪 血症 咳嗽 精神不足 健忘 怔忡 虛火 吐血.

〔加味歸脾湯〕

熟地黃 5錢, 當歸 龍眼肉 山棗仁 遠志 黃芪 白朮 白茯苓 各 1錢, 木香 甘草 各 7分, 薑三棗二

※ 血症은 血虛·陰虛로 인해 火盛하여 血과 津液이 고갈되기 때문에 야기된다. 발병 시간이 오래되었거나 진행이 심한 경우에는 補를 겸하는 것도 좋다.

※〔淸离滋坎湯〕으로 대체하여 사용해도 좋다.

(3) 金火이기 때문에 火가 위로 뜨고 아래는 冷해지는 경우

戊寅 三三 金相火

肺經熱痰 胸脇痛 或 痰痛 間間腹痛 頭痛 下焦冷 脚氣痛.

〔加味安神湯〕

人蔘 當歸 川芎 各 1錢半, 白芍藥 石菖蒲 遠志 白茯神 山召仁 麥門冬去心 各 1錢, 知母鹽酒炒 黃栢鹽酒炒 甘草 各 7分, 熟地黃(爲君) 4錢, 鹿茸酒灸 2錢

去 遠志 石菖蒲 白茯神 山棗仁, 加 鹿茸酒灸 4錢, 熟地黃 4錢, 五味子 7分.

※ 金은 본래 성질이 차기 때문에 아래부위가 차가워질 수 있다. 여기에서 아래란 무릎아래를 말한다. 70세 이상의 건강한 사람이 무릎이 차다고 하는 것은 체질적 현상이기 때문에 복약하여도 치료효과가 빠르게 나타나지 않는다.

(4) 太陰濕으로 病이 된 경우

癸未 三四 金相火

心經冷痰 胸脇四肢痛 消化不良.

〔瀉土補腎湯〕

桔梗 3錢, 只角 2錢, 鹿茸酒灸 枸杞子 肉蓯蓉 各 1錢半, 沙參 五味子 附子 各 7分, 薑三棗二

3. 水

1) 水水

(1) 水가 많기 때문에 水의 冷한 성질의 영향을 받아 腹冷·裏冷·濕痰流走·消化不良 등의 증상이 나타난다

癸酉 四四 水水

下焦風濕痰 上焦冷 消化不良 精神不足 眩暈 寒熱往來 頭痛 肢節痛 心腸冷.

〔加味健中湯〕

白芍藥酒炒 白茯苓 白朮 肉蓯蓉 各 2錢, 枸杞子 乾薑炮 肉桂 肉豆久煨 鹿茸酒灸 附子 各 1錢半, 五味子 7分, 薑三棗二

若 腹痛, 加 桂枝 附子 各 3錢.

(2) 水가 火를 克해서 火(心)에 病이 생기는 경우

壬申 五五 水水

腎水太過 心經受邪 精神不足 眩暈.

〔五陰煎〕

人蔘 7錢, 熟地黃 4錢, 肉蓯蓉 枸杞子 龜板 牛膝酒洗 各 3錢, 附子 乾薑 肉桂 各 1錢半, 五味子 1錢, 薑三

(3) 水가 많으면 火는 위로 뜨고 아래는 차게 된다

丙子 一一 水水

寒水太過 心受邪 痰生 胃經滯症 四肢骨節痛 上虛熱 下腹冷 消化不良.

〔加減八味湯〕

白茯苓 山藥 山茱萸 熟地黃 各 2錢, 牧丹 澤瀉 各 1錢半, 當歸 川芎 各 1錢, 便香附 肉桂 附子 各 7分

(4) 陽氣가 혼자 뜨게 된다

丙午 一一 水水

心冷 寒氣 頭痛 肢節痛 夢中女色邪.

〔加減雙和湯〕

龜板 牛膝 各 7錢, 木果 麥門冬 肉蓯蓉 枸杞子 肉桂 附子 各 3錢, 五味子 乾薑 各 1錢, 薑三棗二

※ 夢中女色邪는 꿈속에서 성교를 하는 것이다.

(5) 寒氣後汗出은 寒이 심하게 든 후 陽氣가 돌아다니는 것과 같다

머리가 아플 때는 마치 어름이 깨지는 듯한 통증이 발생한다.

甲戌 三三 水水

陰虛 腹冷痛 或 嘔吐 寒氣后汗多 肢節痛 頭痛 眩暈 消化不良.

〔鎭陰煎〕

熟地黃 20錢, 附子 牛膝 各 3錢, 澤瀉 山藥 山茱萸 各 2錢, 白茯苓 肉桂 甘草 各 1錢半, 薑三棗二

上氣虛, 加 人蔘 5錢.

頭風, 加 天麻 防風 荊芥 各 1錢.

汗多, 加 桂皮 黃芪 各 1錢.

(6) 水의 찬 성질로 인해 水克火하여 陽氣가 虛해지므로 소화가 되지 않는다

癸酉 四四 水水

下焦風濕痰 上焦冷 消化不良 精神不足 眩暈 寒熱往來 頭痛 肢節痛 心腸冷.

〔加味健中湯〕

白芍藥酒炒 白茯苓 白朮 肉蓯蓉 各 2錢, 枸杞子 乾薑炮 肉桂 肉豆久煨 鹿茸酒炙 附子 各 1錢半, 五味子 7分, 薑三棗二

若 腹痛, 加 桂枝 附子 各 3錢.

(7) 水水에서는 土를 補해야 한다

① 乙亥 二二 水水

冷濕痰 入心經 肢節痛 頭痛 寒熱往來 或 消化不良.

〔六君子湯(天干藥)〕

白朮土炒 草果 乾薑炮 白茯苓 陳皮 半夏 人參 各 2錢, 使君子 五味子 甘草 各 1錢, 薑三棗二

去 草果 半夏 薑三棗二, 加 白茯苓(爲君) 3錢, 鹿茸 熟地黃 各 2錢, 附子 肉桂 各 1錢.

② 戊寅 四五 水水

心經受邪 寒冷 心腹痛 或 消化不良 下焦濕 脚氣痛.

〔三朮湯〕

人蔘 白朮 白茯苓 當歸 白芍藥 熟地黃 附子 各 2錢, 肉桂 乾薑 甘草 各 1錢

③ 己酉 三四 水水

心經冷痰 寒熱往來 腹痛 眩暈 四肢骨節痛.

〔加減理中湯〕

白朮 人蔘 附子 肉桂 各 3錢, 陳皮 半夏 牛膝 木果 各 2錢, 乾薑 使君子 各 1錢, 甘草 8分

2) 水木

水의 영향으로 心陽氣가 감소하고 心火가 떠올라 虛火가 되며 火生土하지 못한다.

木의 영향으로 木克土하고 火生土하지 못하기 때문에 土에 영향을 미치고, 木이 虛火와 더불어 眼疾·皮膚瘙痒·風症·寒熱往來 등 木火 증상으로 나타난다.

(1) 水로 인해 火가 動하고 木의 증상이 나타난다

己亥 三三 水木

陰虛火動 眩暈 乾咳嗽 或 血分不足 皮膚搔痒症.

〔加味大補湯〕

熟地黃 7錢, 人參 白朮 枸杞子 白茯苓 砂仁 肉蓯蓉 白芍藥 柴胡 甘草 各 1錢, 肉桂 7分, 薑三棗二

(2) 順性用心

戊辰 四四 水木

水克火 心臟受邪 順性用心 脾土不足 故 滯症.

〔加味附茸湯〕

當歸 5錢, 熟地黃 枸杞子 各 2錢, 肉蓯蓉 鹿茸 各 1錢半, 肉桂 附子 乾薑 各 5分, 五味子 白朮 各 1錢

※ 順性用心은 마음 씀씀이가 순하다는 뜻이다. 木의 성질은 金보다는 덜 딱딱하고 土보다는 곧은 면이 있다.

(3) 補脾平木시킨다

戊戌 四四 水木

胃經不足 濕痰風熱 寒熱往來 頭痛 肢節痛 乾嘔吐 滯症 眩暈.

〔加味補脾平木湯〕

人參 3錢, 白朮 白茯苓 各 2錢, 砂仁 熟地黃 靑皮 乾薑 肉桂 五味子 甘菊 柴胡 各 1錢, 甘草 7分, 薑三棗二

3) 水火

水克火하여 火가 虛火로 되는데 심화가 약하게 되거나 腎中의 火가 약해지거나 화의 성격을 그대로 나타내기도 한다.

(1) 心火를 약하게 한다

甲子 三三 水火

水旺 病在心經 消化不良 夢煩 或 頭痛.

〔加味八味湯〕

人蔘 3錢, 附子 乾薑 各 2錢, 肉桂 白朮 麥門冬 白茯苓 吳茱萸湯炮 肉豆蔻煨 各 1錢5分, 貢砂仁炒研 藿香 各 1錢, 五味子 5分, 薑三棗二

※ 水가 많아 火가 약해지므로 心의 陽氣도 약해진다.

(2) 腎陽不足

① 戊辰 四五 水火

腎水太過 水克火 故 心腸冷 消化不良 客邪犯胃 骨節痛.

〔加味補心湯〕

當歸 川芎 各 3錢, 白茯苓 枕香 菟絲子酒炒研 熟地黃 黃芪蜜炙 各 2錢, 附子 肉桂 巴戟 破故紙鹽酒炒 柏子仁研炒 肉蓯蓉 各 1錢

若腎水不足, 則加 胡蘆巴酒炒 8分, 鹿茸酒炙 五味子 各 5分.

※ 腎의 陽氣가 부족해진다.

(3) 心熱

丙寅 一一 水火

裏冷 全部冷痰 水克火 心傷 虛熱發生 消化不良.

〔加味八味湯〕

白茯苓 4錢, 山藥 山茱萸 各 2錢, 熟地黃 澤瀉 牧丹 各 1錢5分, 肉桂 附子 各 5分, 鹿茸 枸杞子 各 1錢, 五味子 5分, 薑三棗二

※ 火가 虛熱이 되어 상승하므로 白茯苓으로 熱을 滲濕시킨다.

(4) 脾腎兩虛

甲申 三三 水火

水克火 故 心傷 裏冷 消化不良.

〔橘附煎〕

橘皮 3錢, 附子 山茱萸 肉桂 熟地黃 各 2錢, 五味子 砂仁 當歸 枸杞子 肉蓯蓉 甘草 各 1錢

去 甘草, 加 鹿茸酒炙 白朮 白芍藥 巴戟 杜仲(薑製去絲) 各 1錢.

(5) 火로 변함

戊子 四五 水火

冷傷腑 故 消化不良 挾滯 眩暈 肢節痛.

〔鎭陰煎〕

熟地黃 7錢, 當歸 枸杞子 各 4錢, 附子 五味子 乾薑 肉桂 各 2錢5分, 薑三棗二

(6) 未能水生木

① 壬辰 五五 水火

水氣克肝 故 未能水生木 寒熱往來 頭痛 肢節痛.

〔杞菊湯〕

熟地黃 5錢, 龜版酒炙 3錢, 乾薑 五味子 枸杞子 肉蓯蓉 各 2錢, 肉桂 附子 各 1錢

或加 鹿茸酒炙 2錢하면 神效하다.

② 戊戌 四五 水火

心冷 消化不良 寒熱往來 肢節痛 頭痛 乾嘔症.

〔加味健脾湯〕

當歸 5錢, 鹿茸 肉蓯蓉 肉桂 附子 五味子 各 1錢5分 乾薑 枸杞子 各 1錢, 薑三棗二

4) 水土

① 土의 病과 水의 病을 동시에 가지고 있다.

② 水土에서 水가 冷하므로 陽氣가 약해지고 腎水가 부족하여 腎病이 많이 발생한다. 그리고 土가 水를 克하기 때문에 水가 더욱 약해진다. 혹은 陽이 虛火가 되어 상승하기도 한다.

③ 腎水不足으로 인해 陽虛하고 腎經無氣하여 冷痰·冷滯·冷腹痛·手足冷症·寒氣·脚氣痛·四肢骨節痛·腎氣腹痛·下焦水氣不足·腎虛耳鳴·上焦虛熱下焦冷·陽虛·陰虛火動 등이 나타난다.

④ 土도 火가 부족하므로 冷하게 된다. 土의 증상으로는 不能火生土, 胃經虛로 인한 食無味·滯症·冷痰 및 土克水로 인해 腎에 脾土濕氣流行 등이 나타난다.

(1) 水克火하여 火가 부족해진다

甲子 三四 水土

水克火 故不能火生土 胃經虛 食無味 滯症 冷痰 四肢骨節痛.

〔加味附茸湯〕

熟地黃 10錢, 當歸 5錢, 肉桂附子 2錢, 乾薑 五味子 鹿茸酒炙 肉蓯蓉 各 1錢, 桔梗 3錢, 白芥子炒研 2錢, 薑三棗二

※ 水克火로 인해 火가 부족해져 土가 약해진다. 虛火는 상승하여 몰리므로 桔梗·白芥子 등으로 흩어준다.

(2) 水氣로 인해 冷해진다

丙寅 一二 水土

冷腹痛 四肢骨節痛 消化不良 滯症 手足冷症.

〔加減八味湯〕

附子 3錢, 沙參 人參 白朮 各 2錢, 鹿茸酒炙 熟地黃 乾薑土炒 各 1錢5分, 肉桂 五味子 當歸 川芎 枸杞子 各 1錢, 甘草 7分, 薑三

※ 水氣로 인해 冷해진다.

(3) 처방 예

① 戊子 四四 水土

土克水 故 脾土濕氣流行 四肢骨節痛 下冷濕熱流注 頭痛 眩暈.

〔瀉土補腎湯〕

白茯苓 5錢, 肉蓯蓉 枸杞子 五味子 各 3錢, 附子 人參 鹿茸酒炙 肉桂 乾薑 各 1錢

※ 瀉土補腎하는 것은 통치방의 개념이다.

※ 白茯苓으로 心火를 내린다.

② 己丑 三三 水土

心冷下焦風濕痰 四肢骨節痛.

〔加味附歸湯〕

當歸 白茯苓 各 3錢, 熟地黃 鹿茸 人參 白朮 五味子 各 2錢, 川芎 白芍藥 肉桂 附子 黃芪蜜炙 各 1錢, 薑三棗二

※〔十全大補湯〕을 쓴다.

③ 丁巳 五五 水土

胃經濕痰, 肢節痛 精神眩暈 下焦水氣不足.

〔加減二八湯〕

熟地黃 6錢, 人參 白朮 陳皮 白茯苓 乾薑 山藥 山茱萸 各 2錢, 肉桂 附子 肉蓯蓉 枸杞子 鹿茸酒炙 各 1錢, 五味子 7分

※ 六味에 人蔘·白朮·乾薑을 加하여 사용한다.

④ 癸巳 四五 水土

裏冷胃經濕痰 四肢骨節痛 精神眩暈夢中 受邪寒氣來傷.

〔加味六診湯〕

當歸 熟地黃 各 5錢, 川芎 白茯苓 白芍藥 肉蓯蓉 枸杞子 附子 鹿茸酒炙 各 1錢5分, 五味子 1錢

※ 胃經不足에는〔四物湯〕을 위주로 처방한다.

5) 水金

(1) 水金에서 水는 陽氣의 작용이 없는 水이므로 金에 水分을 공급하지 못하여 金이 燥하게 된다

이는 얼음이 있는 형태, 즉 兌卦(☱)에서 上의 陰이 얼음이 되는 것으로서, 水와 金이 모두 찬 성질을 가지고 있기 때문에 나타난다. 그러므로 下冷·水冷은 陽虛 증상이 된다.

丁丑 五五 水金

陰多陽小, 乾咳喘 皮膚燥 精神 眩暈 積聚 淋疾.

〔補陰煎〕

熟地黃 10錢, 當歸身 5錢, 杜沖 破古殘鹽酒炒 巴戟 鹿茸酒炙 各 2錢, 肉桂 乾薑 五味子 各 1錢, 薑三棗二

(2) 金克木하므로 肝經血虛 血分不足 등의 木 증상이 나타난다

乙卯二三 水金

肺金燥冷, 咳嗽 陽虛 脇痛 肢節痛 頭痛.

〔加味歸茸湯〕

當歸 5錢, 鹿茸 白茯苓 各 2錢, 川芎 白芍藥 熟地黃 砂仁 枸杞子 肉蓯蓉 肉桂 各 1錢, 薑三棗二

(3) 肺가 冷하고 燥하면 肺經冷痰 乾咳嗽 金燥 皮膚燥 淋疾 喘急 大小便不利하게 되지만, 寒이나 濕이 오래되면 熱로 변하여 肺金旺 肺熱 燥濕痰 有咳嗽 등의 증상으로 나타난다.

金을 瀉하고 木을 補한다.

乙酉二三 水金

未能金生水 水生木 故 血分不足 肺金旺 咳嗽 枯木形.

〔加味歸朮湯(中元藥)〕

黃芩酒炒 2錢, 白朮 人蔘 白茯苓 桔梗 只角土炒 當歸 川芎 各 1錢5分, 木香 牛膝酒洗 木果 砂仁炒硏 甘草 各 7分

去 桔梗 只角 木香, 加 鹿茸酒炙 五味子 肉桂 黃芪蜜炙 各 2錢.

※ 枯木形 : 病이 심해지면 金과 水는 土와 달리 붙임성이 없고 陽氣와 반대되는 찬 성질을 가지고 있기 때문에 외형상 枯木과 같은 느낌을 준다.

4. 木

(1) 木을 風·肝·血·風火痰으로 설명한다. 증상은 脇痛·寒熱往來·口苦·咽乾 등 小柴胡湯證과 같다.

(2) 風의 증상은 掉眩하는 형태를 보이며, 肝經風邪로 인한 精神不足·眩暈·瘀血·怔忡·吐瀉·滯症·食味無가 나타난다.

(3) 肝의 증상은 肝病症과 木克土로 인한 滯症·消化不良·精神不足·眩暈이 나타난다.

(4) 血의 증상으로는 血虛症이 나타난다. 그리고 木은 肝에 귀속되는데, 水不能生木하여 肝經血分이 虛해짐으로 인해 瘀血·性急·胃經滯症·頭痛·眩暈이 나타난다.

(5) 風火痰의 증상으로는 식욕항진·精神不足·眩暈·皮膚痒·痲木·風症·怔忡·頭痛이 나타난다.

1) 木木

(1) 木의 성질은 順性中急로서, 木克土하고 風症狀이 나타난다

癸酉 五五 木木

肝經太過 胃經受邪 順性中急 痰瘀血流注 皮膚風痒症 眩暈 頭痛.

〔加味健脾湯〕

白朮 白芍藥 白茯苓 各 3錢, 厚朴 靑皮 砂仁 當歸 川芎 陳皮 熟地黃 五味子 鹿茸酒灸 各 1錢半, 柴胡 升麻 各 5分, 薑三棗二

(2) 肝火에 의해 氣가 손상된 경우

戊寅 五六 木木

肝木旺 肺經受邪 頭痛 乾咳 風痛 瘀血 寒熱往來.

〔淸肝解鬱湯〕

人蔘 3錢, 白朮 靑皮 柴胡 各 1錢半, 鹿茸酒灸 肉蓯蓉 枸杞子 五味子 白芷 細辛 砂仁炒硏 各 1錢, 甘草 7分

※ 肺를 氣로 표현하였다.

2) 木金

(1) 金克木한 경우

癸未 五五 木金

肺經太過 肝木受邪 脇痛 咳嗽 骨節痛 頭痛

〔加味二陳湯〕

半夏 2錢, 當歸 川芎 白芍藥 熟地黃 黃芪 人蔘 赤茯苓 甘草 各 1錢, 鹿茸酒灸 靑皮 柴胡 各 2錢, 五味子 7分, 薑三棗二

(2) 木克土한 경우

① 乙酉 三三 木金

金木相克 脾土受邪 挾滯 眩暈 頭痛 肢節痛.

〔淸肝補脾湯〕

白朮 白茯苓 熟地黃 各 2錢, 乾薑 厚朴 肉豆久 砂仁炒研 香附子 白芍藥 肉桂 五味子 各 1錢, 甘草 7分

② 丙戌 二二 木金

木克土 病在胃經 挾滯 間間消化不良.

〔補脾平木湯〕

人蔘 白朮 白芍藥 當歸 川芎 白芷 靑皮 砂仁炒研 各 1錢半, 陳皮 柴胡 桂皮 乾薑 各 1錢, 薑三棗二

(3) 肺燥로 肺가 병든 경우

① 丁亥 一一 木金

肺金燥冷 咳嗽 冷腹痛 胸脇肢骨痛.

〔加味地黃湯〕

熟地黄 4錢, 白茯苓 山藥 山茱萸 各 2錢, 牧丹 澤瀉 半夏 桂枝 黃芩 陳皮 各 1錢半, 砂仁炒研 肉桂 各 1錢, 甘草 7分, 薑三棗二

② 己丑 四五 木金

金屬肺 故咳嗽 胸脇痛 頭風 肢節痛.

〔加味四六湯〕

熟地黃 5錢, 當歸 川芎 白芍藥 山藥 山茱萸 各 2錢, 牛膝 牧丹 澤瀉 各 1錢半

(4) 肝이 병든 경우

癸丑 五五 木金

肝木肺金相克 肝木受邪 血分不足 瘀血痢 乾咳症 胃經挾滯 眩暈.

〔加味六味湯〕

熟地黃 4錢, 白茯苓 白朮 山藥 山茱萸 牧丹 澤瀉 枸杞子 肉蓯蓉 肉桂 鹿茸 五味子 各 2錢, 白芍藥 靑皮 各 7分

(5) 金木의 형태로 나타나는 경우

辛卯 二三 木金

金木相克 來餞水生木 肝經血分不足 陰小陽虛 氣虛 無化之症 精神不足 胃虛 風火之症.

〔加減二四湯〕

白朮 5錢, 人蔘 砂仁炒研 陳皮 靑皮 柴胡 細辛 白芷 各 2錢, 甘草 桂枝 各 7分, 蘇葉 5分

※ 餞水란 水氣가 조금 남은 것을 말한다.

3) 木火

(1) 木火의 일반적 증상

木火체질에는 〔淸上瀉火湯〕으로 대체하여 사용해도 좋다.

① 丙寅 二三 木相火

肝火 頭痛 瘀血 目赤 似瘧非瘧症 痛.

〔加味養胃湯〕

白朮 2錢, 人蔘 甘菊 陳皮 玄參 當歸 川芎 白芷 各 1錢, 荊芥 白茯苓 防風 薄荷 甘草 各 5分, 薑三棗二

去 當歸, 加 白芷 荊芥 肉豆蔻煨 熟地黃(爲君) 枸杞子 五味子 各 1錢半, 柴胡 靑皮 各 7分.

※ 似瘧非瘧症은 학질은 아니나 학질과 같은 증상인 寒熱往來를 말한다.

② 壬申 一一 木君火

肝經太過 脾受邪 消化不良 急性頭痛 精神不足 眩暈 血症 皮膚痒痲 頭痛 火滯.

〔加味養胃湯〕

白芍藥 2錢5分, 熟地黃 黃芪 當歸 川芎 只殼 神麯 麥芽 山査肉 人蔘 靑皮 甘草 各 2錢, 蘇葉 白芷 各 1錢, 薑三棗二

(2) 熱로 나타나는 경우

庚子 三三 木君火

火急性 上風 面紅 或 皮膚瘡熱 頭痛.

〔加減補陰煎〕

熟地黃 7錢, 山藥 山茱萸 白茯苓 鹿茸酒炙 五味子 麥門冬 白朮 靑皮 砂仁炒硏 草果炒硏 甘草 各 2錢, 白芍藥 當歸 各 1錢

※ 火의 성질은 급하다. 熱로 나타날 경우 風熱을 標治하는 방법도 좋다.

(3) 상부에는 火가 있으나 속〔裏〕이 冷함으로 나타나는 경우

乙巳 三四 木君火

裏冷 消化不良 寒氣來傷 風火有上焦 精神不足 肢節痛.

〔加減雙補湯〕

白茯苓 4錢, 當歸 川芎 枸杞子 熟地黃 各 3錢, 肉桂 鹿茸 五味子 附子 乾薑 各 1

錢, 薑三棗二

※ 寒氣來傷은 몸에 찬 기운이 들어오는 것 같은 느낌이 들면 아프기 시작한다.

(4) 心火로 나타나는 경우

辛未 二二 木君火

肝經太過 胃土受邪 精神不足 眩暈 消化不良 或 心虛不寢 半身不遂.

〔加味五味子湯〕

五味子 1錢半, 附子 巴戟 山茱萸 熟地黃 鹿茸酒灸 杜冲薑製 當歸 白朮 澤瀉 各 1錢

去 附子 當歸, 加 人蔘 砂仁炒研 各 1錢半, 五味子 7分, 柴胡 升麻 各 5分.

(5) 虛火가 나타나는 경우

庚午 三三 木君火

肝木太過 未能木生火 心煩 怔忡症 頭痛 眩暈 胃經不足 或 滯症.

〔加味八味湯〕

白茯苓 4錢, 山藥 山茱萸 熟地黃 各 1錢半, 杜冲薑製 牛膝酒洗 澤瀉 牧丹 肉桂 人蔘 鹿茸酒灸 各 1錢

去 肉桂, 加 砂仁炒研 白朮 各 1錢, 薑三.

(6) 胃虛弱으로 나타나는 경우

己巳 四四 木君火

肝木太過 胃經受邪 脾虛弱 嘔吐 或 滯症 頭痛 眩暈.

〔加減柴四湯〕

人蔘 2錢, 白朮土炒 白茯苓 柴胡 當歸 川芎 白芷 熟地黃 各 1錢半, 乾地黃 肉桂 砂仁炒研 甘草 各 1錢

※ 瀉木補土해야 하며 반드시 木의 증상이 있어야 한다.

4) 木土

(1) 木의 증상으로 나타난다

① 甲子 四四 木土

肝經木旺 精神不足 眩暈 或 血症 頭痛 食味不足.

〔加味朮厚湯〕

白朮 2錢, 厚朴 白芷 川芎 沙蔘 各 1錢半, 靑皮 柴胡 桂枝 枸杞子 各 1錢, 肉蓯蓉 五味子 各 7分, 薑三棗二

② 丙寅 二二 木土

肝經風木 皮膚痒痲 精神不足 眩暈 胃經入驚痰 瘀血 眼疾 血淋 小便多少白赤 頭痛.

〔加味補益湯〕

人蔘 3錢, 白朮 甘草 當歸 川芎 陳皮 升麻 柴胡 黃芪 白茯苓 各 1錢半, 知母鹽酒炒 黃柏鹽酒炒 各 7分

加 白芷 天麻 各 1錢, 白芍藥 鹿茸酒灸 各 2錢, 知母鹽酒炒 黃柏鹽酒炒 各 8分, 梔子炒 7分.

(2) 土의 症狀으로 나타난다

乙未 三三 木土

肝經旺 脾經受邪 精神不足 眩暈 咳嗽 消化不良 四肢骨節痛 寒熱 頭痛 乾咳.

〔加味人蔘養胃湯〕

蒼朮 柴胡 人蔘 草果 白茯苓 砂仁炒研 鹿茸酒灸 五味子 乾薑 各 1錢, 甘草 7分

※ 반드시 木의 증상을 가지고 있다.

(3) 性急한 경우는 火症이 나타난다

己巳 四五 木土

肝木太過 胃土受邪 急性痰滯症 消化不良 或 血風 皮風.

〔加味養胃湯〕

蒼朮 2錢, 白朮 白茯苓 人蔘 白芍藥 柴胡 玄參 砂仁炒研 靑皮 白芷 防風 各 1錢,

羌活 甘草 各 7分, 薑三棗二

(4) 水不足으로 나타난다

庚午 三四 木土

胃經肝經 鬱滯寒邪 風症 眩暈 瘀血 乾泉不足.

〔加減雙金散〕

白芍藥 2錢5分, 當歸 川芎 熟地黃 黃芪酒洗 人蔘 陳皮 肉蓯蓉 各 1錢半, 牛膝酒洗 木瓜 桂枝 鹿茸酒炙 木香 五味子 各 1錢, 知母 黃栢鹽酒炒 甘草 各 7分, 薑三棗二

去 木香 木瓜 知母 黃栢, 加 柴胡 桔梗 各 二錢.

※ 木克土하면 土가 오히려 水를 克한다.

(5) 通治法

補脾平木시킨다.

丙辛 二二 木土

胃經驚痰 滯症 消化不良 精神不足 眩暈 或 乾嘔 鼻血 頭痛 骨節痛.

〔補脾平木湯〕

白朮 白茯苓 各 3錢, 乾薑 肉桂 人蔘 乾地黃 砂仁 青皮 柴胡 草果仁炒研 各 1錢半, 鹿茸 五味子 各 1錢

※ 平木시키는 약물에는 柴胡・青皮・牧丹皮・白芍藥 등이 있다.

5) 木水

木의 증상으로 나타나는 경우, 木克土하여 土의 증상으로 나타나는 경우, 水의 증상으로 나타나는 경우, 金의 증상으로 나타나는 경우.

(1) 木克土 土克水하여 腎水不足이 나타난다

甲申 四五 木水

木克土 胃經虛 腎水不足 脚氣痛.

〔二陳湯〕

半夏 2錢, 當歸 川芎 白芍藥 熟地黃 各 1錢半, 陳皮 肉桂 肉蓯蓉 牛膝 甘草 各 1錢

(2) 生發之氣, 陽氣不足

庚辰 三三 木水

肝木太旺 胃經受邪 冷痰 眩暈 滯症 消化不良 瘀血.

〔蒼朮健脾湯〕

人蔘 2錢, 白朮 黃芩 白茯苓 砂仁 神麯 只殼 山査肉 白芍藥 各 1錢半, 陳皮 麥門冬去心 白芥子 甘草 各 1錢

去 神麯 甘草, 加 當歸(爲君) 木香 熟地黃 五味子 各 1錢半, 鹿茸酒灸 2錢, 薑三棗二.

(3) 木의 증상으로 나타난다

주요 증상으로는 四肢不仁·皮風·風症·肝經血虛動風 혹은 瘀血 혹은 風症 혹은 寒熱頭痛·皮膚痒木症(痲木瘙痒)·乾嘔 혹은 瘀血·眩暈·眼疾·脇痛·死血吐血이 있다.

① 戊寅 五五 木水

肝木太過 血風 眩暈 頭痛 胃經不足 或 滯症.

〔治風補肝湯〕

人蔘 白朮 白茯苓 各 3錢, 枸杞子 鹿茸酒灸 肉蓯蓉 各 1錢半, 砂仁 靑皮 柴胡 五味子 川芎 肉桂 甘草 各 1錢, 薑三棗二

(4) 水의 冷氣가 肺로 전해져 병이 된 경우

肺에 冷濕이 있어 咳喘하고 水의 冷氣에 의해 虛火가 뜬다.

① 癸未 五六 木水

未能水生木 乾泉 冷痰入肝經 咳喘 腹痛 肢節痛.

〔淸肝養胃湯〕

龜板 7錢, 牛膝 3錢, 當歸 木瓜 川芎 枸杞子 木香 五味子 鹿茸 痲黃 桂枝 人蔘 各 1錢, 薑三棗二

※ 麻黃으로 肺의 濕을 없애준다.

② 乙酉 三四 木水

金水相合 肺經不足 挾痰 皮風 眩暈 頭痛 肢節痛 寒熱往來.

〔加味歸朮湯〕

黃芩 2錢, 白朮 人蔘 白茯苓 桔梗 當歸 川芎 各 1錢半, 木香 牛膝 木瓜 砂仁 甘草 各 7分

去 白朮 桔梗, 加 白芍藥 肉蓯蓉 白芥子 五味子 各 1錢, 鹿茸酒灸 2錢.

※ 肺熱이 된 상태이다.

(5) 火의 症狀으로 나타난다

丙戌 二三 木水

肝經太過 胃土受邪 消化不良 精神不足 眩暈 怔忡 頭痛 陰小陽多.

〔補陰煎〕

熟地黃 5錢, 白茯苓 白芍藥 當歸 川芎 青皮 柴胡 人蔘 各 2錢, 龜板 牛膝 木瓜 各 1錢半, 甘草 7分

※ 木은 從火以生하므로 火로 변한다.

5. 火

1) 火火

(1) 증상과 병리

화가 심하면 肺가 邪氣를 받고 金生水하지 못하므로 腎水가 不足해진다. 다음으로 火食氣하여 氣가 虛해지고 火生土하여 燥土가 된다.

① 丙寅 三三 火相火

性急心傷 肺經不足 腎水乾泉 上焦熱 下焦冷.

〔黃蓮淸心飮〕

黃連 生地黃 當歸 甘草 白茯神 酸棗仁炒 遠志去骨 人蔘 蓮肉 各 1錢

※ 腎水乾泉이란 腎水가 마른다는 뜻이다.

② 戊辰 一一 火相火

心克肺 金不足 故痰喘 未能金生水 腎水不足 陽虛 消化不良.

〔加味滋腎湯〕

熟地黃 枸杞子 肉蓯蓉 山藥 各 3錢, 巴戟 破古殘鹽酒炒 元杜冲(乾製) 鹿茸酒灸 各 2錢, 唐木香 砂仁炒硏 五味子 各 1錢

(2) 腎水가 不足하면 虛火가 뜬다

① 甲子 五五 火相火

心胃經熱 火痰 故虛火克金 肺不足 腹痛 水枯 上火.

〔降火補陰煎〕

玄蔘 7錢, 熟地黃 3錢, 白朮 白茯苓 當歸 川芎 白芍藥 各 2錢, 香附子 黃芪蜜灸 鹿茸酒灸 各 1錢半, 五味子 甘草 各 1錢

※ 虛火가 된 경우

② 甲戌 五五 火君火

陰虛火動 盜汗 或 咳嗽 心虛 眩暈 頭痛 血症.

〔八味湯(天干藥)〕

熟地黃 4錢, 山藥 山茱萸 各 2錢, 白茯苓 牧丹 各 1錢半, 當歸 川芎 附子 各 5分, 枸杞子 肉蓯蓉 五味子 各 1錢, 薑三棗二

去 附子 牧丹, 加 熟地黃 當歸 川芎 白朮 遠志 石菖蒲 麥門冬去心 五加皮 各 2錢, 枸杞子 肉蓯蓉 各 1錢, 薑三棗二.

※ 陰虛火動하여 火가 뜨는 경우

③ 癸酉 一二 火相火

火克金 肺經受邪 陰少陽虛 小腸心鬱 怔忡 眩暈.

〔加減雙和湯(中元藥)〕

玄蔘 3錢, 白芍藥 2錢, 熟地黃 當歸 川芎 黃芪蜜炙 各 1錢, 桂皮 附子 甘草 各 7分, 薑三棗二

去 附子, 加 知母鹽酒炒 黃栢鹽酒炒 梔子炒研 五味子 各 7分.

若咽喉痛, 加 牛蒡子 桔梗 各 2錢.

※ 少陰火로 된 경우, 少陰病의 熱化症과 비교

(3) 潤燥해야 한다

丙申 三三 火相火

心臟熱痰 胃經不足 消化不良 陰虛火動 腎水不足.

〔降火補肺湯〕

熟地黃 1兩 麥門冬 5錢, 當歸 川芎 白芍藥 黃芪 各 3錢, 人蔘 五味子 鹿茸酒炙 各 2錢, 薑三棗二

※ 腎水가 없으면 燥症이 발생하여 潤燥해야 한다.

※〔補陰益氣煎〕으로 대체해도 좋다.

(4) 風熱 증상이 나타난다

火가 심하면 水가 부족해진다. 水가 부족해지면 열이 심해지고 火가 위로 타오르는 성질이 있으므로 얼굴이나 상부에 風熱 증상이나 燥의 증상이 나타난다. 燥로 인해 찬물을 많이 먹게 되면 脾陽虛가 된다.

① 乙巳 四四 火君火

心傷熱 故肺經不足 上焦面瘡 上熱 顔赤 鼻塞 頭痛 腎虛陰冷.

〔加減雙和湯〕

白芍藥 2錢5分, 當歸 川芎 熟地黃 黃芪 桂皮 玄蔘 鹿茸酒炙 五味子 各 1錢半, 甘草 1錢

※ 火가 심해지면 얼굴로 치솟아 증상이 나타난다.

※〔荊芥連翹湯〕·〔淸上防風湯〕·〔蔓荊子散〕 등으로 대체하여도 좋다.

② 辛未 三四 火相火

心經太過 肺經受邪 咳嗽 喘急 精神不足 頭瘡 面腫 渴症 血症 上熱下冷 陰虛.

〔清心蓮子湯〕

當歸 白茯神 各 3錢, 蓮肉 玄蔘 遠志 熟地黃 枸杞子 五味子 肉蓯蓉 各 2錢, 梔子 黃栢 各 1錢, 甘草 7分, 薑三棗二

③ 己酉 五六 火相火

心經熱 面眼赤 頭痛 眩暈 乾嘔 腹痛 下冷 腎水不足.

〔加味補陰煎〕

熟地黃 5錢, 鹿茸酒炙 肉從容 當歸 肉桂 麥門冬 枸杞子 各 1錢, 薑三棗二

④ 庚戌 四五 火君火

火克金 故 上火熱 面眼赤或腫 鼻塞紅 下冷 未得金生水 腎水不足.

〔降火補陰煎〕

熟地黃 7錢, 麥門冬 3錢, 人蔘 玄蔘 枸杞子 五味子 當歸 各 2錢, 肉從容 鹿茸 蓮肉 各 1錢, 甘草 7分, 薑三棗二

※ 燥症이 심하면 熱症으로 변하고, 熱은 상부로 치솟는 성질이 있으므로 風熱 등의 증상이 나타난다.

(5) 火食氣

① 乙丑 四四 火相火

心大肺虛 乾泉 乾咳 血分不足 精神 眩暈 心傷 滯症 虛陽發生 或 吐血病 頭冷.

〔補中治濕湯〕

人蔘 白朮 蒼朮 陳皮 各 1錢, 赤茯苓 麥門冬 木通 各 7分 當歸 黃芩 厚朴 甘草 各 5分

去 黃芩 木通 蒼木, 加 熟地黃(爲君) 3錢, 白茯神 鹿茸酒炙 各 2錢, 五味子 三七根 海馬(人乳炙) 蛤蚧酒炙 各 5錢.

② 壬申 二三 火相火

心經太過 肺經受邪 陰虛火動.

〔加減治中湯〕

人蔘 白荳蔲炒研 砂仁炒研 熟地黃 葛根 升麻 各 1錢 鹿茸酒炙 2錢, 麥門冬 梔子

各 1錢

※ 火食氣하므로 氣虛한다.

※ 火食氣한 상태에서 標治는 補氣이고 本治는 瀉火가 된다. 補氣할 경우 助火의 부작용을 고려해야 하므로 潤燥해야 한다.

(6) 脾陽虛

火食氣가 심해지면 나중에 脾陽이 虛해지면서 升發之氣가 약해진다.

① 己卯 五六 火君火

心經太過 肺經受邪 陰陽俱虛 下焦冷 腎經衰弱 消化不良 眩暈.

〔人蔘歸茸湯〕

人蔘 鹿茸 當歸 各 2錢, 白芍藥 川芎 熟地黃 黃芪 肉桂 甘草 各 7分, 薑三棗二

② 戊申 一一 火君火

心胃經濕痰 陰虛火動 精神病 怔忡症 失眞.

〔加味歸茸湯〕

當歸 7錢, 鹿茸酒炙 3錢, 熟地黃 五味子 各 2錢, 麥門冬 人蔘 杜冲乾製去糸 巴戟去骨酒炒 各 1錢, 薑三棗二

(7) 처방

① 戊寅 一一 火君火

火克金 肺金受邪 上焦虛熱 眩暈 胃火 風頭痛 消化不良 下焦冷濕 或 脚氣痛.

〔加味補肺湯〕

熟地黃 7錢, 白茯苓 山藥 山茱萸 枸杞子 各 3錢, 當歸 川芎 肉蓯蓉 鹿茸酒炙 遠志去骨 麥門冬去心 蓮肉 各 1錢, 甘草 7分

② 丙午 三三 火君火

心傷 胃熱 痰火 面赤 鼻塞 陰虛火動 眩暈 肢節痛.

〔加減六味湯〕

熟地黃 4錢, 山藥 山茱萸 各 2錢, 白茯苓 牧丹 澤瀉 各 1錢半, 陳皮 枸杞子 肉從容

五味子 各 1錢, 薑三棗二

※ 水不足이므로 熟地黃을 君藥으로 쓰는 경우

※ 火가 심하면 우선 腎水가 부족해진다. 腎水가 부족해지면 火가 盛해지므로 〔六味湯〕으로 腎水를 補한다.

③ 癸丑 一二 火君火

水火相克 未得水昇火降 肺金受邪 腎水不足 上焦虛熱 下焦冷.

〔生脈雙和湯〕

白芍藥 2錢5分, 當歸 川芎 黃芪 人蔘 麥門冬 五味子 橘皮 熟地黃 鹿茸酒炙 枸杞子 肉從容 肉桂 各 1錢半, 甘草 1錢, 薑三棗二

※ 〔雙和湯〕을 쓰는 경우

※ 水가 부족하면 水生木하지 못하고 木이 水不足으로 인해 潤하지 못하므로 木生火하여 火의 증상이 나타난다. 이때는 木生火하기 때문에 〔雙和湯〕을 사용한다.

④ 癸卯 一二 火相火

心熱 頭面瘡或紅 皮膚痒 陰虛火動.

〔加味生脈散(中元藥)〕

白芍藥 2錢5分, 麥門冬 熟地黃 各 2錢, 黃芪 當歸 川芎 各 1錢半, 五味子 人蔘 桂皮 甘草 各 1錢, 薑三棗二

加 熟地黃 5錢, 白芍藥 2錢, 鹿茸酒炙 五味子 枸杞子 肉從容 各 1錢半.

※ 〔雙和湯〕을 쓰는 경우

※ 熟地黃은 5錢으로 한다.

※ 〔雙和湯〕은 君藥이 白芍藥이나 熟地黃인 경우가 있다.

⑤ 甲辰 五五 火相火

心熱 鼻塞 上焦虛熱 或 血症 眩暈 下焦虛冷 腎水不足 陰虛火動.

〔加味雙和湯〕

熟地黃 5錢, 白芍藥 白朮 白茯苓 當歸 川芎 鹿茸酒炙 各 1錢半, 黃芪 人蔘 麥門冬 甘草 各 1錢, 薑三棗二

※ 〔雙和湯〕은 君藥이 白芍藥이나 熟地黃인 경우가 있다.

⑥ 丁丑 二二 火君火

心經太過 肺經受邪 上焦熱 咽喉痛 滯症 精神不足 乾咳嗽 血痰 下焦陰虛 小便或赤或白 陰虛陽多症.

〔加味蓮柴湯(天干藥)〕

黃蓮 2錢, 白芍藥酒炒 白茯苓 白朮 各 1錢五分 青皮 柴胡 當歸 川芎 生地黃 陳皮 砂仁炒研 各 1錢, 知母鹽酒炒 黃柏鹽酒炒 甘草 各 7分, 薑三棗二

去 生地黃, 加 熟地黃 4錢, 鹿茸酒炙 五味子 各 1錢.

※ 瀉火한다.

⑦ 丙子 三三 火君火

肝木太過 寒熱往來 房事不利 下腹疼痛 不省人事.

〔加味雙和湯(中元藥)〕

白芍藥 2錢5分, 熟地黃 當歸 川芎 黃芪 蒼朮 陳皮 半夏 藿香 桂枝 厚朴 各 1錢, 甘草 7分, 薑三棗二

去 半夏 蒼朮 桂枝, 加 鹿茸酒炙 枸杞子 肉桂 各 1錢半, 乾薑 五味子 各 7分.

※ 心火를 收斂한다.

⑧ 壬子 二三 火君火

火熱入胃肺經 陰虛火動 乾咳 嘔吐 精神不足 面紅 面腫 或 浮症.

〔補陰降火湯〕

熟地黃 1兩 五味子 5錢, 白朮土炒 麥門冬 各 2錢, 枸杞子 當歸 蓮肉 遠志 甘草 各 1錢, 薑三棗二

※ 水를 補하는 방법

(8) 대체약

〔六味地黃湯〕·〔雙和湯〕·〔荊芥連翹湯〕·〔清上防風湯〕·〔清上瀉火湯〕

2) 火와 土의 관계

火와 土의 관계에서는 火生土함으로 인해 土가 燥土가 되어 발병한다. 燥土의 증상으로 多飮하여 脾의 陽氣가 손상되면 脾陽虛症이 나타나고, 이것이 진행되면 腎陽虛가 된다. 따라서 火의 증상은 燥·熱·脾陽虛·腎陽虛의 증상으로 진행된다.

(1) 舌苔가 白厚하면 〔六君子湯〕을 쓰고, 降舌이면 腎水不足으로 보아 〔六味地黃湯〕을 쓴다

① 乙亥 四四 火君火

上焦熱 入心胃經 肺經受邪 滯症 消化不良 下焦虛冷.

〔六君子湯(天干藥)〕

白朮土炒 草果 乾薑炮 白茯苓 陳皮 半夏薑製 人蔘 各 2錢, 使君子 五味子 甘草 各 1錢, 薑三棗二

去 草果, 加 熟地黃 5錢, 人蔘 3錢, 巴戟 茴香 益智仁炒研 各 1錢.

② 丙申 三三 火相火

心臟熱痰 胃經不足 消化不良 陰虛火動 腎水不足.

〔降火補肺湯〕

熟地黃 1兩, 麥門冬 5錢, 當歸 川芎 白芍藥 黃芪 各 3錢, 人蔘 五味子 鹿茸酒灸 各 2錢, 薑三棗二

(2) 火의 증상이 더 심한 경우

辛巳 三四 火君火

火旺 故肺經不足 血滯 腎水乾泉 陰虛火動 乾咳 精神不足 眩暈 或 血症.

〔降火補陰湯〕

沙參 玄參 白朮 熟地黃 各 3錢, 白茯苓 遠志 石菖蒲 麥門冬去心 各 2錢, 陳皮 五味子 肉蓯蓉 龍眼肉 砂仁 甘草 各 1錢, 薑三棗二

(3) 土의 증상이 더 심한 경우

庚子 四五 火相火

心胃經熱 精神不足 血症 陰虛火動 乾嘔吐 頭痛 腎虛腰痛.

〔加減歸脾湯(中元藥)〕

當歸 3錢, 龍眼肉 酸棗仁 半夏 麥門冬 遠志 石昌浦去毛 人蔘 白朮土炒 白茯苓 木香 甘草 各 1錢, 薑三棗二

去 木香, 加 鹿茸酒灸 黃芪 白芍藥 肉桂 各 1錢, 五味子 7分.

※ 火食氣하여 升發之氣가 더 없어짐.

(4) 燥한 약은 쓰지 않는다

消導劑는 損氣시키고 燥를 더하기 때문에 속쓰림이 생기므로 피해야 한다.

3) 火土

(1) 火土이기 때문에 火가 土로 가는 경우가 있다

① 己亥 五五 火土

心胃經濕痰 精神不足 陰陽俱虛 乾咳 頭痛.

〔鹿茸大補湯〕

鹿茸酒灸 3錢, 當歸 川芎 熟地黃 各 2錢, 白朮 陳皮 靑皮 砂仁炒研 各 1錢半, 甘草 五味子 各 1錢

※ 火土에서 火가 盛해지는 경우와 火克金하여 肺로 가는 경우는 火火에서와 마찬가지이다. 다만 火土이기 때문에 土의 증상을 가지고 있다.

② 乙巳 四五 火土

心胃經火痰 精神不足 消化不良 肢節痛.

〔加味益元湯〕

當歸 2錢, 白芍藥 熟地黃 白茯苓 麥門冬 陳皮 各 1錢半, 知母鹽酒炒 黃柏鹽酒炒 人蔘 五味子 甘草 各 1錢, 薑三棗二

(2) 火克金하여 金不生水하며 火生土하고 土克水하기 때문에 水氣가 약해진다

① 壬寅 二二 火土

土克水 腎水不足 下焦濕痰 上焦胃經 四肢骨節痛 痰滯.

〔加減八味湯〕

熟地黃 8錢, 龜板酒灸 5錢, 牛膝酒洗 3錢, 肉蓯蓉 鹿茸 當歸 各 2錢, 枸杞子 五味子 肉桂 各 1錢半 澤瀉 知母鹽酒炒 黃柏鹽酒炒 各 1錢

② 丙午 三四 火土

肺經虛 腎水不足 未能水生木 故陰陽俱虛 腎經衰弱.

〔淸心補肺湯〕

熟地黃 4錢, 沙蔘 3錢, 當歸 川芎 遠志 石菖蒲 枸杞子 砂仁 黃芪 肉桂 附子 各 1錢, 薑三棗二

③ 丁未 二三 火土

胃經濕痰 四肢骨節痛 濕熱流行 浮症 腎水不足 病在腎經 故痛虛未知也.

〔加減八味湯〕

熟地黃 5錢, 山藥 山茱萸 白芍藥 桔梗 麥門冬 枳殼土炒 砂仁炒研 杜沖薑製去糸 枸杞子 五味子 各 2錢, 肉桂 附子 各 1錢, 天麻 甘草 各 7分 薑三棗二

※병이 腎經에 있어 통증이나 허한 증상을 알지 못한다.

(3) 火와 土가 燥로 작용하기 때문에 肝木에 病이 든다

① 庚子 四四 火土

胃經濕痰 四肢骨節痛 風症 脚氣痛 頭痛.

〔加減鎭陰煎〕

熟地黃 5錢, 當歸 川芎 黃芩 半夏 木香 各 2錢, 鹿茸酒灸 五味子 陳皮 各 1錢, 肉桂 附子 乾薑 各 7分

去 黃芩 木香, 加 當歸 川芎 鹿茸酒灸 五味子 肉蓯蓉酒蒸 各 1錢.

② 戊申 一二 火土

心胃經火痰 風生 故滯症 鬱 怔忡 腎虛腰痛 乾嘔吐 或 血症 眩暈 下焦虛 腎經不足.

〔加減健胃湯〕

熟地黃 7錢, 白茯苓 白朮 人蔘 各 3錢, 橘皮 砂仁炒研 神曲 厚朴 白芍藥 黃芪 川芎 麥門冬 肉桂 各 1錢

(4) 火生土하지 못해 脾腎陽虛가 된다

① 辛未 三三 火土

藏府 未能火生土 胃經濕痰 消化不良 四肢筋縮 頭痛 眼赤.

〔加味五味子湯〕

五味子 1錢半, 附子 巴戟 山茱萸 熟地黃 鹿茸酒灸 杜冲薑製 當歸 白朮 澤瀉 各 1錢

去 附子, 加 鹿茸 1錢半, 人蔘 遠志去骨 石菖蒲 各 1錢.

※ 火生土하지 못함으로 인해 脾寒해져 脾濕이 야기된 경우로 脾腎陽虛이다. 간혹 木의 증상으로 四肢筋縮·眼赤이 나타나기도 한다. 三氣에서 太陰加少陽으로 火生土할 수 있어야 되지만 그렇지 못하다.

② 甲辰 五六 火土

腎水不足 下冷 濕痰流注 四肢間 骨節痛 或 滯症 眩暈.

〔加減雙和湯〕

麥門冬 3錢, 當歸 川芎 白茯苓 白芍藥 熟地黃 各 1錢半, 黃芪 人蔘 砂仁 五味子 甘草 各 1錢, 薑三棗二

※ 脾土濕病이다. 雨濕이 유행하므로 土가 성행한다.

4) 火木

(1) 火와 木이 있어 熱이 있지만 실제는 水不足으로 생긴 虛火이다

① 己酉 五五 火木

心經熱 頭面腫 皮膚痒症 或 嘔吐 眼赤 眩暈.

〔加味平肝湯〕

當歸 2錢, 陳皮 白茯苓 白芍藥 黃蓮 便香付 梔子 厚朴 各 1錢, 柴胡 半夏 川芎 黃

芪 甘草 各 8分, 薑三棗二

去 半夏 柴胡, 加 熟地黃 3錢, 枸杞子 鹿茸酒灸 五味子 各 1錢半, 肉從容 肉桂 各 1錢.

② 丙辰 三四 火木

心肝經熱 入肝肺經 消化不良 眩暈 頭面眼風熱 下焦不足.

〔滋陰煎〕

熟地黃 5錢, 枸杞子 肉從容 各 2錢, 白茯苓 山藥 山茱萸 肉桂 各 1錢半, 附子 五味子 砂仁 各 7分, 薑三棗

去 附子, 加 鹿茸酒灸 2錢, 巴戟 杜冲乾製去糸 各 1錢.

(2) 火와 木이 있어 木을 瀉해야 한다

① 癸未 一一 火木

胃經不足 虛勞 肢節痛 頭痛 乾咳.

〔加味參鎭湯〕

熟地黃 3錢, 當歸 麥門冬去心 白茯苓 白芍藥酒炒 鹿茸酒灸 人蔘 遠志去骨 枸杞子 各 1錢半, 砂仁 知母鹽酒炒 黃栢鹽酒炒 甘草 各 7分, 薑三棗二

加 靑皮 柴胡 各 1錢.

※〔小柴胡湯〕으로 대체해도 좋다. 참고로 一氣는 厥陰加厥陰이므로 木克土・木生火할 수 있다.

② 乙卯 四五 火木

心肝經熱痰 入脾胃經 乾嘔 寒熱往來 頭痛 消化不良.

〔加減八物湯〕

人蔘 3錢, 白朮 白茯苓 當歸 川芎 熟地黃 黃芪 白芍藥 各 2錢, 鹿茸酒灸 五味子 肉桂 甘草 各 1錢, 薑三棗二

去 當歸, 加 熟地黃 5錢, 麥門冬 人蔘 靑皮 砂仁炒研 各 1錢.

※〔小柴胡湯〕을 써도 되는 증상이 나타난다.

③ 丁亥 二三 火木

眩暈 瘀血 或 脇痛 吐血 咳嗽 頭痛.

〔加味四六湯〕

熟地黃 4錢, 山藥 山茱萸 當歸 川芎 白芍藥 各 2錢, 牧丹 澤瀉 白茯苓 五味子 肉桂 各 7分, 薑三棗二

※〔小柴胡湯〕으로 대체해도 좋다.

(3) 陰虛火動하는 경우

① 戊子 一二 火木

性急 火痰 陰虛火動 頭痛 精神不足.

〔加味雙和湯〕

白芍藥 2錢半, 黃芪 當歸 川芎 熟地黃 桂枝 知母鹽酒炒 黃栢鹽酒炒 青皮 甘草 各 1錢, 薑三棗二

加 遠志 玄蔘 白朮 鹿茸酒灸 人蔘 五味子 各 1錢.

② 丁巳 二三 火木

火升虛 內心片曲 心傷 火痰入脾經 眩暈 陰虛火動中 虛陽中 陽氣多用生病 男女同.

〔加減歸茸湯〕

熟地黃 鹿茸 當歸 各 4錢, 五味子 山藥 山茱萸 牛膝酒洗 官桂 白茯苓 牧丹 澤瀉 各 1錢半 薑三棗二

※ 火가 올라가 虛火가 되면 속마음이 어딘가 손해를 입은 듯한 마음이 들어 마음이 상하게 된다. 陰虛火動으로 虛陽이 떠서 陽氣를 많이 씀으로 인해 병이 생기는데 이는 남녀가 동일하다. 조루・결핵 환자에게서 잦은 성욕이 발생하는 등의 증상을 말한다.

5) 火金

(1) 火克金하여 金에 병이 난다

甲午 五六 火金

心肺經痰火 咳嗽 嘔吐 四肢骨節痛.

〔淸心溫膽湯〕

黃芩 麥門冬 各 3錢, 蓮肉 熟地黃 白茯苓 當歸 黃芪 川芎 鹿茸 五味子 半夏 貝母 甘草 各 1錢

(2) 金病이 水不足으로 된 병이다

① 丁卯 二三 火金

心經火邪 火克金 故未能金生水 而病生腎經 故陰虛火動 上焦煩熱 眩暈 怔忡 消化不良 下冷 泉乾.

〔加味雙補湯〕

白芍藥 2錢半, 熟地黃 當歸 川芎 牛膝 木果 桂皮 桂枝 半夏 乾薑 黃芪 各 1錢半, 檳榔 甘草 各 7分

去 木果 桂皮 半夏 檳榔, 加 蓮肉 巴戟 鹿茸酒炒 各 2錢, 肉從容 五味子 枸杞子 各 1錢.

(3) 火克金하나 金克木으로 木에 病이 발생한다

① 己丑 五五 火金

肺經火熱痰 胸脇腹痛 四肢脚氣痛.

〔補肝湯〕

黃芩 當歸 各 3錢, 木香 白茯苓 靑皮 桂枝 牛膝 木果 各 2錢, 鹿茸酒炒 五味子 遠志去骨 木桶 甘草 各 1錢, 薑三棗二

② 辛酉 三三 火金

心肝經熱痰 胸脇痛 四肢骨節痛 陰多陽小.

〔加味雙和湯〕

白芍藥 2錢半, 當歸 川芎 熟地黃 桂枝 鹿茸酒炙 蒼朮 五味子 砂仁炒硏 甘草 各 1錢, 薑三

※ 心肝熱이다.

③ 壬戌 二二 火金

肺經痰熱入肝經 瘀血流注四肢全身 故胸脇 四肢骨節痛 喘急 眩暈.

〔白朮健脾湯〕

白朮 2錢, 陳皮 當歸 川芎 熟地黃 各 1錢半, 工砂仁炒研 人蔘 便香付 柴胡 甘草 各 1錢, 薑三棗二

去 柴胡, 加 當歸 3錢, 鹿茸酒灸 五味子 肉桂 巴戟 貝母 各 2錢.

※ 假症이므로 柴胡를 쓰지 않는다.

6) 火水

(1) 水生木 木克土해서 土에 병이 난다

甲申 五五 火水

肝木太過 胃經受邪 挾滯 腹痛 嘔吐瀉 皮膚濕腫.

〔加味靑肝補脾湯〕

白礬 石菖蒲 靑皮 人蔘 熟地黃 黃芪 各 1錢半, 貢砂仁 陳皮 厚朴 白芍藥 神曲 麥芽 甘草 各 1錢, 薑三棗二

(2) 水克火하여 火가 虛火로 浮越하고 下冷한다

① 甲寅 五五 火水

藏府俱冷 消化不良 寒熱往來 肢節痛.

〔加減八味湯〕

白茯苓 4錢, 當歸 川芎 山藥 山茱萸 各 2錢, 熟地黃 白芍藥 澤瀉 牧丹 肉桂 附子 五味子 各 1錢, 薑三棗二

去 牧丹 澤瀉 白芍藥, 加 人蔘 4錢, 白朮 3錢, 乾薑 鹿茸酒灸 附子 各 2錢, 砂仁炒研 1錢半.

② 乙酉 四四 火水

水上火 故 邪火克水 腸冷 無食味 消化不良 精神 眩暈.

〔加減八味湯〕

熟地黃 7錢, 當歸 3錢, 山藥 山茱萸 白茯苓 各 2錢, 肉桂 附子 澤瀉 各 1錢, 乾薑 知母鹽酒炒 黃柏鹽酒炒 各 5分

(3) 土를 補해서 치료한다

丁亥 二二 火水

水克火 故 心傷 裏冷 挾痰 寒熱往來 肢節痛.

〔加味肉朮湯〕

白朮 白茯苓 熟地黃 人蔘 各 1錢半, 枸杞子 黃芩 白芍藥 當歸 川芎 木香 五味子 鹿茸酒灸 甘草 各 1錢, 薑三棗二

加 鹿茸酒灸 肉蓯蓉 枸杞子 各 2錢.

※ 일반적인 치료법으로 火가 심하지 않을 경우

(4) 水不足이 마치 虛火가 나타나 火熱로 보인다

己丑 五六 火水

水克火 心無火 故 裏冷 消化不良 骨節痛 寒氣來傷 頭痛.

〔加味附茸湯〕

熟地黃 10錢, 當歸 川芎 鹿茸酒灸 各 5錢, 肉桂 附子 各 3錢, 五味子 1錢, 薑三棗二

(5) 火水體質의 특징적 증상

壬辰 二三 火水

邪症非症 寒熱往來 頭痛 肢節痛.

〔加味柴平湯〕

柴胡 人蔘 陳皮 各 2錢, 半夏 木果 草果 砂仁 黃芪 桂枝 靑皮 貝母 牛膝 白芷 蒼朮 甘草 各 1錢

陰虛火動이 있으면 鹿茸酒灸 2錢, 熟地黃 3錢, 肉桂·附子 2錢을 가한다.

※ 邪症非症이란 아픈 병 같은데 생각해보면 병이 아닌 것 같은 느낌을 말한다.

※ 火도 水도 아니므로 寒熱往來가 나타난다. 〔小柴胡湯〕으로 잠시 치료해도 된다.

二. 초창결 병리

초창결의 병리는 오행 사이에 일어나는 현상을 병증으로 설명한 것이다. 여기에는 십간과 십이지로 나누어 설명을 했다. 십간의 병리는 출생년과 당해년의 관계로 설명하고 십이지는 발병한 당해년의 일년 중 육기에 따라서, 그리고 출생년의 십이지 육기의 관계로 설명한다.

1. 십간

1) 甲·辛年에 태어난 사람이 甲·辛年을 만나 나타나는 病

甲은 土太過하므로 土가 실하여 土克水한다. 辛은 水不及하므로 水가 虛하므로 오히려 土가 와서 성행하여 土克水하기 때문에 土克水한다는 점에서 같다. 그러므로 甲과 辛은 같은 一紀로 간주하며 脾濕太過 腎水不及의 병리를 가지고 있다.

【症狀과 처방】

① 或腰痛 或腰重如帶千緡錢 脚重而如引千斤 石腹滿如鼓 及睾丸冷如氷 出冷汗 或浮大 且有淸厥而如癎 或一身寒冷 不忍當風 或困倦難振 耳鳴 目睛浮黃者 宜附子山茱萸湯 加白朮澤瀉 各7分 肉桂 3分.

② 有腰脚痛 脇痛 胸中煩熱 日晡潮熱 脚骨痠痛而一身凉冷 大便或溏 或乾者 此則腎虛所致也 小便白濁 或赤濁 甚者五味子湯合滲濕湯用之.

(1) 甲生甲年 土濕太過 辛生辛年 腎水涸 土濕過者 宜燥濕煖胃而去腎經之夾邪 故用附子山茱萸湯.

甲年生이 갑년을 만나면 토습이 태과한다. 辛年生이 신년을 만나면 腎水가 마른다. 토습이 태과하면 치법으로 燥濕煖胃하고 腎經에 사기가 있는 것을 없애야 하므로 〔附子山茱萸湯〕을 쓴다.

(2) 腎水涸者 宜補腎而兼有溫煖之意 生水者以肺爲原 故用五味子湯 古人制方之妙意也 甲辛人遇甲 辛紀者 陳氏雖以二方爲治而二方皆峻熱 恐損津生熱 且峻劑不可多用而凡治病之王道 必擇用

腎水가 마르면 補腎을 하면서 아울러 따뜻하게 해야 한다. 水를 생할 경우에는 폐가 水의 上原이므로 〔五味子湯〕을 쓴다. 옛 사람들이 방제한 오묘한 뜻이다. 갑・신년에 태어난 사람이 갑・신년을 만난 것에 대해 陳士鐸은 〔附子山茱萸湯〕과 〔五味子湯〕 두 처방으로 치료했는데, 두 처방은 모두 준열한 방제로서 진액을 손상시키고 열을 만들까 두렵다. 또한 峻補劑는 많이 쓰지 않는 것이 치료의 왕도이므로 반드시 선택해 써야 한다.

(3) 八味元加減 八味元或作湯用之 而脾邪勝水者 加蒼朮 陳皮 等料 濕邪流入腎家者 加杜沖乾薑等料 兩症俱見者 俱加之可也 命門虛寒 脊中酸痛者 溫腎散 甚者加附子少許 分數量症加減

或腎水稟賦虛弱 或用之過度 而水獨虛眞陽不損 或火動者 六味元可也 或有加減材料而未可豫度 不能一一錄之 而有滯症者 澤瀉爲君 心火有餘者 牧丹皮爲君 餘依醫鑑加減 腎命俱虛極者 究源心腎丸 三一腎氣丸之屬可也

〔八味元加減〕이나 〔八味元〕은 혹 탕약으로 쓰는데, 土克水하여 脾의 사기가 水를 이기면 창출・진피 등을 가하고 습사가 腎에 유입되면 두충・건강 등을 가한다. 두 증상이 모두 있으면 모두 가해도 가능하다. 命門이 허한하여 척추뼈가 시리고 아프면 〔溫腎散〕을 쓰고 심하면 부자를 조금 가해서 쓰는데, 용량과 복용회수는 증상에 따라 가감한다.

혹 腎水가 원래 허약하거나 과도하게 써서 병이 되었을 때 水만 허하고 진양이 손상되지 않았거나 火가 요동하면 〔六味元〕을 가한다. 혹 가감하는 재료에 대해서는 증상을 미리 예측하여 일일이 기록할 수 없으나, 滯症이 있으면 택사를 君藥으로 하고 心火가 남아돌면 목단피를 군약으로 한다. 나머지는 『古今醫鑑』에 따라 가감한다. 腎・命門이 모두 극히 허하면 〔究源心腎丸〕・〔三一腎氣丸〕의 종류가 좋다.

(4) 此紀之病 土盛而腎氣實不受邪者 瀉黃散用之 子能令母實

갑・신년의 병에서 土가 성하나 腎氣가 실하여 사기를 받지 않으면 〔瀉黃散〕을 쓰는데 子가 母를 실하게 할 수 있다.

(5) 熱候盛者 黃蓮茯苓湯 加白朮澤瀉 各七分 肉桂三分 此穿鑿所謂脾病宜瀉小腸者是也

열 증상이 성하면 〔黃蓮茯苓湯〕에 백출·택사 각 7푼, 육계 3푼을 가한다. 이를 풀어 말하면 脾病에 小腸을 사하는 것이 좋다는 것이다.

2) 乙·戊年에 태어난 사람이 甲·辛年을 만나 나타나는 病

(1) 乙戊生人 遇甲辛年病 甲辛生人 遇乙戊年而病者 此二紀人本有心火而加肺 故遇甲辛水涸之紀 則水不克火 火尤盛 甲辛二紀人 本來水不克火 故遇乙戊火盛之紀 則火克金而金不能生水 此俗所謂陰虛火動者也 然有火動陰虛者 有陰虛火動者 此乃愚之所以發前人未發之見也

乙·戊年에 태어난 사람이 甲·辛年을 만나 병이 되거나 갑·신년에 태어난 사람이 을·무년을 만나 병이 되는 것이다. 이 두 기간의 사람은 본래 심화가 있어 폐에 가해진다. 고로 갑·신년은 水가 마르는 기간이므로 水가 火를 극하지 못하여 火가 더욱 성해진다. 갑·신 두 기간의 사람은 본래 水가 火를 극하지 못하기 때문에, 乙·戊年의 火가 성한 기간을 만나면 火克金하여 金이 水를 생하지 못한다. 이는 세속에서 말하는 陰虛火動이다. 그러나 火가 요동하여 음이 허한 경우가 있고 음허하여 火가 요동하는 경우가 있으니, 이는 내가 선인이 발견하지 못한 것을 밝힌 것이다.

(2) 火動陰虛者 乙戊人遇 甲辛年者也 陰虛火動者 甲辛人遇乙戊年者也

火動陰虛의 경우는 乙·戊年에 태어난 사람이 甲·辛年을 만난 것이다. 陰虛火動의 경우는 갑·신년에 태어난 사람이 을·무년을 만난 것이다.

(3) 火先動者 先降火而後補陰 先用黃連茯苓湯五貼 氣虛甚者三貼以降火 然後 繼用滋陰降火湯 淸离滋坎湯之屬 兼用黃連茯苓湯與六味元之屬 然後 繼用古庵心腎丸 兼降火補陰可也

火가 먼저 요동하면 우선 火를 끌어내린 다음 보음하는데, 먼저 〔黃連茯苓湯〕 5첩을 쓴다. 기허가 심하면 3첩을 써서 火를 끌어내린 다음 이어서 〔滋陰降火湯〕·〔淸离滋坎湯〕의 종류를 쓴다. 〔黃連茯苓湯〕과 〔六味元〕의 종류를 함께 쓴 다음 이어서 〔古庵心腎丸〕을 써서 火를 끌어내리고 보음을 같이 하는 것이 좋다.

(4) 陰先虛者 先用滋陰降火湯兼用滋腎丸 或清离滋坎湯之屬 然後 用六味 八味之屬 心火甚極者 古庵心腎丸之屬可也 然皆在臨時處方

음이 먼저 허하였으면 우선 〔滋陰降火湯〕에 〔滋腎丸〕 혹은 〔清离滋坎湯〕의 종류를 겸하여 쓴 다음, 〔六味元〕·〔八味元〕의 종류를 쓴다. 심화가 극심한 경우는 〔古庵心腎丸〕의 종류를 쓸 수 있다. 단 모두 임시변통처방이다.

(5) 十味導赤散 亦降火之良劑 然秋石丸又瀉火當劑 內熱甚者 用陰虛生內熱湯 數貼後用滋陰清离之屬 火氣大熾 肺金虧損者 麥門冬湯 人蔘量熱勢加減 分用之 火大熾 則人蔘少許 不熾則人蔘多加用 或黃連茯苓湯 朝夕兼服5~6貼

〔十味導赤散〕 역시 降火하는 데 좋은 방제이다. 그리고 〔秋石丸〕 또한 瀉火하는 데 적절한 처방이다. 내열이 심하면 〔陰虛生內熱湯〕을 여러 첩 복용한 후, 〔滋陰降火湯〕·〔清离滋坎湯〕의 종류를 쓴다. 화기가 많이 성하여 폐금이 쇠약해지면 〔麥門冬湯〕을 쓴다. 인삼의 양은 열의 기세에 따라 가감하여 나누어 쓴다. 火가 많이 치성하면 인삼은 소량 쓰고 많이 치성하지 않으면 인삼을 많이 가하여 쓴다. 혹은 〔黃連茯苓湯〕을 조석으로 5~6첩 겸하여 복용한다.

(6) 用降火之劑 滋陰之藥 而初似有效 終無顯效者 以清心蓮子飮 人蔘量虛實加減用之 實則少許 虛則多加 此藥爲降心肺之虛火 升肝腎之清氣 乃上實下虛之妙治也 或加連翹一錢 梔子白朮澤瀉 各七分 肉桂三分 年少熱盛者 或更加知栢 各五分 兼服滋腎丸

降火하는 처방이나 滋陰하는 약을 써서 처음에는 효과가 있는듯하나 결국 뚜렷한 효과가 없는 경우에는 〔清心蓮子飮〕에 인삼을 허실에 따라 가감하여 쓴다. 실하면 소량 쓰고 허하면 많이 가한다. 이 약은 心肺의 虛火를 끌어내리고 肝腎의 清氣를 상승시키므로 上實下虛를 치료하는 묘약이다. 혹 연교 1전, 치자·백출·택사 각 7푼, 육계 3푼을 가한다. 나이가 어린데 열이 성하면 혹 지모·황백 각 5푼을 더 가하고 〔滋腎丸〕을 함께 복용한다.

(7) 或多火之人 遇暑而病者 當治以去暑之例劑 而必參以運氣 用連令導赤之類可也 此生人逢甲辛年而病者 例多上焦之風熱 若熱候及肺家之症見者 量虛實用茯苓門冬湯之屬 而加荊芥 防風二料

혹 화가 많은 사람이 더위를 만나 발병한 경우에는 마땅히 去暑하는 여러 처방을 써야 하되 반드시 운기를 참작하여 〔黃連茯苓湯〕·〔導赤散〕 등과 같은 종류를 쓰는 것이 옳다. 乙·戊年에 태어난 사람이 甲·辛年을 만나 발병한 경우는 상초의 풍열인 경우가 대부분이다. 만약 열증이 肺家에까지 이른 증상이 보이면 허실을 따져 〔黃連茯苓湯〕·〔麥門冬湯〕을 쓰되 형개·방풍 두 약물을 가한다.

(8) 上焦之風熱已盛者 酒蒸通聖散 加黃連八錢 或一兩 硝黃則氣弱便利者 去之可也

상초의 풍열이 이미 성하면 〔酒蒸通聖散〕에 황련 8전 혹은 1량을 가한다. 망초·대황은 기가 약하고 변이 묽은 경우에는 빼는 것이 옳다.

3) 丙·癸年에 태어난 사람이 甲·辛年을 만나 나타나는 病

(1) 丙癸生人 素有心火者 而凡諸臟遇克必損 惟火臟則有克益熾 故丙癸生人 遇甲辛年 甲辛生人 遇丙癸年而病者 丙癸有火 甲辛土盛 以致心脾子母兩臟之濕熱 宜黃連茯苓湯 加連翹一錢 梔子白朮澤瀉 各七分 肉桂三分 當暑月則 加連翹梔子石膏知母 各七分 枳實三分

丙·癸年에 태어난 사람은 평소 심화가 있다. 대체로 모든 장부가 克을 받으면 손상을 입는데 유독 火臟(心)은 克을 받으면 더욱 치성해진다. 그러므로 병·계년에 태어난 사람이 甲·辛年을 만나거나 갑· 신년에 태어난 사람이 병·계년을 만나 병이 되면 병·계에는 화가 있고 갑·신에는 토가 성하므로 子母관계인 心과 脾 두 장부에 습열이 야기된다. 마땅히 〔黃連茯苓湯〕에 연교 1전 치자·백출·택사 각 7푼, 육계 3푼을 가한다. 여름이 되면 연교·치자·석고·지모 각 7푼, 지실 3푼을 가한다.

(2) 土氣極鬱者 瀉黃散 或十味導赤散倍黃連加入 此與黃連茯苓湯 同一法也

토기가 극심하게 울결되면 〔瀉黃散〕을 쓰거나 〔十味導赤散〕에 황련을 두 배 가하여 넣는데, 이는 〔黃連茯苓湯〕과 같은 방법이다.

(3) 或當中暍而虛者 淸暑益氣湯 合生脈散 實者淸暑六和湯

혹 중갈이 되어 허약하게 된 경우는 〔淸暑益氣湯〕에 〔生脈散〕을 합해 쓰고 실하면 〔淸暑六和湯〕을 쓴다.

(4) 盖此生人 此紀病則 例不能降火濕熱 涼隔散 瀉肺湯 借硝黃之力 而得效可也 或

用防風通聖散 麥門冬湯 而此則用時極稀 然惟中暍之類 肺燥煩渴 心火極熾者 麥門冬湯 倍門冬 減人蔘 加黃連一錢 石膏一錢 或八分 梔子七分 升麻三分

대개 병・계년에 태어난 사람이 갑・신년에 발병하면 대체로 降火濕熱하지 못하므로 〔凉膈散〕・〔瀉肺湯〕에 망초・대황의 힘을 빌려 쓰면 효과가 있다. 혹은 〔防風通聖散〕・〔麥門冬湯〕을 쓰는데 이를 쓰는 경우는 극히 드물다. 단 중갈과 같이 폐가 燥하고 煩渴하며 심화가 극히 치성하는 경우에는 〔麥門冬湯〕에 맥문동을 두 배로 가하고 인삼을 적게 쓰며 황련 1전, 석고 1전 혹은 8푼, 치자 7푼 ,승마 3푼을 가하여 쓴다.

(5) 或丙癸水太過 故心火本來微弱 則水氣過而反侵脾土 漸漸解散 其症困倦 嗜臥 腰痛 骨酸 此所謂水乘脾之症也 必詳審其的實 然後 用附子山茱萸湯 數三貼卽效 非知理者焉能與此 此症例多丙年

또 병・계년에는 水가 태과하기 때문에 심화가 본래 미약하다. 火가 미약한데 수기가 태과하여 반대로 비토를 침범하면 점차 풀어져 그 증상으로 困倦・嗜臥・腰痛・骨酸이 나타나는데, 이를 소위 水乘脾의 증상이라고 한다. 반드시 그 정확한 사실을 살핀 연후에 〔附子山茱萸湯〕을 한 세 첩쯤 쓰면 즉효하다. 이치를 알지 못하고서 어찌 이 약을 줄 수 있겠는가? 이 증상의 예는 丙年에 많다.

4) 庚・丁年에 태어난 사람이 甲・辛年을 만나 나타나는 病

(1) 庚丁生人 遇甲辛年 甲辛生人 遇庚丁年而病者 庚丁之木血不足 甲辛之腎水不及 腎不能生木 則肝腎之血液虛損 頭風眼疾耳鳴腰痛其症也 宜先用從容牛膝湯 加玄參黃柏 各七分 肉桂三分 或獨活三分 繼用六味丸 加五味子

庚・丁年에 태어난 사람이 甲・辛年을 만나거나 갑・신년에 태어난 사람이 경・정년을 만나 발병하면, 경・정은 木血이 부족하고 갑・신은 腎水가 불급하여 水生木하지 못하므로, 肝腎의 혈액이 부족해져 두풍・안질・이명・요통의 증상이 나타난다. 마땅히 먼저 〔從容牛膝湯〕에 현삼・황백 각 7푼, 육계 3푼을 가하여 쓴다. 혹은 강활 3푼을 가한다. 이어서 〔六味丸〕에 오미자를 가하여 쓴다.

(2) 此紀人例多歷節 先用牛膝木瓜湯 加人蔘七分 羌活獨活柴葫前胡 各六分 或八分 肉桂三分 復用八味加蔘湯 雖非此症 或有脇痛胸中煩鬱者 從容牛膝湯 加玄參黃柏 各

七分 肉桂三分 或獨活三分 此不過大綱也 察入門所論而叅看運氣可也

경·정년에 태어난 사람들은 대체로 역절풍이 많은데, 먼저 〔牛膝木瓜湯〕에 인삼 7푼, 강활·독활·시호·전호 각 6푼 혹은 8푼, 육계 3푼을 가하여 쓰고 다시 〔八味丸〕에 인삼을 가하여 쓴다. 비록 이 증상이 아니더라도 혹 脇痛·胸中煩鬱이 있으면 〔從容牛膝湯〕에 현삼·황백 각 7푼, 육계 3푼 혹은 독활 3푼을 가하는데, 이는 대략적인 내용에 불과하다. 『의학입문』에서 논한 바를 살피고 운기를 참고하면 가능하다.

5) 壬·己年에 태어난 사람이 甲·辛年을 만나 나타나는 病

(1) 壬己生人 遇甲辛年 甲辛生人 遇壬己年而病者 壬己人肝木克土 脾有寒痰 甲辛人土濕克水 腎有寒濕 故壬己之寒痰 遇甲辛 流下而傳腎 則脾腎俱寒而無陽 甲辛之命門寒者 遇壬己 則脾濕愈冷 兩臟俱寒 其爲脾腎俱冷 則一也 宜先用白朮厚朴湯 苓朮湯加柴芩 各七分 川芎三分 繼用加減八味丸 加蒼朮 陳皮 乾薑等料 或作湯用之 或溫腎散少加附子用之 兩臟冷痰積而難解者 宜五積散熟料用之

壬·己年에 태어난 사람이 甲·辛年을 만나거나 갑·신년에 태어난 사람이 임·기년을 만나 발병하면, 임·기년은 肝木이 土를 극하여 脾에 寒痰이 생기고 갑·신년은 土濕이 水를 극해 腎에 寒濕이 생긴다. 그러므로 임·기의 한담이 갑·신을 만나서 아래로 흘러 들어가 腎에 전해지면 脾腎이 모두 寒하게 되고 陽이 없어져 脾腎兩虛證이 된다. 갑·신의 命門이 寒한 경우에 임·기를 만나면 脾濕이 더욱 차가워져 두 臟이 모두 寒하게 된다. 두 가지 경우 脾腎이 모두 차가워지는 것은 동일하다. 반드시 먼저 〔白朮厚朴湯〕·〔苓朮湯〕에 시호·황금 각 7푼, 천궁 3푼을 가해서 쓰고, 이어서 〔加減八味丸〕에 창출·진피·건강 등을 가하는데 혹 탕으로 써도 된다. 혹은 〔溫腎散〕에 부자를 조금 가해서 쓴다. 脾腎 두 臟에 冷痰이 쌓여 잘 풀어지지 않으면 〔熟料五積散〕을 쓴다.

(2) 此生人逢此年 則或有元陽暴絶而臥死者 宜急用蔘附限數斤 則十死一活 兼灸氣海臍中可也

或未及傳腎而木氣先鬱 或脾腎之稟賦 强實而不受傷 木氣自鬱而有熱者 宜淸肝湯 鬱氣盛者 淸肝解鬱湯

이 임·기년에 태어난 사람이 갑·신년을 만나면 간혹 元陽이 갑자기 끊어져 드러누워 죽는 경우가 있는데, 서둘러 인삼·부자 몇 근 정도를 쓰면 열 죽는 가운데 한명은 살

수 있다. 아울러 氣海穴과 臍中穴에 뜸을 떠도 좋다.

간혹 腎에 진해지지 않으면 木氣가 먼저 울체되거나, 脾腎의 稟賦가 매우 實하여 손상을 받지 않으면 木氣가 스스로 울체되어 열이 발생하는데, 이 경우에는 반드시 〔清肝湯〕을 쓰고, 鬱氣가 성한 경우에는 〔清肝解鬱湯〕을 써야 한다.

(3) 鬱已久而難解者 已生心火 十味導赤散可也 虛者白朮厚朴湯 苓朮湯 俱加人蔘七分 或一錢 或六君子湯 加升柴 各三分可也

鬱滯가 이미 오래되어 쉽게 풀어지지 않아 이미 심화가 생겼으면 〔十味導赤散〕이 좋다. 허하면 〔白朮厚朴湯〕·〔苓朮湯〕에 인삼 7푼 혹은 1전을 가하거나, 〔六君子湯〕에 승마·시호 각 3푼을 가하면 좋다.

(4) 此紀人例多附子理中湯症以水土兩臟虛寒 無陽之致也

이 시기의 사람에게는 대체로 附子理中湯症이 많이 발생하는데, 水土 두 臟이 허한하여 양기가 없어진 까닭이다.

6) 乙·戊年에 태어난 사람이 乙·戊年을 만나 나타나는 病

乙金不及 乙虛而反見火克 戊火太過 已實而克金 故合爲一紀

乙은 金不及하다. 을이 허하면 도리어 火의 극을 받는다. 戊는 火太過하다. 자신이 실하면 金을 극하므로 (을과 무는 火克金한다는 점에서 같으므로) 합하여 一紀가 된다.

(1) 乙戊生人 遇乙戊年而病者 其症胸熱手足掌熱 脣乾舌焦 心動者 火氣盛也 腹滿小水短赤 大便燥者 不能傳導于小腸而 出也

乙·戊年에 태어난 사람이 乙·戊年을 만나 발병하면 증상이 胸熱·手足掌熱·脣乾·舌焦·心動하게 되는데 화기가 성하기 때문이다. 배가 그득하고 소변의 양이 적으면서 적색을 띠며 대변이 燥한 경우는 소장으로 전도가 되지 않고 나오기 때문이다.

※ 대·소변은 소장에서 淸濁을 구별한 다음 탁한 것은 대변, 맑은 것은 소변으로 간다.

(2) 或上部 或腰下瘡熱 薰於金 不能舒散故也 或熱候盡舒則輕者 無所痛處 只有熱候而已 重者 變生萬種症樣 或一身盡瘡 或大便泄者 此熱入于肺 傳于大腸故也 病久聲嘶或啞或喉痺者 火已克金 金氣虧損 故痰塞肺中 極危

간혹 상부나 허리 아래에 瘡熱이 발생하는데 열이 金으로 훈증하여 퍼지지 못하기 때문이다. 혹 열증상이 다하여 경미해진 경우는 통증이 없고 다만 열 증상만 있을 따름이다. 위중한 경우는 변하여 만 가지 종류의 증상이 발생한다. 혹 전신에 전부 헌데가 생기거나 설사하는 경우는 열이 폐로 들어가 대장으로 전해진 까닭이다. 병이 오래되어 목이 쉬거나 소리가 나지 않거나 喉痺가 발생하는 경우는 火가 이미 金을 극하여 金氣가 부족해져 痰이 폐를 가로막은 것으로 매우 위험하다.

(3) 盖火熱初發而輕 或病雖久而不至重者 十味導赤散 加連翹七分 梔子石古 各五分 升麻三分 小水澁赤 大便溏泄 加連翹八分 白朮澤瀉 各七分 肉桂三分

대개 화열이 처음 발생하여 증상이 경미하거나 병이 비록 오래 되었으나 위중한 지경에 이르지 않은 경우에는 〔十味導赤散〕에 연교 7푼, 치자·석고 각 5푼, 승마 3푼을 가한다. 배뇨가 원활하지 않고 소변이 적색을 띠며 대변이 묽으면 연교 8푼 백출·택사 각 7푼, 육계 3푼을 가한다.

(4) 心火已入肺者 麥門冬湯 加連翹黃連 各一錢 梔子石膏 各七分 升麻三分 肺家受克 已久而虛者 紫菀湯 加上料

심화가 이미 폐로 들어간 경우에는 〔麥門冬湯〕에 연교·황련 각 1전, 치자·석고 각 7푼, 승마 3푼을 가한다. 肺家가 극을 받아 이미 오래되어 허한 경우에는 〔紫菀湯〕에 위의 재료를 가한다.

(5) 肺金本實而不肯受邪 火氣鬱者 十味導赤散 倍黃連 加梔子七分 石膏一錢 白芷三分 夫邪傳肺而肺氣不損 大便堅實 腹滿如石者 是火熱也 大小承氣湯 血氣本燥澁者 玉燭散 調胃承氣湯 承氣湯 凡陰血不足者 可當歸

肺金이 본래 실하여 사기를 받지 않아 火氣가 울체되면 〔十味導赤散〕에 황련을 두 배로 하고 치자 7푼, 석고 1전, 백지 3푼을 가한다. 사기가 폐로 전해져도 폐기가 손상입지 않고 대변이 견실하며 복부가 돌과 같이 딴딴하니 더부룩하면 火熱이다. 〔大承氣湯〕·〔小承氣湯〕을 쓴다. 血氣가 본래 燥澁하면 〔玉燭散〕·〔調胃承氣湯〕을 쓴다. 〔承氣湯〕을 쓸 때 음혈이 부족하면 당귀를 가한다.

(6) 有傷寒外感者 大柴胡湯 瀉後看氣血虛實 虛則生脈散 實而有熱者 小柴胡湯 合生脈散 此皆潤金之道也 若火克金 久而爲伏火者 麥門冬湯 或紫菀湯 皆和牛黃膏 或牛

黃用之

傷寒外感에는 〔大柴胡湯〕을 쓴다. 瀉한 후 기혈의 허실을 살펴서 허하면 〔生脈散〕을 쓰고 실하면서 열이 있으면 〔小柴胡湯〕에 〔生脈散〕을 합하여 쓰는데, 이는 모두 金을 윤택하게 하는 방법이다. 만약 火克金한 것이 오래되어 伏火가 되면 〔麥門冬湯〕 혹은 〔紫菀湯〕을 쓰는데 모두 〔牛黃膏〕 혹은 우황을 합하여 쓴다.

(7) 或熱結於心肺兩臟 久而不解 且不至危亡者 防風通聖散酒蒸最好 病不甚 凉膈散 大便實者 必用硝黃 大便不實不可用大黃 少有風熱者 加荊芥 防風

혹 열이 心·肺 두 臟에 맺혀 오랫동안 풀어지지 않았는데도 죽음의 위기에 이르지 않은 경우에는 〔酒蒸防風通聖散〕이 가장 좋다. 병이 심하지 않으면 〔凉膈散〕을 쓰고, 대변이 실하면 반드시 망초·대황을 쓴다. 대변이 부실하면 대황을 쓸 수가 없다. 풍열이 조금 있으면 형개·방풍을 가한다.

(8) 成瘡者 亦不出黃連茯苓湯 而滿身盡瘡者 先用升陽益胃湯 有瘡門者 二三劑 然後 繼用黃連茯苓湯五貼 或七貼可也 如此而金虧不能去根者 麥門冬湯 加連翹一錢 柴胡七分 梔子荊芥防風 各八分 升麻三分 黃連茯苓湯 亦用此加入

瘡이 되면 〔黃連茯苓湯〕이 가장 좋은데, 전신에 모두 瘡이 생기면 먼저 〔升陽益胃湯〕을 쓰고 瘡門이 생기면 2, 3제를 쓴 연후에 이어서 〔黃連茯苓湯〕 5첩 혹은 7첩을 쓰는 것이 좋다. 이와 같이 했음에도 金이 부족하여 뿌리를 제거하지 못한 경우에는 〔麥門冬湯〕에 연교 1전, 시호 7푼, 치자·형개·방풍 각 8푼, 승마 3푼을 가한다. 또한 〔黃連茯苓湯〕에 이를 가해서 써도 된다.

(9) 或火盛燥血而心君虛 易驚善畏者朱砂安神丸 錢氏安神丸 挾痰者 淸心溫膽湯 隨症加減

간혹 火가 성하여 血을 燥하고 이에 心君이 허해져 잘 놀라고 쉽게 두려워하게 되는 경우에는 〔朱砂安神丸〕〔錢氏安神丸〕을 쓴다. 담을 끼고 있으면 〔淸心溫膽湯〕을 쓰는데 증상에 따라 가감한다.

(10) 或心火在上而不能下者 自製交感黃連丸主之 此則勿論謀症 若火氣在上而焦金有嘔逆 氣升而似關 或上部生瘡 而用黃連茯苓 門冬湯之屬 而無效者 皆可用此 愚之所製出也 香附子長流水浸便制三錢 黃連酒蒸二錢半 連翹 梔子 石膏 寒水石 赤茯神 各

二錢 青黛一錢半 爲衣神曲末薑汁 打糊丸綠豆大 減分導赤散煎水呑下 日再三服 減分導赤散 十味導赤散材料減分 皆用三分 加連翹四分 白朮澤瀉 各二分 肉桂一分 强煎去滓 以其水 呑下交感黃連丸

간혹 心火가 상부에 머물면서 내려오지 않으면 〔自製交感黃連丸〕으로 치료한다. 이는 어떤 증상이든 막론하고, 만약 火氣가 상부에 위치하여 (화극금하여) 金을 태워 嘔逆이 발생하고 氣가 치솟아 關格과 같이 되거나 상부에 瘡이 생겨서, 〔黃連茯苓湯〕·〔麥門冬湯〕의 종류를 썼는데 효과가 없는 경우에는 모두 이것(自製交感黃連丸)을 쓸 수 있다. 내가 제조한 처방은 香附子(長流水에 담가 童便으로 법제한 것) 3錢, 黃連酒蒸 2錢半, 連翹·梔子·石膏·寒水石·赤茯神 각 2錢, 青黛 1錢半으로 옷을 입히고 神曲가루를 薑汁에 치대어 녹두만한 크기로 糊丸하여 〔減分導赤散〕을 끓인 물로 삼키는데, 하루에 2~3번 복용한다. 〔減分導赤散〕·〔十味導赤散(재료를 감분한 것)〕 각 3푼에 연교 4푼, 백출·택사 각 2푼, 육계 1푼을 가하여 센 불로 끓여 찌꺼기를 제거한 다음 그 물로 〔交感黃連丸〕을 삼킨다.

※ 氣가 치솟아 關格과 같이 되면 실제로 嘔逆하지는 않고 마치 嘔逆할 것과 같이 되며, 천식처럼 氣가 불쑥 올라와 갑자기 기침을 하거나 이유 없이 사래가 들리거나 하는 등의 증상이 나타난다.

(11) 或火入肺而不至於甚者 瀉肺湯 稍虛而大便不溏者 人蔘瀉肺湯主之

眼疾耳聾或膹汁 皆此紀所主 犀角消毒飮 五福化毒丹 輕者 淸上防風湯

간혹 화가 폐로 들어갔으나 심하지 않은 경우에는 〔瀉肺湯〕을 쓰고, 약간 허하면서 대변 묽지 않은 경우에는 〔人蔘瀉肺湯〕을 쓴다.

眼疾·耳聾이 있거나 부으면서 진물이 나는 것은 모두 을·무년의 主訴證인데 〔犀角消毒飮〕·〔五福化毒丹〕을 쓰고, 경미한 경우에는 〔淸上防風湯〕을 쓴다.

※ 膹汁 : 膹 또는 瞶로 되어 있으나 潰의 誤字이다

7) 甲·辛年에 태어난 사람이 乙·戊年을 만나 나타나는 病

甲辛生人遇乙戊年 乙戊生人遇甲辛年而病者 甲辛水涸不能制火 乙戊火盛克金 金不能生水 故肺腎子母兩臟俱病 治法如甲辛年乙戊生人同看

갑·신년에 태어난 사람이 을·무년을 만나거나 을·무년에 태어난 사람이 갑·신년을 만나 발병하면 갑·신년은 水가 말라 火를 제압할 수 없고 을·무년은 火가 성해 火克金

하여 金生水하지 못하므로, 子母관계인 肺腎 두 臟이 모두 병이 든다. 치법은 을·무년에 태어난 사람이 갑·신년을 만나 발생하는 병과 같다.

8) 丙·癸年에 태어난 사람이 乙·戊年을 만나 나타나는 病

丙癸水太過而克火 然諸臟受克 則皆虛而惟火臟則不然 受克則益熾而塡塞乎心小腸之間 故丙癸 火益熾而病稍甚焉 是故丙癸紀之用藥 以治火爲主 乙戊則火盛金衰而肺受克之年也 丙癸遇乙戊之治法 與乙戊遇乙戊之治法同 而但丙癸則或有心臟及命門本虛冷 此則宜審治之

丙·癸는 水太過하여 火를 극한다. 곧 모든 臟은 克을 받으면 모두 허해지는데, 火藏만은 그렇지 않고 克을 받으면 더욱 치성해져 심·소장 사이를 꽉 메우기 때문에, 병·계는 화가 더욱 치성해져 병이 다소 심해진다. 이런 까닭에 병·계년에 약을 쓸 때는 火를 치료하는 것이 위주가 된다. 乙·戊는 火가 성하고 金이 쇠약해져 肺가 克을 받는 해이다. 병·계가 을·무를 만난 해의 治法은 을·무년에 태어난 사람이 을· 무년을 만난 해의 치법과 같다. 단 병·계는 간혹 심장 및 命門이 본래 虛冷하니, 이는 반드시 살펴 치료해야 한다.

(1) 君火本弱者 遇乙戊丙癸四紀而有熱 則淸心溫膽湯 或三胡溫膽湯加梔芩當歸之屬 然必先用黃連茯苓湯 麥門冬湯 紫菀湯之屬 無效然後議用此等藥

君火가 본래 약한 경우에 乙·戊·丙·癸 네 기간을 만나 열이 발생하면 〔淸心溫膽湯〕 혹은 〔三胡溫膽湯〕에 치자·황금·당귀의 종류를 가한다. 단 반드시 먼저 〔黃連茯苓湯〕·〔麥門冬湯〕·〔紫菀湯〕의 종류를 써서 효과가 없는 후에야 비로소 이런 종류의 약을 살펴 써야 한다.

(2) 腎水本冷者 必有腰痛腹冷或滿大便溏小便濁 如此者 附子山茱萸湯 五味子湯可用 八味丸 溫腎散 亦極當劑 必十分詳審後用之 此是死生之關鍵 不可妄試 必先用之乙戊遇乙戊之治法 而無效然後 可用溫煖之藥矣

腎水가 본래 냉한 경우에는 반드시 요통이 있고 복부가 냉하거나 그득하며 대변이 묽고 소변이 탁하다. 이와 같으면 〔附子山茱萸湯〕·〔五味子湯〕을 쓰고, 〔八味丸〕·〔溫腎散〕 역시 극히 합당한 처방이나 반드시 충분히 살핀 후에 쓰도록 한다. 이는 사생의 관건이라 함부로 시험해서는 안 되고, 반드시 먼저 을·무년에 태어난 사람이 을·무년을 만나 발병한 경우의 治法을 써서 효과가 없는 후에야 비로소 온난한 약을 써야 한다.

(3) 養心湯 歸脾湯 兼服八味元 乃兼溫心腎之法 宜詳辨而治之 或多用蔘附桂薑之屬 而陽氣終不回煖者 定志丸得當矣

〔養心湯〕·〔歸脾湯〕에 함께 〔八味元〕을 복용하여 心腎을 함께 따뜻하게 하는 방법은 반드시 자세히 분별하여 치료해야 한다. 간혹 인삼·부자·육계·건강의 종류를 많이 썼는데도 양기가 끝내 따뜻하게 회복되지 않는 경우에는 〔定志丸〕을 쓰는 것이 마땅하다.

9) 庚·丁年에 태어난 사람이 乙·戊年을 만나 나타나는 病

(1) 庚丁生人遇乙戊年 乙戊生人 遇庚丁年而病者 庚丁金鬱 乙戊火盛 故上焦二臟實而病者 宜黃連伏令湯 加連翹一錢 石膏八分 梔子七分 黃柏三分 大便實者 少加硝黃 或凉膈散 瀉白散

庚·丁年에 태어난 사람이 乙·戊年을 만나거나 을·무년에 태어난 사람이 경·정년을 만나 발병하면 경·정은 金이 울체되고 을·무는 火가 성하기 때문에 상초의 心肺 두 臟이 실하여 발병하게 된다. 마땅히 〔黃連伏令湯〕에 연교 1전, 석고 8푼, 치자 7푼, 황백 3푼을 가하는데, 대변이 실하면 망초·대황을 조금 가하거나 〔凉膈散〕·〔瀉白散〕을 쓴다.

(2) 抑肝湯則大便實者當矣 或木虛金盛而有諸般衄血或下血者 犀角地黃湯 或解毒四物湯 肺熱過者 四物凉膈散

〔抑肝湯〕은 대변이 실한 경우에 마땅하다. 간혹 木虛金盛하여 생기는 제반 衄血 혹은 下血에는 〔犀角地黃湯〕 혹은 〔解毒四物湯〕을 쓴다. 폐열이 과한 경우에는 〔四物凉膈散〕을 쓴다.

※ 抑肝湯則大便實者當矣 이 문장은 필사 할 때 오류로 보인다.

(3) 血虛過而不能歸心者 用歸脾湯

血虛가 과하여 血이 심으로 돌아가지 못하는 경우에는 〔歸脾湯〕을 쓴다.

(4) 此紀傷寒者 勿論房事與婦人之病 柴胡四物湯 加黃連梔子 或交感黃連丸 減分導赤散 煎水呑下之法 亦此紀可用之藥也

경·정년에 傷寒이 되면 房事로 인한 병이나 부인의 병을 막론하고 〔柴胡四物湯〕에 황연·치자를 가하는데, 간혹 〔交感黃連丸〕·〔減分導赤散〕을 물에 달여 삼키는 방법 또한 경·정년에 쓸 수 있는 약이다.

10) 壬·己年에 태어난 사람이 乙·戊年을 만나 나타나는 病

壬己生人 遇乙戊年 乙戊生人 遇壬己年而病者 壬己木盛土虧 乙戊火盛金衰 木盛則生心火 肝心二臟俱有火 而傳於肺者有之 土虧則不能生金 肺脾二臟俱虛者有之 土不能生金則金衰矣 木能生火則火熾矣 火克金理固然矣

壬·己年에 태어난 사람이 乙·戊年을 만나거나 을·무년에 태어난 사람이 임·기년을 만나 발병하면 임·기는 木이 성하여 土가 부족하고 을·무는 火가 성하여 金이 쇠약하다. 木이 성하면 心火를 생하여 肝心 두 臟에 모두 火가 있어 肺로 전해지는 경우가 있다. 土가 부족하게 되면 金을 생하지 못하여 肺脾 두 臟이 모두 허해지는 경우가 있다. 土가 金을 생하지 못하면 金이 쇠약해지고 木이 火를 생하면 火가 치솟으니, 火克金의 이치는 진실로 그러하다.

※ 木의 火가 心으로 전해져 木生火하면 肝과 心에 火가 생기는데, 이 火는 肺로 전해져 火克金한다. 土가 약해져 土生金하지 못하면 金이 약해져 土와 金이 모두 약해진다. 결과적으로 金이 약해지는 것은 火克金하거나 土生金하지 못한 경우 모두 매한가지이다.

(1) 木生火而肝心二臟之火氣盛者 先用黃連茯苓湯 加柴胡連翹 各一錢 梔子七分 青皮三分 繼用淸肝湯 加連翹桑白皮 各一錢 黃連七分 或淸肝解鬱湯 加芩連 各五分 青皮三分 熱候盛者 人蔘代用玄蔘 熟地代用生地

木生火하여 肝心 두 臟의 火氣가 성해지는 경우에는 먼저 〔黃連茯苓湯〕에 시호·연교 각 1전, 치자 7푼, 청피 3푼을 가하고 이어서 〔淸肝湯〕에 연교·상백피 각 1전, 황연 7푼을 가하거나 〔淸肝解鬱湯〕에 황금·연교 각 5푼, 청피 3푼을 가하여 쓴다. 열증상이 심한 경우에는 인삼 대신 현삼을 쓰고 숙지황 대신 생지황을 쓴다.

(2) 木已生火 傳于心經者 十味導赤散 左金丸之屬 土不能生金 金受火克者 麥門冬湯 隨症加入 或血不歸心 有諸般難名之症 而血症居多者 歸脾湯主之

木이 이미 火를 생하여 心經에 전해지면 〔十味導赤散〕·〔左金丸〕의 종류를 쓰고, 土가

金을 생하지 못하여 金이 火의 克을 받으면 〔麥門冬湯〕을 증상에 따라 가감한다. 간혹 혈이 심으로 돌아가지 못해 알 수 없는 제반 증상들이 나타나는데 血症이 대부분이면 〔歸脾湯〕을 쓴다.

11) 丙·癸년에 태어난 사람이 丙·癸年을 만나 나타나는 病

(1) 丙癸生人 遇丙癸年而病者 丙癸水克火 火不肯水克 故水與火交攻於心小腸之間 比如氷炭之塡塞者也 其症上熱目赤手足掌熱 腹脹小水短赤 宜黃連茯苓湯 加連翹一錢 梔子白朮澤瀉 各七分 肉桂三分 熱甚者 又加石膏八分 脹甚者 又加豬苓七分 或水克火而火臟本虛 以致驚懼不安者 黃芪茯神湯 有熱者 加便炒黃連 便炒梔子 各八分 虛甚者 加人蔘五分 朱砂三四分

丙·癸年에 태어난 사람이 丙·癸年을 만나 발병하면 丙·癸는 水克火하는데 火가 水의 克을 받지 않으므로 水와 火는 서로 심·소장 사이에서 공격하게 되니, 이는 얼음과 숯으로 꽉 막혀있는 것과 같다. 그 증상으로 上熱·目赤·手足掌熱·腹脹·小便短赤이 나타나므로, 반드시 〔黃連茯苓湯〕에 연교 1전, 치자·백출·택사 각 7푼, 육계 3푼을 가해야 한다. 열이 심하면 석고 8푼을 또 가하고 복창이 심하면 저령 7푼을 또 가한다. 간혹 水克火한데 火臟이 본래 허함으로 인해 두려워하며 불안해하는 증상이 야기되면 〔黃芪茯神湯〕을 쓴다. 열이 있으면 황련童便炒·치자童便炒 각 8푼을 가하고, 虛가 심하면 인삼 5푼, 주사 3~4푼을 가한다.

(2) 心虛而有熱 恍惚不定者 朱砂安神丸 無熱而心家本虛 以致多般症者 宜養心湯 雖黃連茯苓湯之症 亦有驚恍之候者 宜加朱砂七分 水欲克火而心家本實 水無依歸者 五令散 加黃連一錢半用之 或水太過而反壞脾土者 名水勝脾 此愚所發千載未發之見也 其症必腰重痛 脚痛 腹冷脹 宜補中益氣湯合五令散 甚者附子山茱萸湯 後繼以八味丸調理 或以此成浮脹者 補中治濕湯 復元丹之屬 或肺本虛脆者 逢此紀水克火 火不肯受克 故越克肺金者有之 宜黃連茯苓湯 加石古三分 繼用麥門冬湯加連翹 石膏主之

心虛하고 열이 있어 정신이 흐려지면 〔朱砂安神丸〕을 쓴다. 열이 없으나 心家가 본래 허함으로 인해 여러 증상이 야기되면 〔養心湯〕을 써야 한다. 비록 〔黃連茯苓湯〕의 증상이더라도 놀라고 정신이 흐려지는 증상이 있으면 반드시 주사 7푼을 가해야 한다. 水가 克火하고자 하나 心家가 본래 실하여 水가 갈 곳이 없어지는 경우에는 〔五令散〕에 황련 1

전반을 가하여 쓴다. 간혹 水가 태과하여 오히려 脾土를 무너뜨리는 경우 이를 水勝脾라 하는데, 이는 내가 이때까지 발견하지 못한 것을 발견한 것이다. 그 증상으로는 반드시 腰重痛·脚痛·腹冷脹이 나타나므로, 마땅히 〔補中益氣湯〕에 〔五令散〕을 합하여 써야 한다. 심하면 〔附子山茱萸湯〕을 쓴 후에 이어서 〔八味丸〕으로 조리한다. 간혹 이로 인해 浮脹이 되는 경우에는 〔補中治濕湯〕·〔復元丹〕의 종류를 쓴다. 간혹 폐가 본래 허약한 경우 병·계년의 水克火를 만나면 火가 水의 克을 받지 않기 때문에 건너뛰어 肺金을 克하는 경우가 있다. 마땅히 〔黃連茯苓湯〕에 석고 3푼을 가하고 이어서 〔麥門冬湯〕에 연교·석고를 가하여 치료해야 한다.

12) 甲·辛年에 태어난 사람이 丙·癸年을 만나 나타나는 病

甲辛生人 遇丙癸年 丙癸生人 遇甲辛年而病者 丙癸水太過而克火 火臟受克卽益熾 甲辛水不及而火熾 且有水克土 土克水之理 治法與甲辛年丙癸生人同看

甲·辛年에 태어난 사람이 丙·癸年을 만나거나 병·계년에 태어난 사람이 갑·신년을 만나 발병하면, 병·계는 水가 태과하여 火를 克하는데 火臟이 克을 받으면 더욱 치성해지고 갑·신은 水가 불급하여 화가 치성하니, 또한 水克土·土克水의 이치가 있다. 치법은 병·계년에 태어난 사람이 갑·신년을 만났을 때와 같다.

※ 水克土는 水의 한기로 脾의 양기가 약해지는 水勝脾를 말한다.

13) 乙·戊年에 태어난 사람이 丙·癸年을 만나 나타나는 病

乙戊生人 遇丙癸年 丙癸生人 遇乙戊年而病者 丙癸水太過 克火而火反熾 乙戊火本盛而金衰 治法 與乙戊年丙癸生人 同看

을·무년에 태어난 사람이 병·계년을 만나거나 병·계년에 태어난 사람이 을·무년을 만나 발병하면, 병·계는 水가 태과하여 水克火하나 화는 오히려 치성해지고 을·무년은 火가 본래 성하므로 火克金하여 金이 쇠약해진다. 치법은 병·계년에 태어난 사람이 을·무년을 만났을 때와 같다.

14) 庚·丁年에 태어난 사람이 丙·癸年을 만나 나타나는 病

庚丁生人 遇丙癸年 丙癸生人 遇庚丁年而病者 火受克卽益熾 金得火則益熱 治法與庚丁年丙癸生人 同看

庚·丁年에 태어난 사람이 丙·癸年을 만나거나 병·계년에 태어난 사람이 경·정년을 만나 발병하면 火는 克을 받아 더욱 치성해지고 金은 火의 克을 받아 더욱 뜨거워진다. 치법은 병·계년에 태어난 사람이 경·정년을 만났을 때와 같다.

15) 壬·己年에 태어난 사람이 丙·癸年을 만나 나타나는 病

壬己生人遇丙癸年 丙癸生人 遇壬己年而病者 壬己土不及 丙癸水太過 土不及則濕痰生於脾 水太過 水則濕積於脾 腎濕與痰冷與水相搏 流行於水土二臟 則脾壞矣 腎冷矣 宜分輕重治之

壬·己年에 태어난 사람이 丙·癸年을 만나거나 병· 계년에 태어난 사람이 임·기년을 만나 발병하면 임·기는 土가 불급하고, 병·계는 水가 태과한데 土가 불급하면 濕痰이 脾에서 생기고, 水가 태과하여 水가 곧 脾에서 濕으로 적체된다. (水가 태과하여 생긴) 腎濕과 (土가 불급하여 생긴) 痰冷이 水와 서로 부딪혀 水土 두 臟으로 흘러가면 脾가 무너지고 腎은 냉하게 되니, 마땅히 경중을 가려 치료해야 한다.

(1) 脾病甚者 白朮厚朴湯 加猪苓澤瀉 各一錢 腎病甚者 八味丸用澤瀉爲君 加車前子 爲臣而用之 脾腎兩症 俱緊難醫者先用附子山茱萸湯 繼用六君子湯 腎家之冷極而尤於脾病者 五味子湯 脾家之症 緊於腎病者 白朮厚朴湯 加人蔘二錢 附子三分 或症發於不意而僵死者附子理中湯可也

脾病이 심하면 〔白朮厚朴湯〕에 저령·택사 각 1전을 가한다. 腎病이 심하면 〔八味丸〕에서 택사를 君藥으로 쓰고 차전자를 臣藥으로 가하여 쓴다. 脾腎兩虛가 되어 모두 긴박하면 우선 〔附子山茱萸湯〕을 쓰고 이어서 〔六君子湯〕을 쓴다. 腎家의 冷이 극히 심하여 脾病보다 더 나쁘면 〔五味子湯〕을 쓴다. 脾家의 증상이 腎病보다 긴박하면 〔白朮厚朴湯〕에 인삼 2전, 부자 3푼을 가한다. 간혹 증상이 뜻하지 않게 발생하여 죽음의 기로에 선 경우에는 〔附子理中湯〕을 쓰면 된다.

16) 庚·丁年에 태어난 사람이 庚·丁年을 만나 나타나는 病

庚金太過 己實而克木 丁木不及己虛而反見金克 故合爲一紀

庚은 金太過하여 스스로 실해져 金克木하고, 丁은 木不及하여 스스로 허해져 오히려 金의 克을 당하기 때문에, (모두 金克木한다는 점에서 같으므로) 합하여 一紀가 된다.

(1) 庚丁生人 遇庚丁年而病者 其症眼昏耳鳴 腰脇痛 左邊不仁 骨節痛筋攣頭風 或眼赤痛 膝骨痛 歷節風 足痿 盖金盛克木 肝虛所致 而丁年多血虛症 而風症少 庚年風症多而血虛症少 然庚丁二紀同歸於血虛有風 比如空谷生風之意也

庚·丁年에 태어난 사람이 庚·丁年을 만나 발병하면 그 증상으로 眼昏·耳鳴·腰脇痛·左側不仁·骨節痛·筋攣·頭風 혹은 眼赤痛·膝骨痛·歷節風·足痿가 나타나는데, 대체로 金이 성하여 金克木하여 간이 허해지므로 야기된다. 정년에는 혈허증이 많고 풍증이 적으며, 경년에는 풍증이 많고 혈허증이 적다. 그리고 경·정년에는 혈허하여 풍이 생기는 것으로 귀착되는데 마치 빈 계곡에 바람이 일어나는 것과 같은 이치이다.

※ 血虛하면 자동적으로 風이 생기게 된다.

(2) 血虛症多者 宜從容牛膝湯 加玄蔘黃柏 各七分 肉桂三分 或獨活三分 風症多者 牛膝木瓜湯加上料 風症甚者 加羌活 獨活 柴胡 前胡 人蔘 各七分 升麻三分 或肉桂三分 腎經本虛者 六味丸 補水生肝之意也 血虛而無風症 有本臟之熱者 淸肝湯 有鬱熱者 少用淸肝解鬱湯 此則似虛者 益虛之意 然而肝臟相火故或少用解鬱湯 則更用四物湯 或從容牛膝湯之屬 未有不可

혈허증이 많으면 〔從容牛膝湯〕에 현삼·황백 각 7푼, 육계 3푼 혹은 독활 3푼을 가한다. 풍증이 많으면 〔牛膝木瓜湯〕에 위의 약을 가해서 쓴다. 풍증이 심하면 강활·독활 시호·전호·인삼 각 7푼, 승마 3푼 혹은 육계 3푼을 가한다. 腎經이 본래 허하면 〔六味丸〕을 쓰는데 水를 보하여 肝을 생하는 의미가 있다. 血虛하고 풍증이 없는데 肝에 열이 있으면 〔淸肝湯〕을 쓰고 열이 울결되어 있으면 〔淸肝解鬱湯〕을 적게 쓰는데, 이는 허한 것을 더욱 허하게 하는 의미인 듯하지만 肝의 相火로 인해 간혹 〔淸肝解鬱湯〕을 적게 쓰고 대신에 〔四物湯〕 혹은 〔從容牛膝湯〕의 종류를 쓰는데 아직 틀린 적이 없다.

(4) 庚丁之肺氣 雖實而肝家本實 不肯受邪 金氣鬱熱者 凉膈散 瀉白散 大便實者 瀉肺湯 熱入肺而久 至於虛損之域者 麥門冬湯 人蔘量熱勢加減 虛甚者 不減蔘亦可

경·정의 폐기가 비록 실하더라도 간이 본래 실하여 金의 사기를 받아들이지 않아 金

氣는 鬱熱되면 〔凉膈散〕·〔瀉白散〕을 쓴다. 대변이 실하면 〔瀉肺湯〕을 쓴다. 熱이 폐로 들어간 지 오래되어 虛損의 지경에까지 이르면 〔麥門冬湯〕에 인삼의 양을 熱의 기세에 따라 가감한다. 허가 심하면 인삼을 감하지 않아도 된다.

(5) 此紀有傷寒者 勿論房事婦人小兒 柴胡四物湯 加羌活用之 或有吐衄便血者 解毒四物湯甚當 而血不歸元者 四物歸脾湯主之

경·정년에 傷寒이 되면 房事로 인한 것이나 부인·소아를 막론하고 〔柴胡四物湯〕에 강활을 가하여 쓴다. 간혹 토혈·뉵혈·변혈이 있으면 〔解毒四物湯〕을 쓰는 것이 매우 합당하다. 血이 원래 자리로 돌아가지 못하면 〔四物歸脾湯〕으로 치료한다.

17) 甲·辛年에 태어난 사람이 庚·丁年을 만나 나타나는 病

甲辛生人 遇庚丁年 庚丁生人 遇甲辛年而病者 甲辛水涸 庚丁木虛 水不能生木 血虛症多者 從容牛膝湯 加玄蔘 黃柏 各七分 肉桂三分 或獨活三分 治法 與甲辛年庚丁生人 同看

甲·辛年에 태어난 사람이 庚·丁年을 만나거나 경·정년에 태어난 사람이 갑·신년을 만나 발병하면, 갑·신은 水가 마르고 경·정은 木이 허하여 水가 木을 생하지 못하므로 혈허증이 많다. 이 경우 〔從容牛膝湯〕에 현삼·황백 각 7푼, 육계 3푼 혹은 독활 3푼을 가하여 쓴다. 치법은 경·정에 태어난 사람이 갑·신년을 만났을 때와 같다.

18) 乙·戊년에 태어난 사람이 庚·丁年을 만나 나타나는 病

乙戊生人 遇庚丁年 庚丁生人 遇乙戊年而病者 庚丁金鬱 乙戊火盛 治法 與乙戊年庚丁生人 同看

乙·戊年에 태어난 사람이 庚·丁年을 만나거나 경·정년에 태어난 사람이 을·무년을 만나 발병하면 경·정은 金이 울체되고 을·무는 火가 성하다. 치법은 경·정년에 태어난 사람이 을·무년을 만났을 때와 같다.

19) 丙·癸年에 태어난 사람이 庚·丁年을 만나 나타나는 病

(1) 丙癸水 水克火 然諸臟受克則皆虛 而有火臟則不然 受克則益熾 庚丁金盛而肺有鬱火 故丙癸生人 遇庚丁年 庚丁生人 遇丙癸年而病者 火加於肺 以致金火二臟 皆熱 宜黃蓮茯苓湯 加連翹一錢 梔子七分 石膏八分 黃柏三分 火氣及濕熱盛 腹滿小水短赤者 加連翹一錢 梔子 白朮 澤瀉 各七分 肉桂三分

丙·癸는 水가 태과하여 水克火한다. 단 모든 臟은 克을 받으면 허해지나 火臟은 그렇지 않고 克을 받으면 오히려 더욱 치성해진다. 경·정은 金이 성하여 폐에 울화가 있다. 그러므로 병·계에 태어난 사람이 경·정년을 만나거나 경·정년에 태어난 사람이 병·계년을 만나 발병하면 火가 폐에 가해짐으로써 金火 두 臟에 모두 열이 야기된다. 반드시 〔黃蓮茯苓湯〕에 연교 1전, 치자 7푼, 석고 8푼, 황백 3푼을 가해서 쓴다. 火氣와 濕熱이 성하여 腹滿·小便短赤이 발생하면 연교 1전, 치자·백출·택사 각 7푼, 육계 3푼을 더하여 쓴다.

(2) 熱入於肺 久而致虛者 麥門冬湯 減人蔘加上料 盖此生人此紀病 凉膈散 瀉白散 瀉肺湯 十味導赤散之屬 皆爲當劑 宜詳審時症 今樣用之可也

熱이 폐로 들어가 오래되어 허하게 되면 〔麥門冬湯〕에 인삼을 줄이고 위의 약을 가하여 쓴다. 대체로 병·계년에 태어난 사람이 경·정년을 만나 발병하면 〔凉膈散〕·〔瀉白散〕·〔瀉肺湯〕·〔十味導赤散〕의 종류가 다 마땅한 처방인데, 반드시 현재의 증상을 잘 살펴 앞서 말한 방식대로 처방하면 된다.

(3) 如或腎火本微者 遇此有熱之紀 腎冷肝虛而有風者 俗所謂痛風 及歷節風者是也 乃必有之症 宜牛膝木瓜湯 加柴芩 小加附子 此與丙癸遇丙癸病 治法略同 詳審其熱之輕重 用黃連茯苓湯 門冬湯之屬可也

防風通聖散 亦此紀之當劑 少有伏火於金藏者 酒蒸用之可也

만약 腎火가 본래 미약한 경우에 병·계년과 경·정년의 熱을 만나면 腎이 냉하고 肝이 허해져 풍이 생기는데, 속칭 痛風 및 歷節風이라는 것이 이것이다. 그래서 반드시 이 증상이 나타나면 〔牛膝木瓜湯〕에 시호·황금을 가하고 부자를 조금 가해 쓴다. 이는 병·계년에 태어난 사람이 병·계년을 만난 경우와 치법이 대략 같다. 熱의 경중을 자세히 살펴 〔黃連茯苓湯〕·〔麥門冬湯〕의 종류를 쓰는 것이 좋다.

〔防風通聖散〕 역시 이 기간의 마땅한 처방이다. 金臟에 伏火가 조금 있으면 〔酒蒸通聖散〕을 쓰면 좋다.

20) 壬·己年에 태어난 사람이 庚·丁年을 만나 나타나는 病

壬己生人 遇庚丁年 庚丁生人 遇壬己年而病者 庚丁金盛克木 木適實 實者不受邪 故金氣自鬱而有肺熱 宜凉膈散 瀉白散 瀉肺湯等藥

木鬱克脾者 當用苓朮湯 白朮厚朴湯 六君子湯之屬 各以其症而詳治之

壬·己年에 태어난 사람이 庚·丁年을 만나거나 경·정년에 태어난 사람이 임·기년을 만나 발병하면, 경·정은 金이 성하여 金克木한데 木이 마침 실하여 사기를 받지 않기 때문에 金氣가 스스로 울체되어 폐열이 된다. 반드시 〔凉膈散〕·〔瀉白散〕·〔瀉肺湯〕 등의 약이 좋다.

木이 울체되어 木克土하면 마땅히 〔苓朮湯〕·〔白朮厚朴湯〕·〔六君子湯〕의 종류를 쓰는데 각기 그 증상에 따라 상세히 치료해야 한다.

21) 壬·己年에 태어난 사람이 壬·己年을 만나 나타나는 病

壬木太過 己實而克土 己土不及虛 而反見木克 故合爲一紀

壬은 木이 태과하여 실해져 木克土하고, 己는 土가 불급하여 허해져 반대로 木의 克을 받는 木克土가 나타나기 때문에, (모두 木克土하다는 점에서 같으므로) 합하여 一紀가 된다.

(1) 壬己生人 遇壬己年而病者 木盛而克土 脾衰而生痰 爲肝火所薰而上衝者 必有腹痛胸痛 胸滿脅疼 宜白朮厚朴湯 苓朮湯 肝火盛者 少解表 加柴芩 各七分 川芎三分 胸痰塡塞者 加黃連薑炒地實 各一錢 石膏三分 肝火雖盛而不至於急甚者 加人參一錢 或六君子湯可也

壬·己年에 태어난 사람이 임·기년을 만나 발병하면 木이 성하여 木克土하므로 脾가 쇠약해져 痰이 생기고, 肝火가 훈증하여 상충하게 되는 경우 반드시 腹痛·胸痛·胸滿脅疼이 생기므로 마땅히 〔白朮厚朴湯〕·〔苓朮湯〕을 써야 한다. 肝火가 성한 경우에는 약간 解表해야 하므로 시호·황금 각 7푼, 천궁 3푼을 가한다. 胸痰으로 꽉 막히면 황련·건강炒·지실 각 1전, 석고 3푼을 가한다. 肝火가 비록 성하더라도 위급한 지경에 이르지 않은 경우에는 인삼 1전을 가하거나 〔六君子湯〕을 쓰면 된다.

(2) 元氣大虛者 補中益氣湯加靑皮

木氣大鬱者 淸肝湯 或淸肝解鬱湯 加香附子 靑皮 有熱者 人蔘代用玄蔘

元氣가 크게 허하면 〔補中益氣湯〕에 청피를 가해서 쓴다.

木氣가 크게 울체되면 〔淸肝湯〕 혹은 〔淸肝解鬱湯〕에 향부자・청피을 가해서 쓰고, 熱이 있으면 인삼 대신에 현삼을 쓴다.

(3) 肝氣挾瘀血成積者 桃仁承氣湯 抵當丸之屬 脾胃弱者愼之 脾胃不能收氣 而水濕下流而致腎虛者 八味丸 加回香一兩半 五苓散 煎水呑下 甚者 六君子湯 兼服八味丸 或理中湯 八味加蔘湯之屬

肝氣가 어혈을 끼고 있어 積이 되면 〔桃仁承氣湯〕・〔抵當丸〕의 종류를 쓰는데, 비위가 약한 경우에는 신중하게 써야 한다. 비위가 기운을 거둬들이지 못하여 水濕이 아래로 흘러가 腎虛를 야기하면 〔八味丸〕에 회향 1兩半을 가해서 〔五苓散〕 끓인 물에 마신다. 심하면 〔六君子湯〕에 〔八味丸〕을 겸하여 복용하거나 〔理中湯〕과 〔八味丸〕에 인삼을 가해 만든 탕의 종류를 쓴다.

(4) 脾土衰 不能禦木之邪者 必有風症 宜先實脾土兼去肝風 白朮厚朴湯 加人蔘一錢 柴芩防風 各 七分 靑皮三分 或六君子湯 加羌活 獨活 柴胡 前胡 澤瀉 肉桂之屬 或木氣鬱結者當用淸肝之劑 而氣實者 當歸龍薈丸 亦可 大抵有痰及肝火積而不解 爲胸腹痛及諸般怪症者 熟料五積散主之

脾土가 쇠약해져서 木의 사기를 막아내지 못하면 반드시 풍증이 생기므로, 마땅히 먼저 脾土를 실하게 하고 아울러 간풍을 제거해야 한다. 〔白朮厚朴湯〕에 인삼 1전, 시호・황금・방풍 각 7푼, 청피 3푼을 가하거나 〔六君子湯〕에 강활・독활・시호・전호・택사・육계의 종류를 가한다. 간혹 木氣가 울결되면 마땅히 淸肝하는 처방을 써야 하고, 氣가 실하면 〔當歸龍薈丸〕도 좋다. 대체로 痰이 있거나 肝火가 적체되어 풀어지지 않아서 흉복통 및 제반 怪症이 나타나는 경우에는 〔熟料五積散〕으로 치료한다.

22) 甲・辛年에 태어난 사람이 壬・己年을 만나 나타나는 病

甲辛生人 遇壬己年 壬己生人 遇甲辛年而病者 壬己肝木克土 甲辛脾濕克腎 治法 與甲辛年 壬己生人同看

甲·辛年에 태어난 사람이 壬·己年을 만나거나 임·기년에 태어난 사람이 갑·신년을 만나 발병하면 임·기는 肝木이 土를 극하고 갑·신은 脾濕이 腎을 극하는 土克水이다. 치법은 임·기년에 태어난 사람이 갑·신년을 만났을 때와 같다.

23) 乙·戊年에 태어난 사람이 壬·己年을 만나 나타나는 病

乙戊生人 遇壬己年 壬己生人遇乙戊年而病者 壬己木盛土衰 乙戊火盛金衰 治法 與乙戊年壬己生人 同看

乙·戊年에 태어난 사람이 壬·己年을 만나거나 임·기년에 태어난 사람이 을·무년을 만나 발병하면 임·기는 木이 성하여 土가 쇠약해지고 을·무는 火가 성해 金이 쇠약해진다. 치법은 임·기년에 태어난 사람이 을·무년을 만났을 때와 같다.

24) 丙·癸年에 태어난 사람이 壬·己年을 만나 나타나는 病

丙癸生人 遇壬己年 壬己生人 遇丙癸年而病者 木克土而脾家受邪 水克火而濕氣勝腎 治法 與丙癸年壬己生人同看

丙·癸年에 태어난 사람이 壬·己年을 만나거나 임·기년에 태어난 사람이 병·계년을 만나 발병하면 木克土하여 脾家가 사기를 받고 水克火하여 濕氣가 腎을 이기게 된다. 치법은 임·기년에 태어난 사람이 병·계년을 만났을 때와 같다.

25) 庚·丁年에 태어난 사람이 壬·己年을 만나 나타나는 病

庚丁生人 遇壬己年 壬己生人 遇庚丁年而病者 壬己木克土 庚丁金克木 治法 與庚丁年壬己生人同看

庚·丁年에 태어난 사람이 壬·己年을 만나거나 임·기년에 태어난 사람이 경·정년을 만나 발병하면 임·기는 木克土하고 경·정은 金克木한다. 치법은 임·기년에 태어난 사람이 경·정년을 만났을 때와 같다.

2. 十二支

1) 六氣相通皆腑病

2) 十二支 相通

3) 六氣 相通에 따른 처방의 선택

4) 십이지의 육기별 처방

5) 육기의 대체처방

상기한 내용은 모두 편의상 〈第三章 草窓訣處方〉의 처방방법 아래에 넣었다.

앞으로의 연구방향

醫學入門에 "不通五運六氣 檢盡方書何濟 經絡明認得標 運氣明認得本 求得標只取本 治千人無一損"이라 하였고, "噫 儒之道 博約而已矣 醫之道 運氣而已矣 學者 可不由此入門而求其蘊奧那"라 하였다. 이렇듯 醫學에 있어서 運氣는 중요한 위치를 차지하고 있다. 하지만 운기의 중요성을 강조함에 비해 운기의학 운용에 관한 서적이 매우 적어 운기의학을 배우거나 연구하고자 하는 사람에게 어려움이 많다.

지금까지 운기의학에 관한 임상연구에서 얻은 결과 중 하나는 일반증상과 검사결과에서 오운체질별로 차이점이 존재한다는 것이고, 두 번째는 연구대상의 특성에 따라 오운체질별로 나타나는 특징적인 증상이 다르게 나타났다는 점이다. 예를 들어 질병치료를 목적으로 방문한 환자를 대상으로 하는 그룹에서는 木體質에서 현훈이 특징적으로 나타났고 水體質에서는 고혈압과 하체부종의 증상이 특징적으로 나타났다. 그리고 고등학생을 대상으로 한 연구에서는 환자를 대상으로 한 그룹에서와 같은 증상이 나타나지 않았다. 대신 土體質이 火體質에 비해 소화가 잘 안 되는 결과가 나타났고, 집중력에서 木體質과 水體質의 특징이 유의하게 나타났다.

같은 연령대의 연구 대상(대상군)을 비교해보면 주니어골프선수에서는 오운별로 특징있게 나타난 증상이 스트레스 등과 관련된 증상이었으나, 일반 고등학생에서는 스트레스와 관련된 증상이 특징 있게 나타나지 않았다. 그러므로 같은 증상에서 오운별 평균이 차이가 나는 대상군이 있고, 차이가 나지 않는 대상군이 있는 것을 예측할 수 있었다. 또 고등학생 1, 2학년을 대상으로 태어난 생년이 3개년으로 구별한 연구가 있었다. 이들을 대상으로 증상설문을 실시하여 태어난 생년별로 각 오운체질의 특징을 살펴본 결과 3개년을 모두 합쳐 결과를 분석한 것과 각 생년별로 나누어 본 결과가 다르게 나타났다.

같은 오운체질이라 하더라도 생년별로 다른 특징을 가진다고 볼 수 있었다. 예를 들어 같은 木體質이라 하더라도 甲年에 태어난 木體質과 乙年에 태어난 木體質의 특징이 다르다는 결과를 얻었다. 같은 연구에서 방법을 달리하여 각 오운별로 갑년, 을년, 신년 3개년의 평균적인 특징을 분석하였더니 각 오운별로 몇몇 증상에서 각 3개년의 평균이 서로 다르다는 결과를 얻었다.

이를 토대로 연구대상층을 넓히면 각 연령대별로 오운의 특징을 찾을 수 있고 각 오운의 병증과 상태를 임상에서 객관적으로 모을 수 있을 것으로 기대된다.

실제 임상에서 운기의학은 다양하게 응용될 수 있다.

주니어골프선수를 대상으로 운기체질을 판별한 후 사암침으로 골프점수를 향상 시키는 치료를 진행하여 치료 전후를 비교한 결과, 운기체질별 치료가 성적을 향상시키는 데 작용을 한다는 결과를 얻었다. 또한 수험생 분야에서도 수험생의 운기체질을 파악하여 오운체질의 특성별로 음식에 관한 처방과 생활의 주의사항을 주었을 때 수험생의 집중력과 성적향상에 도움이 되는 임상결과를 얻었다.

이밖에도 음악을 하는 사람들 혹은 큰 무대에 서거나 남 앞에 서야 하는 사람들과 예민한 일을 앞둔 사람들에게 체질별로 본인이 약한 부분을 보완하여 담대하게 만들어주는 한약과 침 치료를 진행하여 개인의 기량을 성공적으로 발휘할 수 있도록 도와주었다.

운기의학은 생년월일을 기본으로 하지만 생년의 십간십이지의 오행배속과 병이 발생하는 해의 십간십이지의 변화에 따라 다양한 변증을 시도해 볼 수 있다. 어떤 경우에는 태어난 해와 병이 발생한 해의 관계만으로 질병을 변증·치료할 수도 있고 , 태어난 해에 따른 운기체질의 성질을 가지고 질병을 변증·치료를 할 수도 있다.

실제임상과 연구결과를 통해 보면 같은 火體質이라 하더라도 십간의 태과와 불급에 따라 나타나는 증상의 특징이 다르고, 어떤 해를 만나 병이 되었는가에 따라서도 나타나는 증상이 달라질 수 있다는 것을 확인할 수 있었다. 또 운기보감에 나온 처방만으로도 치료가 잘되는 경우가 있고, 운기보감에 기록된 증상이 그대로 나타나거나 하나도 나타나지 않는 경우도 있다. 각 환자들에게 다양하지만 규칙적인 법칙을 가진 운기의학으로써 변증을 시도하고 처방을 운용하는 것은 임상에서 새로운 방법이 될 수 있을 것으로 생각된다.

조만간 운기변증을 모든 한의사가 동일하게 활용할 수 있도록 운기의 변증 및 처방 프로그램을 작업 중에 있으며 조만간 출시예정이다. 앞으로 운기의학이 한의학의 한 분야로 자리 잡기까지 많은 시간이 걸릴 것으로 생각되지만, 그 한해 한해가 지나면서 육십년의 임상연구가 쌓여 운기체질과 오운별체질의 기초이론과 운기변증·오행변증을 확인해 나가는 작업이 마무리될 것으로 본다.

맺는말

흔히 五運六氣를 이용하면 변증할 필요가 없다고 보는 사람도 있다. 하지만 運氣醫學은 환자에 대한 불변의 어떠한 것을 제공하는 것이 아니라 일반적인 성향을 제공하기 때문에 반드시 변증해야 한다. 타고난 체질이야 변하지 않지만 현재의 상황은 체질에 의해서만 좌우되는 것이 아니고 病과 환경 등 여러 가지 조건에 따라 변할 수 있기 때문이다.

질병은 정해진 병리적 변화를 거치지만 증상은 항상 변한다. 즉 질병은 정해진 病理에 따라 진행되지만 수반되는 여러 가지 증상은 질병에 의한 증상과 체질에 따른 증상도 같이 나타나는 것이다. 질병을 치료하는 데 반드시 체질이 있어야만 치료가 되는 것은 아니다. 현재의 증상을 토대로 질병을 진단하고 나타난 증상에 대한 평가를 정확하게 한 후, 체질적인 요소에 의한 것인지 질병의 변화에 따른 것인지를 정확하게 판가름하여 치법을 정하고 환자의 뜻에 맞게 치료하는 것이 의사의 임무라 할 수 있다.

만약 運氣寶鑑에 제시된 처방으로 모든 질병을 치료할 수 있다면 의사가 필요 없을 것이다. 의사가 필요한 이유는 현재의 증상에 대한 판단이 필요하기 때문이며, 이를 위해서는 여러 가지 의학이론과 기술을 익혀야 한다. 運氣醫學을 처음 사용할 때는 어려움이 조금 있을 수 있다. 이는 대체로 질병과 체질을 혼돈하여 일어나는 현상이다.

運氣醫學을 통해 五行의 성질과 상호간의 관계 및 운용방법을 알고 臟腑辨證 등 다른 辨證방법과 함께 자유롭게 辨證을 할 수 있다면 병을 진단하고 치료하는 데 높은 치료율을 기대할 수 있다. 運氣醫學은 우리나라에만 존재하는 좋은 이론으로서, 질병을 파악하는 데 쉽게 접근 할 수 있는 단서를 제공할 뿐만 아니라 다른 변증방법을 보완할 수도 있다는 이점이 있다. 또한 매년 기후변화에 의해 규칙적인 생활을 하는데도 불구하고 질병이 발생할 때 설명이 가능한 이론이기도 하다.

체질판별이 생일에 의하기 때문에 객관적인 체질판별이 있기 때문에 의사마다 체질판별의 결과가 다 같아서 의료정보의 공유가 쉬우며, 저자의 경험으로 볼 때 치료 효과도 매우 빠르고 좋았다. 질병 뿐 아니라 여러 방면으로 쓰임이 많은 의학이기 때문에 앞으로 많은 연구가 필요하다고 본다.

모든 한의사들이 이 방법을 제대로 익혀 유용하게 쓰도록 하는 것이 이 책을 내는 가장 큰 바램이다.

저자 약력

김태희

한의학박사 (경희대학교 대학원)
경희대학교 한의과대학 부속한방병원 일반수련의 수료
경희대학교 한의과대학 부속한방병원 전문수련의 수료(한방내과)
전 상지대학교 한의과 대학 교수
상지대학교 한의과 대학 부속한방병원 병원장
상지대학교 한의과 대학 학장
경원대학교 한의과 대학 교수
경원대학교 부속 서울한방병원 병원장
현 김태희한의원 원장
대한 한의진단학회 회장

진승희

한의학 박사(경희대학교 대학원)
현 나라 여성전문한의원 원장, 캘리포니아, 미국
여성 비만의 유발유형 분류와 판별에 관한 연구 2003(박사 학위 논문)
동의보감을 위주로 한 비만의 원인, 증상, 치료법 연구. 대한한의학회지. 1998
한방임상 의료정보화 현황 및 방안. 대한한의진단학회지. 2000
여성비만 유발유형의 분류에 관한 연구, 대한한의학회지. 2003
여성 비만 진단방법 기초연구. 대한한의진단학회지. 2004
여성비만 유발유형별 일반증상 및 검사 특성에 관한 연구, 대한한의학회지 2004
여성 비만 진단방법에 관한 연구, 대한한의학회지 2006
운기체질과 오장병증의 상관관계. 대한한의진단학회지 2010
아시아 여성의 五運體質별 검사특성 및 증상과의 관계, 대한한의진단학회지 2010.

運氣醫學

2005년 5월 16일 초판 인쇄
2005년 5월 31일 초판 발행
2011년 10월 21일 개정판 발행

편 저 : 김태희 · 진승희
발 행 인 : 배 병 철

발 행 처 : **성보사** 부설 전통의학연구소
경기도 성남시 분당구 야탑동 150
테크노파크 A동 605호
☏ 031) 702-9497~8, 707-4879
신고년월일 : 1991년 3월 28일
신고 번호 : 제381-2005-000005호

인 쇄 : 천 광 인 쇄 사
제 책 : 삼 정 제 책 사

홈페이지 : www.seongbosa.co.kr
정가 : 40,000원
ISBN : 978-89-88794-94-4 93510

도 서 소 개

성보사 부설 전통의학연구소

변증진단학

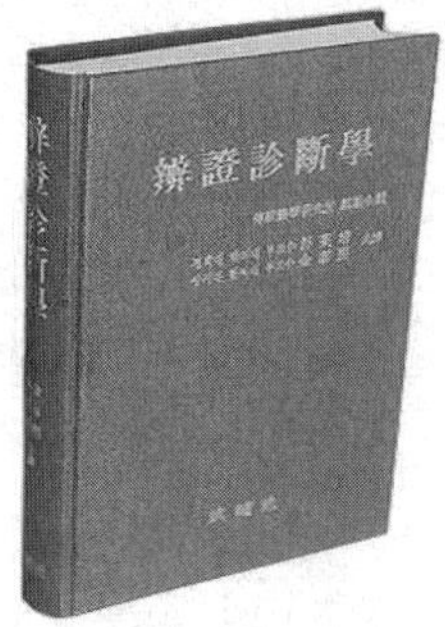

본서는 총론과 각론으로 나뉘어져 있는데, 총론에서는 증(症)과 증(證)에 대한 변증의 기초이론 및 변증방법·팔강을 상세히 논술하고, 각론에서는 병사변증·병성변증·기혈음양변증·병위변증·장부변증·경락변증·육경변증·위기영혈변증·삼초변증에 대해 기술하였으며, 여기에 모두 260여 항의 증후를 분석하여 논술하였다. 또한 각 증은 주증 및 임상표현·증의 분석·전변과 영향 등 6개의 항으로 나누어 설명하였다.

박영배·김태희 〔신국판〕 558쪽 / 35,000원

한방진단학

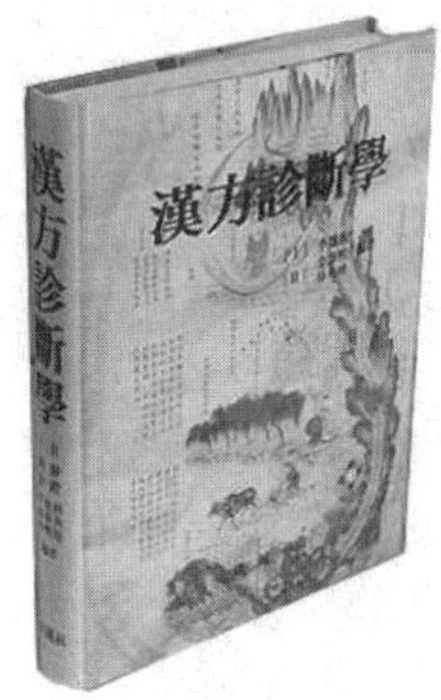

질병을 치료함에 있어서는 무엇보다 치법과 방약이 중요하다. 그렇지만 잘못된 진단에 따라 행한 치료는 오히려 병을 악화시킬 우려가 있는 만큼 올바른 진단이야말로 가장 중요한 요소이다. 따라서 의자의 능력을 결정하는 것은 바로 진단 여하에 달려 있다고 하겠다.

본서는 한방진단학의 기초인 四診·八綱과 이를 응용한 각종 변증방법 및 주증의 감별을 상세히 논술하였으며, 특히 48컷의 천연색 설진도를 첨부함으로써 학습에 편리하도록 하였다. 또한 맥진기를 비롯한 각종 기계진단을 진단에 도입함으로써 진단학의 새로운 영역을 개척하였다.

김태희 외 〔4·6배판〕 620쪽 / 45,000원

신기한 발마사지요법

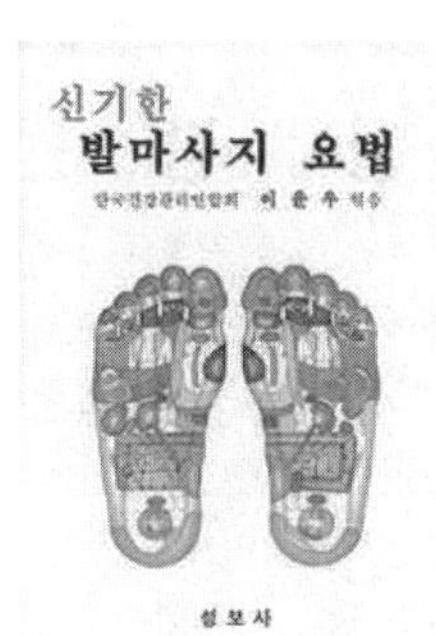

발마시지요법은 배우기 쉽고 효과가 확실하다. 이 책은 발마사지요법의 원류와 치료원리 및 효과 등을 임상경험과 함께 일목요연하게 기술하고, 각 반사구와 연관된 장부의 생리 및 해당 반사구의 위치를 표기한 그림을 덧붙여 놓음으로써 독자들이 쉽게 해당 반사구를 찾아 치료할 수 있도록 하였다.

발마사지 요법은 100여종의 질병을 치료할 수 있으며, 만성병으로 고통받는 분들이 이 책을 통하여 조금이라도 고통에서 벗어날 수 있음을 확신한다.

이윤우 엮음 〔신국판〕 304쪽 / 12,000원

만병을 치료하는 쑥뜸요법

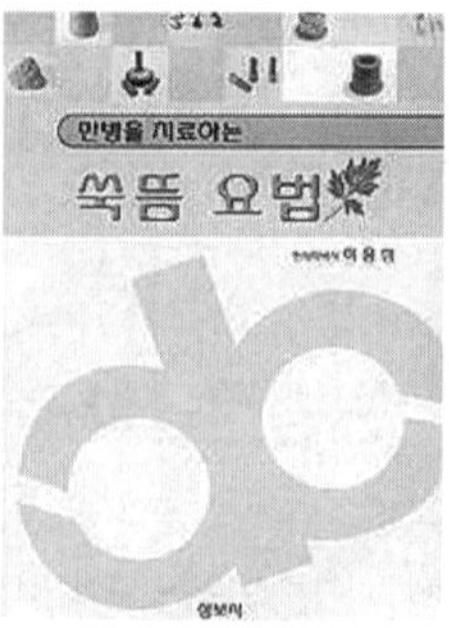

사람들은 누구나 쉽게 배울 수 있고 시술이 간편하며 부작용이 적으면서도 치료효과가 확실하며, 건강양생을 촉진하는 방법을 기대하고 있다.

쑥뜸은 일종의 온열요법(溫熱療法)으로서 체표의 경혈(經穴)에 시술하여 장부의 기능을 조절하고 경락(經絡)을 소통시켜 인체의 안팎을 두루 조절함으로써 질병을 치료한다. 또한 몸을 가볍게 하고 살을 빼며, 귀와 눈을 밝게 하고, 얼굴의 노화를 방지하며, 주름을 예방하고 제거하며, 머리카락을 검고 윤택하게 하는 등 건강뿐만 아니라 미용적인 효과도 뛰어나다. 이러한 뜸 치료효과의 우수함을 세계보건기구(WHO)에서도 인정하여 "300여 종의 질병을 침과 뜸으로 치료할 수 있다."고 공언한 바 있다.

본서는 쑥뜸요법 기초에서부터 병증별 치료까지 해부학에 준한 경혈 그림과 실제 치험례를 함께 수록하여 누구나 쉽게 응용할 수 있도록 하였다.

이웅정 엮음 〔4 · 6배판〕 448쪽 / 38,000원

갑상선 클리닉

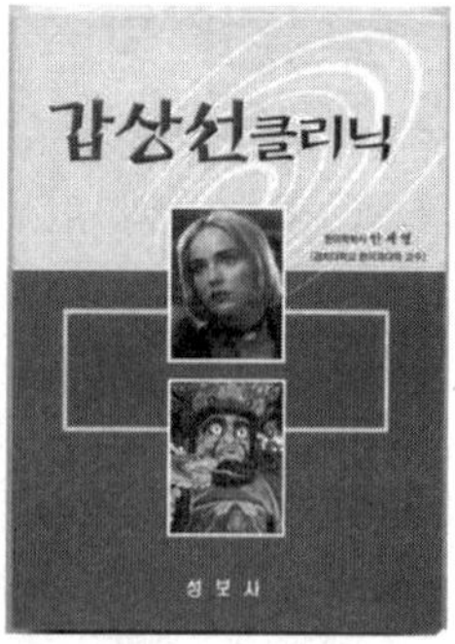

이 책은 한의학적 관점에서 갑상선질환에 대한 동서의학의 장단점을 철저하게 파악하고 문제점을 제시함으로써 객관성을 유지하는 한편, 갑상선질환에 대한 이해와 접근법 및 치료의 구체적인 증거와 효능을 소개하였으며, 또한 이해하기 쉽게 설명하면서도 어원까지 꼼꼼하게 밝히는 등 전문 의료인들에게도 손색이 없을 정도의 전문성을 추구한 것이 특징이다.

기초편에서는 갑상선의 구조와 기능 및 각종 검사법을, 질환편에서는 갑상선 기능항진증과 기능저하증, 갑상선염 및 갑상선결절, 갑상선암에 대한 각각의 원인 증상 진단 치료에 대해 상세하게 설명하였으며, 임상편에서는 임상을 통해 경험한 치료사례 및 처방까지 진료기록부와 함께 솔직하게 공개하고 있다. 따라서 현재 갑상선환자와 그 가족은 물론, 갑상선질환에 대한 동서의학적 지식이 필요한 의료인들 모두에게 활용가치가 높은 참고서가 될 것이다.

안세영 저 〔신국판〕 272쪽 / 15,000원

황제내경(소문 · 영추)

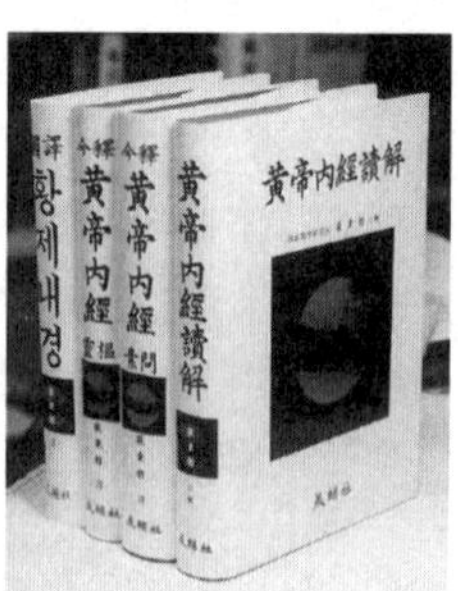

한의학은 물론 동양철학 · 자연과학 · 인문 · 사회 등 동양학의 기본이 되는 『황제내경』 소문 · 영추 편이 15년 동안의 각고 끝에 완역되어 『내경(內經)』의 원리를 처음부터 끝까지 탐독할 수 있게 되었다.

본서는 각 편의 요지 · 원문 · 해석 · 주 · 참고 등 5개항으로 구성하였다. 요지에는 각 편의 개요를 설명하고, 원문을 싣고 바로 아래에 해석함으로써 원문에 대한 독해가 저절로 이루어지도록 하였다.

해석에서는 원문에 충실하도록 최대한 직역하되, 간혹 직역으로 의미전달이 불충분한 경우는 의역하였는데, 함축된 내용을 () 속에 보충함으로써 난해한 문장을 알기 쉽게 하였고, 현대어를 사용함으로써 이해를 돕고자 하였다. 한편 착간

(錯簡) · 탈자 · 오자 · 연문(衍文) 등에 대해서는 역대의 주석을 참고하여 교정하였고, 주(註) 부분에서는 현대인들에게 생소한 고대 한문어법과 병명 및 용어들을 알기 쉬게 해설하였다.

배병철 역해 〔4 · 6배판〕 소문 864쪽, 70,00원 / 영추 640쪽 50,000원

경혈학총서

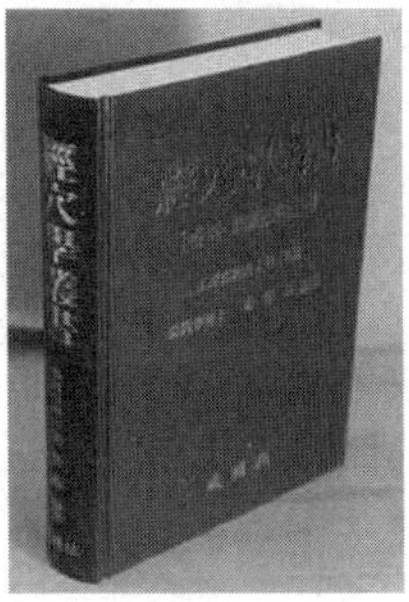

본서는 칼라 해부경혈도로서 약 800여 컷의 원색 도안을 사용하여 경혈의 위치를 명확히 제시하였는데, 역대의 대표적 고전과 현대 침구학 문헌에 기록된 모든 경혈의 주치(主治)를 찾아 수록함으로써 실제 임상에서 폭넓게 응용할 수 있도록 하였다.

또한 14정경의 유주(流注)에 따른 경혈을 총망라하여 각 경혈마다 해부학적인 위치와 골도법에 근거한 취혈법을 기술하였다. 각 혈의 침구에 대한 적응증 · 치료법 · 병증을 중심으로 주치 · 치료해설 · 배혈법 · 금기 등을 설명하였고, WHO의 침용어 기준화에 따른 표기법과 신체분할 기준선에 준하여 기술하였다.

안영기〔4 · 6배판〕 784쪽(칼라) / 100,000원

기초한의학

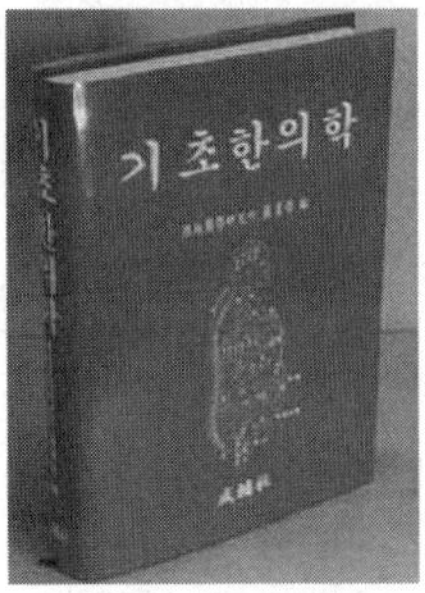

한의학은 우주(음양)의 변화에 근거하여 인체의 생리관계를 해석하고, 이 체계에 근거하여 각 장부(臟腑) 기능의 상호관계 및 병리변화(病理變化) 진단 치료 등의 원칙을 확립한 학문이다. 즉 한의학의 이론체계는 생리관 · 병리관이고, 기본사상은 정체관 및 변증론치(辨證論治)이다.

요즘 한의학에 대한 관심이 늘고 있지만 초심자들이 한의학을 이해하고 기초부터 차분하게 배울 수 있는 서적이 마땅치 않은 것이 현실이다. 학(學)보다 술(術)이 더 각광을 받는 작금에 어떻게 하면 이를 극복하고 한의학 본질에 보다 쉽게 접근할 것인가? 그 해답은 한의학 원리를 명확하게 터득하는 것이라 믿는다.

본서는 동양사상의 핵심인 음양오행과 하늘과 사람이 상응한다는 천인상응(天人相應) 및 오운육기(五運六氣) · 정신 · 체질 · 장상(臟象) · 기혈진액(氣血津液) · 경락 · 병인 · 병기(病機) · 예방치료 순으로 되어 있다.

배병철 〔크라운판〕 704쪽/45,000원

방약합편해설

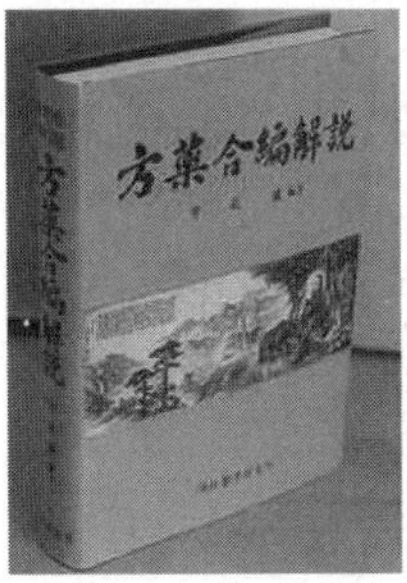

본서는 "라디오동의보감"의 명의 신재용 선생이 조선 말기의 명의 황도연 선생의 『방약합편』 원방 476, 증보방 850, 신증보 340개의 처방을 중심으로 적응증 · 가감 · 용법 · 용량 · 처방해설 등을 기본으로 한 가감방 등 모두 1만여 처방을 수록한 것이다.

본서는 『동의보감』의 호번(浩繁)함을 축소하여 임상에 쉽게 활용할 수 있도록 풍(風) 한(寒) 서(暑) 습(濕) 조(燥) 화(火)의 병증별로 분류하여 요약하고, 『경악전서』 『만병회춘』 『의학입문』 등의 여러 책에서 비교적 효과가 뚜렷하여 흔히 사용하는 처방과 본초를 정선한 책이다. 이를 토대로 현대인들이 사용하기 편리하도록 어려운 학술용어를 해설하고, 100년의 세월 동안 발전된 처방들을 추가함으로써 임상 활용도를 높인 것이 특징이다.

신재용 〔4 · 6배판〕 652쪽 / 60,000원

동양의학대사전

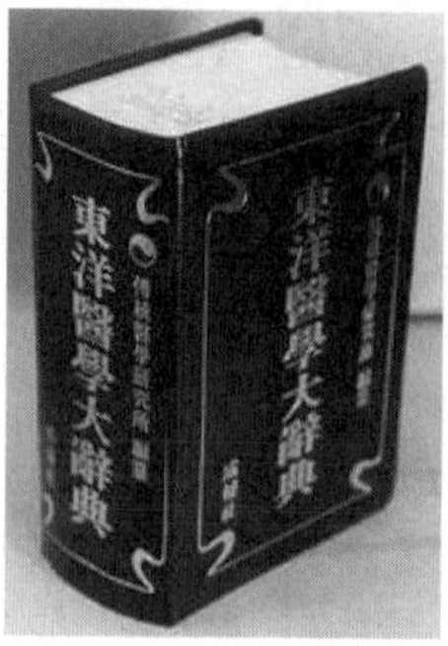

본 대사전에서는 한의학 명사 술어 및 본초 · 방제 · 경락 · 임상각과 · 양생기공 의사인물 · 문헌 의용한자 의학관련용어 등 모두 49,273 항목과 부록으로 도량형 동서병명대조표를 수록하였다. 단어의 정의를 내리고 그 의미를 해설하되, 고금의 문헌을 인용하여 고증함으로써 실제내용이 반영되도록 했다. 예컨대 명사 술어인 경우 그 의미를 위주로, 병명인 경우 출전 병인 병리기전 증상 치료방법 처방을, 본초인 경우 출전 학명 이명 원식물 및 귀경 성미 효능 적응증 사용량 등을, 처방인 경우 출전 약물의 구성, 효능 적응증 등을 수록한 명실 공히 동양최대의 한의학 대사전이다.

사전의 그 나라의 문화수준을 반영하는 산물이자 유관 학문의 발전 정도를 가늠할 수 있는 척도이다. 본 대사전은 한의학의 기초가 되는 명사, 술어 및 본초, 방제, 경락, 임상각과, 양생기공, 의사인물, 문헌, 의용한자, 의학관련용어 등 모두 49,273개의 항목과 부록으로 고금도량형, 동서의학대조표를 수록하였다.

전통의학연구소 편 〔크라운판〕 2,800쪽 / 300,000원